U0212455

健康中国人
行动手册

主　编　蒋作君
副主编　赵家军　卢国懿　陈博文

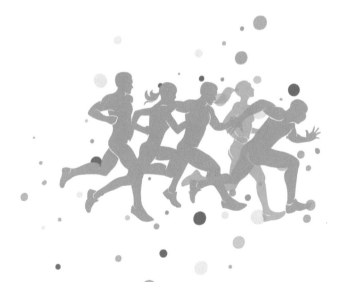

人民卫生出版社

图书在版编目（CIP）数据

健康中国人行动手册 / 蒋作君主编 . 一北京：人民卫生出版社，2020

ISBN 978-7-117-30101-5

I . ①健… II . ①蒋… III . ①保健 - 基本知识 IV. ①R161

中国版本图书馆 CIP 数据核字（2020）第 094829 号

人卫智网　www.ipmph.com　医学教育、学术、考试、健康，
　　　　　　　　　　　　　　购书智慧智能综合服务平台
人卫官网　www.pmph.com　人卫官方资讯发布平台

书　　名　健康中国人行动手册
主　　编　蒋作君
出版发行　人民卫生出版社（中继线 010-59780011）
地　　址　北京市朝阳区潘家园南里 19 号
邮　　编　100021
E－mail　pmph @ pmph.com
购书热线　010-59787592　010-59787584　010-65264830
印　　刷　北京虎彩文化传播有限公司
经　　销　新华书店
开　　本　710×1000　1/16
印　　张　23
字　　数　353 千字
版　　次　2020 年 6 月第 1 版　2023 年 9 月第 1 版第 6 次印刷
标准书号　ISBN 978-7-117-30101-5
定　　价　72.00 元

打击盗版举报电话：010-59787491　E-mail：WQ @ pmph.com
质量问题联系电话：010-59787234　E-mail：zhiliang @ pmph.com

编委会名单

主 编 **蒋作君**
全国政协常委、副秘书长，中国致公党中央委员会常务副主席，原国家卫生部副部长，中国社区卫生协会名誉会长

副主编 **赵家军**
全国政协常委，山东省政协副主席，中国致公党山东省委员会主委，中国致公党中央委员会医药卫生委员会主任，山东第一医科大学附属省立医院院长

卢国懿
中国致公党中央委员会秘书长，中国致公党北京市委员会副主委，北京市政协常委

陈博文
中国社区卫生协会会长，首都儿科研究所副所长

编 委（按姓氏笔画排序）

丁小燕	中国社区卫生协会	宋 静	首都师范大学
马 骁	中日友好医院	张宪生	北京大学第一医院
马圣奎	北京市红十字会紧急救援中心	陈仁寿	南京中医药大学
王大平	深圳市第二人民医院	陈博文	中国社区卫生协会
王晓敏	北京大学第一医院	陈德喜	北京市肝病研究所
卢国懿	中国致公党中央委员会	周水洪	浙江大学医学院附属第一医院
田振彪	北京市红十字会紧急救援中心	郑 临	浙江大学医学院附属第一医院
司富春	河南中医药大学	赵家军	山东第一医科大学附属省立医院
任秀宝	天津医科大学肿瘤医院	段 军	中日友好医院
任菁菁	浙江大学医学院附属第一医院	班 博	济宁医学院临床医学院
刘天奇	广西壮族自治区人民医院	夏维波	北京协和医院
刘尊敬	中日友好医院	倪 勤	浙江大学医学院附属第一医院
关振鹏	北京大学首钢医院	黄 啸	浙江大学医学院附属第一医院
孙 阳	中日友好医院	琚 坚	昆明医科大学第二附属医院
孙晓红	中国医科大学	蒋红清	北京市海淀区妇幼保健院
李 红	首都医科大学附属北京安贞医院	蒋作君	中国致公党中央委员会
李友林	中日友好医院	韩 飞	浙江大学医学院附属第一医院
李文海	北京大学人民医院	韩 樱	首都医科大学宣武医院
李立兵	北京市红十字会紧急救援中心	裘云庆	浙江大学医学院附属第一医院
李拥军	北京医院	翟建军	首都医科大学附属北京同仁医院
杨金生	国家中医药管理局	魏建民	北京市红十字会紧急救援中心
吴永健	中国医学科学院阜外医院		

积极推进健康中国人行动
把健康中国战略落到实处

（序）

　　健康是人类的共同追求，是生命之基、生存之本、生产之要、生活之福。党和政府始终把人民健康放在优先发展的战略地位，习近平总书记在江苏调研时提出"没有全民健康，就没有全面小康"，并在全国卫生与健康大会上再次强调了这一观点，中共十九大报告中也明确作出"实施健康中国战略"的重大部署。中共中央和国务院先后印发《"健康中国2030"规划纲要》和《国务院关于实施健康中国行动的意见》，这是实施健康中国战略的具体举措，是转变卫生健康理念的一场变革，也是从根本上贯彻落实以人民为中心的思想、践行新发展理念的实际行动。使每个中国人都成为健康人，是践行共产党的宗旨和以人为本发展理念的具体体现，是我国实现全面小康的重要保证，更是中国"强起来"的重要标志。因此，为了把健康中国战略落到实处，有必要在全国范围内推进"健康中国人行动"。

　　健康中国的核心是健康中国人，健康中国人的核心是落实好习近平总书记强调的"每个人都是自己健康的第一责任人"的责任。健康中国人是科学、合理的膳食吃出来的，是持之以恒锻炼出来的，是心态稳定调整出来的，是严格自律管理出来的。抗击新型冠状病毒的现实告诉我们，预防疾病最好的办法，就是切实提高人体自身的免疫力。要想成为一个健康的中国人，就要做到"四个关键"：一是要扎实行动，锻炼身体的决心不能只停留在口头上，而要体现在行动上，说破嘴，不如迈开腿、管住嘴；二是要从我做起，既要动员他人，发挥宣传鼓舞作用，更要以身作则，发挥表率示范作用，只要每个人都能够从自己做起，锻炼成为健康人，中华民族就会更加强盛；三是要适合自身情况，锻炼身体和营养保健的方法很多，而每个人的身体情况却不尽相同、体质各异，要找到最适合自己的方式、方法，才会取得事半功倍的效果，不要人云亦云、盲目跟风；四是要持之以恒，不可三天打鱼两天晒网，只要能够长期坚持，就会渐成习惯、从而终身受益。为了使广大人民群众获得更多的基础医疗知识，使每个人都健康起来，致公党中央医药卫生委员会和中国社区卫生协会组织部分专家编写了这本《健康中国人行动手册》（以下简称《手册》），以飨读者。

《手册》的内容分为七章：第一章是常见疾病健康知识；第二章是常见传染病防治；第三章是家庭安全与急救常识；第四章是常用体检和就诊知识；第五章是中医健康养生；第六章是营养膳食指导；第七章是健身养生指导。读者可通过学习这些健康科普知识，了解到在得病后该怎么治疗、如何就诊，病好了该怎么保养、如何防止复发，以及未患病时该怎么健身、如何预防疾病等。

基层医疗卫生机构是医疗、预防有机结合的底层平台，是疫情防控和医疗救治的前沿阵地，而人民群众又是自己健康的第一责任人，因此，积极科学地开展宣传教育工作责无旁贷。本书在编写的过程中，始终坚持科学严谨、深浅适度、通俗易懂，力求人人看得懂、事事有依据、件件可照办，具有较强的权威性和科普性，能够起到较好的指导作用。它既可以作为基层卫生工作者对群众开展健康教育的参考书，通过传授知识，使周围的群众都争做健康中国人，又可以成为老百姓了解健康科普知识的案头卷，通过掌握这些知识，使自己不生病、少生病、长健康。希望每个人都能够通过阅读此书获益，成为一个健康的中国人，在我国全面建成小康社会的进程中，一个都不掉队，为实现中华民族的伟大复兴而努力奋斗！

2020 年 3 月

　　为深入贯彻落实党中央、国务院印发的《"健康中国 2030"规划纲要》和《国务院关于实施健康中国行动的意见》，提出进一步加强卫生健康工作的相关建议，为推进健康中国建设献计出力，全国政协常委、副秘书长，中国致公党中央委员会常务副主席，中国社区卫生协会名誉会长蒋作君率领致公党中央医药卫生委员会调研组，并邀请国家卫健委相关司局的负责同志以及部分专家，于 2019 年赴山东、安徽、河南、山西等地开展了"健康中国人行动"专题调研。实地考察了部分大型综合医院、县医院、镇卫生院、街道社区卫生服务中心和健康促进与教育基地、社区卫生室、村卫生所、体育中心，调研其开展爱国卫生运动的情况，分别召开多次专题座谈会，听取有关省、市、县实施"健康中国"战略的情况介绍，并与社区卫生工作者和患者进行面对面的沟通，取得了大量第一手资料。在此基础上，遴选出 100 多个重点问题和常用知识，组织得力人员编写了这本《健康中国人行动手册》。

　　在这里，我们衷心感谢各位编著人员的热情参与，他们作为知名专家，在繁冗的工作中抽出宝贵的时间，把自己的学识和心血奉献给读者；也要感谢从事组织协调工作的同志们，他们默默无闻地做了很多幕后工作；同时还要感谢人民卫生出版社的领导和编辑人员，他们也为这本书的编辑、排版、校对做出了大量认真、细致的工作。

　　希望这本书能够作为普及疾病知识的科普读物、寻医看病的就诊指南、健身防病的指导教练，使广大读者和基层卫生工作者能够从中受益，更希望这本书能够使更多的中国人成为健康人，为我国实施健康中国战略做出更大的贡献！

　　书中疏漏与不妥之处，恳请读者提出宝贵意见。

《健康中国人行动手册》编委会

2020 年 3 月

目录

第一章
常见疾病健康知识

第二章

常见传染病防治

第三章
家庭安全与急救常识

第四章
常用体检和就诊知识

第五章
中医健康养生

第六章
营养膳食指导

第七章
健身养生指导

第一章

常见疾病健康知识

第一节　常见疾病

一、高血压

1. 正常的血压是多少

一般人正常血压范围为收缩压 90~139mmHg 和舒张压 60~89mmHg。

2. 高血压的诊断标准

在未使用降压药物的情况下，非同日 3 次测量血压，收缩压 ≥140mmHg 和 / 或舒张压≥90mmHg 即可定义为高血压。

血压水平 130~139/85~89mmHg 为正常高值，需要进行重点监测。

3. 高血压的流行趋势

我国高血压的患病率呈增长态势，男性高于女性，北方高于南方。但目前国内对高血压的知晓率、治疗率和控制率仍然较低，应引起重视。

4. 控制高血压的意义

高血压是人类最常见的慢性病。如果血压长期控制不佳，会对心脏、脑血管、肾脏和眼等重要器官产生影响，导致脑卒中（俗称"中风"）、心梗、肾衰、失明等，甚至可致残疾、死亡。经临床实践证明，高血压是一种可以预防和控制的疾病，降低高血压患者的血压水平，可明显减少心脑血管意外事件的发生，能够显著改善患者的生活质量。

5. 高血压发病的可控因素

体重超重、缺乏体力活动、饮食偏咸、过量饮酒、吸烟和心理压力大都是高血压发病的可控因素。

（1）体重指数（BMI）＝体重（kg）/ 身高的平方（m²），正常值为 18.5≤BMI≤24，可参考本章肥胖症相关内容。

（2）《中国居民膳食指南（2016）》推荐的人均日食盐摄入量为不超过 6g，包括味精、酱油、点心等所含的盐，详见表 1-1-1。

（3）尽量少喝或者不喝酒。每日饮酒量上限：白酒 50g 或葡萄酒 100g

或啤酒 250g。

（4）体力活动可以降低年轻人患上高血压的风险。增加体力活动，不仅对健康的体重和整个心血管健康有益，而且可以预防从年轻到中年期间高血压的发生。一周平均运动 5 次，每次运动消耗了 300kcal 的年轻人与很少运动者相比，可以降低 17% 发展为高血压的风险。

（5）避免吸烟。长期大量吸烟，可引起小动脉持续性收缩，小动脉壁的平滑肌变性，血管内膜渐渐增厚，从而引起血压增高。

表 1-1-1　含盐量高的常见食品

常见高盐食品	成品质量(g)	含盐量(g)
第一类:调味品		
酱油	100	14.62
豆瓣酱	100	15.27
酱豆腐	100	7.85
味精	100	20.73
第二类:腌制品		
酱萝卜	100	20.00
腌韭菜花	100	13.17
榨菜	100	10.08
咸鸭蛋	75(1 个)	5.15
第三类:熟肉制品		
香肠	100	6.00
盐水鸭	100	3.96
扒鸡	100	2.54
火腿肠	100	2.00
酱牛肉	100	2.00

6. 高血压的并发症

（1）高血压最常见的并发症是脑卒中，会出现剧烈头痛或头晕、恶心呕吐、视力模糊、眼睛胀痛、肢体活动不良及身体麻木无力等神经系统症状。

（2）高血压对心脏的损害可以导致冠心病和心衰，表现为胸闷、心悸心前区疼痛等心肌缺血症状，或呼吸困难、憋气等不能平卧的症状。若出现以上并发症，应第一时间送医院，为治疗争取宝贵的时间。

7. 得了高血压怎么办

要遵医嘱规律服药，并通过对饮食、限盐、运动、控制体重、戒烟限酒等健康生活方式的干预，将血压控制在理想范围。同时，还要定期测量血压。

8. 如何进行家庭自测血压

自2010年《中国高血压防治指南》第3版起，推荐使用符合国际标准的上臂式全自动或半自动电子血压计进行自测血压。首次测量时，应分别测量两上臂血压，以血压读数较高的一侧作为以后测量的上臂。测血压前，应保持坐位，至少安静休息5~10分钟，且测量前30分钟内禁止吸烟或饮用咖啡，并应尽量将膀胱排空。测量时，应保持身体挺直，使上臂与心脏处在同一水平线。臂带气管应位于掌心一侧，出口部分需在肘弯上2~2.5cm。臂带的松紧度应以可插入一根手指为宜。需相隔1~2分钟测量2次，取2次读数的平均值记录。如果收缩压或舒张压的2次读数相差5mmHg以上，应再次测量，取3次读数的平均值记录。

9. 情绪管理可以控制高血压吗

精神因素与高血压会互相影响。长期不良的心境，如悲伤，自责和沮丧，愤怒，高度紧张，急躁好胜，激动等，都是引发高血压病的重要因素。血压升高是焦虑抑郁情绪的躯体化表现；不良情绪是导致高血压病的最直接因素之一。

体育锻炼和优质睡眠有利于缓解压力。有技巧的放松可以缓解压力，包括呼吸放松、精神放松、肌肉放松和冥想放松。找到压力源是情绪管理的第一步。通过肯定情绪、发泄情绪以及和谐情绪的练习，使情绪进入良性状态。通过多回忆美好的事情、力所能及地帮助他人，使自己获得满足感，利于心理调整。参加集体活动也能帮助患者保持良好的心理状态。

10. 中医对控制高血压有哪些方法

高血压属于中医"眩晕"范畴。临床分6种类型：阴虚阳亢、气血两虚、痰瘀互结、肾精不足、肾阳亏虚、冲任失调，每种类型的治疗方法不同，辨证论治是关键，应寻求专业中医师治疗，不要道听途说、随便吃药，以避免发生不必要的风险。也可以通过饮食调理、吃药膳、喝药茶、针灸、运动等多种方法改善症状，控制不良后果的发生、发展。

二、冠心病

1. 什么是冠心病

冠心病是冠状动脉粥样硬化性心脏病的简称，是指供给心脏营养物质的血管——冠状动脉——发生严重粥样硬化或痉挛，使冠状动脉狭窄或阻塞，以及血栓形成造成管腔闭塞，导致心肌缺血缺氧或梗死的一种心脏病。

2. 冠心病症状有哪些

（1）心绞痛：以发作性胸痛为主要表现，多由体力劳动或情绪激动诱发，主要位于胸骨后或心前区，有时可向肩背部（左侧为主）、颈部、咽部及下颌放射。胸痛多以压迫感、发闷或紧缩感为主，有时表现为烧灼感。持续数分钟至十余分钟不等，一般停止原诱发的因素，或者舌下含服硝酸甘油后可缓解。

（2）急性心肌梗死：胸痛程度往往更严重，持续时间更长，往往持续数小时或更长时间，亦可发生在安静时，休息和含服硝酸甘油片多不能缓解。患者往往烦躁不安，伴有大汗或濒死感。

（3）猝死。

3. 哪些人易患冠心病

（1）冠心病多见于 40 岁以上的中老年人，发病率与年龄呈正比。年轻的男性患者比年轻的女性患者多，但绝经后女性的发病风险与男性基本相等。

（2）吸烟者罹患冠心病的可能性比不吸烟者至少高 2 倍，且患病率与每日吸烟的支数呈正比。

（3）饮食中常摄入较高热量，较多动物脂肪、胆固醇者。

（4）有冠心病家族史者。

（5）体重超重者。

（6）精神压力较大的脑力劳动者。

（7）高血压或糖尿病患者。

（8）总胆固醇、低密度脂蛋白胆固醇、甘油三酯高的人群。

4. 如何诊断冠心病

（1）心电图和心电图负荷试验：心电图是冠心病诊断中最早、最常用和最基本的诊断方法，但不能完全依据普通心电图的结果诊断冠心病。心电图负荷试验包括运动负荷试验和药物负荷试验。但是怀疑心肌梗死的患者禁忌进行此类检查。

（2）冠状动脉 CT：是一种简单有效且无创伤的冠状动脉早期疾病诊断和预测的方法之一。适用于：①出现不典型胸痛症状，心电图、运动负荷试验或核素心肌灌注等辅助检查不能确诊的患者诊断；②冠心病低风险患者的诊断；③可疑冠心病，但不能进行冠状动脉造影；④无症状的高危冠心病患者的筛查；⑤已知冠心病或介入及手术治疗后的随访。

（3）冠状动脉造影：是目前冠心病诊断的"金标准"，可以明确冠状动脉有无狭窄，狭窄的部位、程度、范围等，并可据此进一步指导治疗方案。

（4）核素心肌显像：根据患者病史、心电图检查结果不能排除心绞痛时，可做此项检查。

（5）心肌酶学检查：是急性心肌梗死的诊断和鉴别诊断的重要手段之一。

5. 如何治疗冠心病

（1）养成良好的生活习惯：戒烟限酒，低脂、低盐饮食，适当进行体育锻炼，控制体重等。

（2）药物治疗：抗血栓（抗血小板、抗凝血药物），减轻心肌氧耗（β受体阻滞剂），缓解心绞痛（硝酸酯类药物），调脂稳定斑块（他汀类药物）。

（3）血运重建治疗：包括介入治疗（经皮冠状动脉腔内成形术和支架植入术）和外科冠状动脉旁路移植术。药物治疗是所有治疗的基础。介入和外科手术治疗后，也要坚持长期的标准药物治疗。对同一患者来说，处于疾病的某一个阶段时，可用药物理想地控制，而在另一阶段时，单用药物治疗效果往往不佳，需要合用药物与介入治疗或外科手术。

6. 什么是冠状动脉造影

冠状动脉造影是通过微创的方法，经由桡动脉或股动脉进行穿刺，并注射造影剂，从而明确冠状动脉有无狭窄及狭窄的部位、程度、范围等，进一步指导治疗。

7. 哪些冠心病患者需要进行介入治疗

对于以明确诊断为冠心病的患者，如行冠状动脉造影（微创）提示冠状动脉局部狭窄超过 70%，且该病变位置适合行介入治疗时，方可考虑。对于难以判断的病变，有时会考虑行 FFR（血流储备分数）或 IVUS（血管内超声）等检查来判断病变血管的功能储备，进一步决定是否行介入治疗。

8. 哪些冠心病患者需要行"搭桥"治疗

冠状动脉旁路移植术（简称冠脉搭桥术），是需开胸进行的"大手术"。一般取患者自身血管作为"桥血管"进行搭桥，在冠状动脉狭窄的近端和远端之间建立一条通道，使血液能够到达缺血的心肌，从而提高冠脉灌注，增加心肌氧供。

随着冠状动脉介入技术的逐渐成熟和进步，冠状动脉旁路移植术多用于病变复杂、多支血管病变或合并糖尿病的患者。

9. 对于冠心病患者应如何进行急救

若冠心病患者突然发作胸痛症状，需马上停止活动，平静情绪，保暖，去除诱发因素。如患者经休息症状不能缓解，可考虑尽快含服硝酸甘油片（如有条件应先测量血压，确定患者血压在 90/60mmHg 以上时，再含服硝酸甘油片相对更加安全）。如连续含服硝酸甘油片 2 次后，症状仍无明显缓解，且伴有大汗、濒死感，需立刻拨打急救电话寻求专业救助。

10. 冠心病患者在运动中要注意什么

运动固然对冠心病患者有好处，但若运动不当，也会给冠心病患者带来危害。因此，冠心病患者在参加体育运动时，必须注意以下事项。

（1）对于心绞痛发作 3 天之内、心肌梗死后发作半年之内的患者，不宜做比较剧烈的运动。

（2）运动前不宜饱餐。因为进食后，人体内血液的供应会重新分配，流至胃肠帮助消化的血量将增加，而心脏供血则相对减少，易引起冠状动脉相对供血不足，从而发生心绞痛。

（3）运动要循序渐进、持之以恒，平时不运动者，不要突然进行剧烈的运动。

（4）运动时应避免穿得太厚，以免影响散热及导致心率增快使心肌耗氧量增加。

（5）运动后应避免马上洗热水澡。因为当全身浸在热水中，必然造成广泛的血管扩张，会使心脏供血相对减少。

（6）运动后应避免吸烟。有些人常把吸烟作为运动后的一种休息，这是十分有害的。因为运动后心脏会有一个运动后的易损期，吸烟易使血液中的游离脂肪酸上升和释放儿茶酚胺，加上尼古丁的作用，易诱发心脏意外。

11. 冠心病患者应如何进行康复锻炼

冠心病患者要听从医生的嘱咐进行适当的活动，宜从轻量级运动开始，如屈膝、摆动双臂及活动颈、肩关节，之后可练习坐起，然后下床，坐或躺在椅上自己进餐、洗漱、如厕等，逐渐增加活动量，以达到或接近梗死前的活动度为准。

步行是最方便的运动方式，多访友，参与一些消遣活动，尽量避免奔跑、纵跃，以免引起体位性低血压等不良反应。

太极拳对于冠心病患者也是一种良好的锻炼方式。

高龄患者出汗反应差，散热也慢，故不耐热，因此在气温高或湿度高的情况下，应暂停运动锻炼。

12. 如何预防冠心病

（1）合理膳食：减盐、减油，食用肉时去除脂肪部分，尽量不要吃油煎的肉，每周最多只吃3颗鸡蛋，保持一定量的水果及蔬菜的摄入。

（2）经常运动：每周做两三次剧烈运动，可降低得心脏疾病的风险，但必须循序渐进，避免突然做剧烈运动。

（3）不吸烟，少喝酒，少喝浓茶，少喝咖啡。

（4）缓解精神压力和紧张情绪。

（5）控制高血压、高胆固醇血症和糖尿病。

（6）定时检查身体。

三、脑卒中

1. 什么是脑卒中

脑卒中又称脑血管意外、中风。我们常听到的脑梗死、脑溢血等都属于脑卒中。该病是由于脑部血管突然破裂或因血管阻塞，导致血液不能流入大脑而引起脑组织损伤的一组疾病，包括缺血性脑卒中和出血性脑卒中。

2. 脑卒中的危害

脑卒中是影响我国居民健康的重大疾病，它可导致肢体瘫痪（半身不遂）、语言障碍、吞咽困难、认知障碍、精神抑郁等临床症状，具有发病率高、复发率高、致残率高、病死率高、经济负担重、对社会及家庭危害大的特点。

据世界卫生组织统计，全世界每6个人中就有1人可能罹患脑卒中，每6秒钟就有1人发生脑卒中，每21秒钟就有1人因为脑卒中死亡或永久致残。

3. 脑卒中的主要危险因素有哪些

（1）高血压：血压高致血管损伤后，血液中的脂质就容易沉积在血管壁上，形成斑块，导致血管的狭窄，产生脑供血不足。斑块一旦破碎，就会导致脑梗死。如果血压太高或者有波动（忽高忽低），就会导致较大的血管破裂，这是脑出血的主要原因之一。

（2）糖尿病：糖尿病是所有血管疾病的危险因素之一，血管壁若不光滑，其渗透性就会大大提高，炎症细胞和脂肪也就会很容易渗入到血管壁中，导致血管损伤。

（3）血脂异常：血脂异常也是主要的危险因素之一，血脂升高可以引起动脉粥样硬化，而动脉粥样硬化是脑卒中的重要危险因素之一。

（4）心脏疾病：如风湿性心脏病、冠心病、心房颤动等，尤其是心房颤动，容易在心腔内形成血栓，而这些栓子脱落，就可能随血流进入脑血管，造成脑梗死。

（5）吸烟与酗酒：烟草中的焦油、尼古丁等都会直接损坏血管；酗酒则是导致脑出血的主要危险因素之一。

（6）肥胖：肥胖人群通常会存在代谢异常的问题，并且肥胖人群往往缺乏运动锻炼。而脑卒中的危险因素中，缺乏锻炼的人群归因危险度达28%。

（7）年龄和性别：50岁以上的人群，随着年龄的增加，血液流速减慢，血管脆性增高，脑卒中发病率亦有增加。但是，现在的社会生活节奏快，年轻人不注意生活习惯、睡眠少、饮食不规律，这些都是导致代谢异常、三高（高血脂、高血压、高血糖）的危险因素。相较于女性，男性罹患脑卒中的概率相对较高。

4. 脑卒中的症状有哪些

当出现以下症状时，应考虑脑卒中的可能。

（1）一侧肢体（伴或不伴面部）无力或麻木。

（2）一侧面部麻木或口角歪斜。

（3）说话含糊不清或理解语言困难。

（4）双眼向一侧凝视。

（5）单眼或双眼视力丧失或模糊、黑矇。

（6）眩晕伴呕吐。

（7）既往少见的严重头痛、呕吐。

（8）意识障碍或抽搐。

以上这些症状都是典型的脑卒中发作表现，患者一旦出现严重的头痛、喷射性呕吐、昏迷或者抽搐，往往意味着更危险、更严重的事情要发生，甚至会导致永久致残甚至死亡。这时需要紧急送往医院救治。

5. 什么是先兆性脑卒中

一旦脑卒中导致了口眼歪斜、半身不遂、言语障碍、智力障碍、甚至晕厥等严重的情况，其治疗往往非常困难，且预后不良，甚至造成患者永久性损伤。因此，重视脑卒中发生的一些早期表现、筛查颈动脉系统病变是有效预防脑卒中发作的重要措施。

除了脑卒中发作外，临床上和生活中还有两种轻型的或是先兆性脑卒中类型：短暂性脑缺血发作、亚临床脑卒中。短暂性脑缺血发作请参考"短暂性脑缺血发作"章节。亚临床脑卒中往往指临床上无症状，只是在其他检查中发现有脑梗死迹象，如"腔隙性脑梗"。然而，实际上，亚临床脑卒中也会出现临床症状，它可以直接影响到人们的思维、情绪和性格，这些症状往往不会和脑卒中直接联系上，但他们也是卒中的表现。如果对这种脑卒中视而不见，同样会带来严重的问题。

6. 如何快速识别脑卒中发作

可采用简易 FAST 原则。

F：face，脸。观察是否有面瘫、一侧面部麻木、口角歪斜、流口水等现象。

A：arm，肢体。提醒我们注意是否存在一侧肢体无力，不能抬起，掉东西，走路偏斜等问题。

S：speech，言语。注意是否有言语含糊不清、词不达意、讲话困难等表现。

T：time，时间。如果存在上述现象中的任何一种，就需要马上拨打急救电话，寻求帮助和救治。

7. 发生脑卒中怎么办

急性缺血性脑卒中约占脑卒中发生率的 70%，其治疗时间窗非常窄，只有数小时，越早治疗效果越好，在时间窗内开展静脉溶栓治疗及血管内治疗（取栓）等是目前最有效的救治措施。如果条件允许，一旦发生脑卒中，需要尽快到距患者最近的脑卒中中心或脑卒中筛查与防治基地医院等具备脑卒中救治能力的医疗机构接受专业救治。此类医院可以在中国心脑血管病官网上查找，以备不时之需。如果没有条件，也不能等待，可先到据患者最近的医疗机构或卫生服务站寻求进一步的帮助。

在寻求正规医疗救治的同时，家属不要惊慌，可以采取以下急救措施。

（1）保持镇静，在拨打急救电话的同时，千万不要拖拽、随意移动患者，更不能摇晃患者。

（2）松开患者的领口及胸前的衣扣，使衣物保持宽松，如果患者神志清醒，可以让患者半卧或平卧休息。如果患者神志不清，可将患者摆放成侧卧位，头稍后仰，保持其呼吸道通畅。

（3）及时清理患者口中的呕吐物，防止患者将呕吐物吸入肺中，造成窒息，如果患者有假牙，应将其取出。

（4）密切关注患者的意识、血压、呼吸和脉搏，等待救护车辆的到来。切记不要给患者进食、喝水，更不能给患者滥用药物。

8. 脑卒中患者如何进行家庭康复

要结合患者的实际情况制定家庭作息表，并严格按照作息表规定的时间起床、洗漱、吃早餐、服药、康复训练、休息和睡觉。要保持良好的生活习惯和作息习惯，并调节饮食结构。还应改善家庭环境，保证室内行走通道通畅，充分清除障碍物，包括凸起的电线或地毯等。同时要保持地面整洁、干燥，避免跌倒。浴室和厕所安装把手，便于患者支撑。

家庭康复训练是长期的过程，其间患者可能会出现不同程度的焦虑、抑郁、暴躁情绪，家人需要予以关怀和理解，提供心理支持，以消除其不良情绪。在家庭康复训练中，应帮助患者保持适当的体位，进行坐位、站位和卧位训练；上举、前伸动作等上肢功能训练；伸、屈膝关节，包括下肢外展内收动作、足背伸动作、直腿抬高动作等下肢功能训练；组织脑卒中患者进行体位转移训练，如从坐位转变为站位；日常自我生活能力训练，包括洗脸、穿衣、梳头、刷牙、进餐、上厕所和洗澡等；鼓励患者积极参与娱乐活动，如书法、绘画和弹奏乐器等。

在家庭康复训练中，应分析潜在的危险因素，在患者进行肢体功能训练的同时，还需注意其他的疾病，如高血压、糖尿病和冠心病等，还要调节饮食结构、改变生活方式，并且进行适当的运动来锻炼机体能力，对危险因素进行有效预防。在家庭康复训练的同时，还要定期前往医院复查，检查身体各项指标变化，遵医嘱，反馈康复训练中遇到的问题，帮助患者尽快康复。

9. 如何预防脑卒中

脑卒中的预防主要分为以下 3 个方面。

（1）生活习惯的改变

◆ 注重合理膳食，每日食盐摄入量不超过 5g，减少摄入富含油脂和高糖的食物，限量食用烹调油，每天饮水要充足。

◆ 酌情量力运动，以大肌肉群参与的有氧耐力运动为主，如健步走、慢跑、游泳、太极拳等运动。活动量一般应达到中等强度，防止过度劳累、用力过猛。

◆ 戒除吸烟、过量饮酒等不良嗜好，避免久坐。

◆ 注意气候变化、保持情绪平稳。

◆ 老年人应防止过快改变体位，避免便秘。

（2）定期进行健康体检，发现问题早诊断、早治疗。检查包括血压、血脂、血糖、同型半胱氨酸等。

（3）定期进行颈部的超声检查，看颈动脉内是否存在斑块以及斑块的性质和斑块导致颈动脉的狭窄程度等。如果有异常，同时又不能通过运动和改变生活习惯来降低血压、血脂、血糖者，应坚持药物治疗，以防止脑卒中的发生。

如果运动锻炼、戒烟、饮食调整、药物治疗都不能阻止斑块的破碎或出现了严重的颈动脉狭窄（狭窄程度大于 75%），可以通过手术的方式，去除斑块，降低脑卒中的风险。

四、短暂性脑缺血发作

1. 什么是短暂性脑缺血发作

短暂性脑缺血发作，是指由于脑血管疾病引起的脑部局灶性或视网膜功能障碍，24 小时以内症状体征完全缓解，不会留有后遗症，临床影像学无急性脑梗征象，它和脑卒中在性质上是一样的，可以导致眼前发黑、失明、一侧肢体力量减退或者不能动、说话含糊不清、不能准确表达意愿等。它是脑卒中的一种，通常症状可以在 24 小时内恢复；但会反复发作，甚至导致致残性脑卒中，因此需要积极、早期干预。

2. 短暂性脑缺血发作症状有哪些

短暂性脑缺血发作时的表现和脑卒中一样，只是在短时间内可以完全恢复。这些表现包括：头晕、严重的头痛，黑矇或一侧眼睛失明，肢体无力、麻木，一侧肢体偏瘫，言语不清或者无法听懂语言等。

当患者出现上述现象时要警惕，和脑卒中一样，需要采取 FAST 原则（详见第一章第一节）。短暂性脑缺血发作是脑卒中的前兆，一旦发生，需要马上就诊，千万不能犹豫。

3. 短暂性脑缺血发作为什么不会导致永久伤害

短暂性脑缺血是脑部血流被临时阻断的一种现象。人体本身具有很强的自我保护和修复能力，可以通过血液中自备的溶栓机制，快速地消除和溶解血栓，在造成永久性伤害之前恢复脑部的供血。脑组织非常脆弱，对缺血的耐受时间是人体所有组织中最短的。我们一定要在这段时间内快速寻求帮助，避免脑缺血的再次发生。

4. 短暂性脑缺血发作和脑卒中是什么关系

短暂性脑缺血发作又叫小卒中，是脑卒中的前兆。就像我们说癌症和癌前病变一样。短暂性脑缺血发作通常是小的血栓或者栓子造成的短暂的脑部缺血，通常情况下在 5 分钟之内所有的不舒服症状会消失，但也预示着随后可能会发生大的脑卒中。

据统计，有 15% 的患者在患上脑卒中之前，发生过短暂性脑缺血。如果不重视、不治疗，25% 的短暂性脑缺血发作患者会在一年内死亡，这是由于有 1/3 的短暂性脑缺血发作患者会在一年内发生严重的脑卒中。

5. 短暂性脑缺血发作的危险因素有哪些

（1）遗传因素：如果家庭成员中曾经有人得过短暂性脑缺血或者脑卒中，则发生短暂性脑缺血的概率比其他人更高。

（2）年龄因素：虽然短暂性脑缺血可以发生在任何年龄段，但随着年龄的增加发生的概率也会相应增加，尤其是年龄超过 50 岁的人群。因此，50 岁以上的人群每年体检时需要检查颈动脉情况。

（3）性别因素：男性发生短暂性脑缺血发作和脑卒中的发生率比女性高，这可能和抽烟、压力过大等原因有关。

（4）反复发作的短暂性脑缺血事件：如果短暂性脑缺血发作过 1 次，发生脑卒中的概率会比正常人高出 10 倍，如短暂性脑缺血反复发作则更加危险。

虽然以上因素是无法进行人为控制和预防的，但如果能积极地预防以下因素，就可以阻止短暂性脑缺血甚至是脑卒中的发生。

◆ 高血压：如果血压超过 140/90mmHg，发生脑卒中的概率也相应增加。控制好血压，能降低脑卒中的发生。

◆ 高血脂：饮食上应该避免高胆固醇、高脂肪的食物，这些食物中的饱和脂肪酸和反式脂肪酸会增加脂质在血管中的沉积，从而形成斑块阻塞血管。

◆ 糖尿病：糖尿病本身可以导致血管损伤和斑块形成，同时还会加重高脂血症对血管壁的破坏作用，加速血管狭窄和狭窄进展的速度。

◆ 肥胖：肥胖是短暂性脑缺血发作和脑卒中的危险因素之一，例如体重指数大于 25；或者存在中心性肥胖，即腰臀比男性大于 0.9，女性大于 0.8，这往往提示需要积极控制体重和增加体育锻炼。否则，脑卒中的风险会增高。

◆ 其他血管疾病：例如冠心病，心肌缺血是供应心脏的冠脉血管出现了堵塞。血管是相互连通的，人体是一个统一、完整的系统，在身体的一处发生病变和问题，其他部位发生相同问题的概率也会增加，这也是近期在学术界提出来的"泛血管病概念"；房颤是中国人发生脑卒中的重要原因之一，心脏跳动不规律时，在心房内有很大可能会形成血栓团块，随着心脏的跳动，血栓就可能脱落，顺着血液流至脑血管造成阻塞；外周动脉疾病，主要是指下肢动脉血管的斑块形成，因为斑块占据管腔，下肢的血液供应不足，最直接导致的问题是运动功能减退，从而引起缺乏锻炼、肥胖等一系列问题。

6. 如何预防短暂性脑缺血发作

（1）戒烟：阻止烟草对血管的损伤。

（2）限制盐的摄入：有利于血压的管理。

（3）多吃水果和蔬菜：水果和蔬菜含有钾、叶酸和抗氧化剂等营养物质，可以预防短暂性脑缺血和脑卒中。

（4）限制饮酒：酗酒对人体有诸多伤害，其中就包括短暂性脑缺血和脑卒中。

（5）保持健康的体重：超重会导致其他危险因素，如高血压、心血管疾病和糖尿病等。

（6）限制脂肪和胆固醇的摄入：要减少胆固醇和脂肪的摄入，特别是饱和脂肪酸和反式脂肪酸，这样可以减少血管中动脉斑块的积累。

（7）控制糖尿病：应该坚持药物治疗，积极控制血糖，防止短暂性脑缺血和脑卒中的发生。

五、肺炎

1. 什么是肺炎

肺炎是指终末气道、肺泡和肺间质的感染性炎症，可由病原微生物、理化因素、免疫损伤、过敏及药物所致。细菌性肺炎和病毒性肺炎最为常见。日常所讲的肺炎主要是指因细菌性感染引起的肺炎。而近期暴发的新型冠状病毒肺炎则是目前热议的焦点。

2. 肺炎的症状有哪些

肺炎常见的症状有寒战、发热、咳嗽、咳痰、胸痛、呼吸困难，可伴有头痛、全身肌肉酸软、食欲缺乏。少数有恶心、呕吐、腹胀或腹泻等胃肠道症状，严重时可出现神志模糊、烦躁、嗜睡、昏迷等症状。

3. 哪些人易患肺炎

任何年龄段的人群均可患有肺炎，但风险最高的是 2 岁以下的儿童、65 岁以上的老人、经常抽烟者、长期接触粉尘者和免疫功能受损的人群。

4. 肺炎的病因

引起肺炎的原因很多，常见原因如下。

（1）细菌感染：如肺炎球菌、甲型溶血性链球菌、金黄色葡萄球菌、肺炎克雷伯杆菌、流感嗜血杆菌、铜绿假单胞菌、大肠埃希菌等引起。

（2）病毒感染：如冠状病毒（SARS 病毒、MERS 病毒、新型冠状病毒等）、腺病毒、流行性感冒病毒、巨细胞病毒、单纯疱疹病毒等引起。

（3）真菌感染：如白假丝酵母菌、曲霉菌、放射菌等引起。

（4）非典型病原体感染：如军团菌、支原体、衣原体、立克次体、弓形虫、原虫等引起。

（5）理化因素：如放射性物质、胃酸吸入、药物等引起。

5. 肺炎的诊断标准

（1）血常规检查：如果白细胞总数超过 $10 \times 10^9/L$，中性粒细胞百分比超过 70%，则提示为细菌引起的肺炎。

（2）血和痰培养是肺炎病原学诊断的方法。

（3）X 线胸片检查是肺炎的重要检查方法，有助于肺炎的诊断。

（4）对于经 X 线胸片检查不能确诊的患者，可进行 CT、MRI 检查，以明确诊断。

6. 肺炎的并发症

肺炎的并发症有感染性休克、血压下降、心动过速、心律失常等。特别是老年患者，容易导致呼吸道、心脑血管功能障碍。

7. 得了肺炎怎么办

如果感染了肺炎，需要卧床休息、大量饮水、吸氧、积极排痰，肺炎治疗的最主要环节是抗感染。必要时采用抗生素治疗，7~10 天多可治愈。

8. 发热、咳嗽的处理

对于发热的患者，可采用物理降温或者退热药物。对于以干咳为主的患者，可酌情使用镇咳药物；痰多或者脓痰时，可选择祛痰药物，或者气道雾化促进排痰。

9. 如何预防肺炎

（1）平时注意防寒保暖,遇有气候变化,应注意更换衣服。体虚易感者,可常服玉屏风散之类药物，预防发生外感。

（2）戒烟，避免吸入粉尘和一切有毒或刺激性气体。

（3）加强体育锻炼，增强体质。

（4）进食或喂食时,注意力要集中,要求患者细嚼慢咽,避免边吃边说,将食物呛吸入肺。

10. 中医对控制肺炎有哪些方法

肺炎属中医"风温""咳嗽""肺热病"等范畴，主要由六淫外邪引起，其中以风热、风寒、热毒为主。肺炎常发生于劳倦过度，醉后当风等人体正气不足，表卫不固之时，感受风热之邪或风寒之邪，入里化热所致。如果肺炎在急性期得不到及时治疗，常可导致迁延性肺炎，以致长期咳嗽、气喘，久治不愈。中医将肺炎分为 6 种类型:风寒袭肺、风热犯肺、表寒里热、痰热闭肺、阴虚肺热、肺脾气虚，每种类型的治疗方法不同。治疗时辨证论治是关键，应寻求专业中医师辨证治疗，不要道听途说随便吃药，避免发生不必要的风险。中医还可以通过饮食调理、吃药膳、喝药茶等多种方法改善症状。

11. 新型冠状病毒肺炎流行病学特征有哪些

新型冠状病毒肺炎是一种传染性和发病率极高的疾病。其病毒宿主为野生动物，可能为蝙蝠。传染源主要是新型冠状病毒感染的肺炎患者。经呼吸道飞沫传播是主要的传播途径，亦可通过接触传播。潜伏期通常为3~7天，一般不超过14天，人群普遍易感。老年人及有基础疾病者感染后病情较重，儿童及婴幼儿也有发病。多数患者预后良好，儿童患者症状相对较轻，少数患者病情危重。死亡病例多见于老年人和患有慢性基础疾病者。

12. 新型冠状病毒肺炎有哪些症状，如何诊断

新型冠状病毒肺炎主要表现为发热、乏力、干咳、呼吸困难等症状，可伴有鼻塞、流涕等上呼吸道症状，诊断需结合患者的流行病学史、有无典型病毒性肺炎的胸部影像表现及新型冠状病毒核酸检测等相关实验室指标进行综合分析。

13. 如何预防新型冠状病毒肺炎

应尽量减少外出次数，避免前往人群密集区域，外出时佩戴口罩；勤洗手，定期室内开窗通风；不吃野味，动物源性食物要煮熟；出现发热、乏力、干咳、呼吸困难等症状时，应及时到有发热门诊的医院就诊，若近期去过疫源地或是与确诊患者有过接触，应主动告知医生，不要隐瞒；切记不要恐慌，勿信谣言，一切信息以政府官方通告为准。

六、慢性阻塞性肺病

1. 什么是慢性阻塞性肺病

慢性阻塞性肺病（简称慢阻肺），是一种以持续气流受限为特征的肺部疾病，气流受限不完全可逆，呈进行性发展。目前慢性支气管炎和肺气肿均包含在慢性阻塞性肺病的诊断之中。

2. 造成慢性阻塞性肺病的原因有哪些

主要因素为环境因素，包括：①吸烟；②与职业性粉尘、化学物质或其他有害烟雾接触；③在通风欠佳的居所中采用生物燃料烹饪或取暖；

④空气污染。此外，遗传因素也会增加慢性阻塞性肺病发病的风险。

3. 慢性阻塞性肺病的症状有哪些

慢性阻塞性肺病的临床症状主要表现为咳嗽、咳痰、气短及呼吸困难。咳嗽是其首发症状，开始是间断性的，之后进展为每天都咳嗽，甚至全天咳嗽。伴有任何形式的咳痰，受凉及冬季时加重，感染时痰量增多。呼吸困难是其最主要的症状，特点是持续性、劳力性，主要表现为胸部发紧、喘息、气短及憋闷等。

4. 慢性阻塞性肺病的流行趋势

慢性阻塞性肺病的发病率呈逐年上升趋势，目前在我国城市居民常见致死病因的单病种中排名第三。我国慢阻肺知晓率不足3%，患者一旦发病，极易诱发脑供血不足和心血管疾病，是威胁老年人生命的主要疾病之一。

5. 如何家庭自测是否患有慢性阻塞性肺病

你经常咳嗽吗？你经常咳黏痰吗？你在爬楼梯、遛狗、逛街等日常活动时，会比同龄人更容易出现呼吸困难的现象吗？你超过45岁吗？你吸烟或曾经吸烟吗？如果以上问题有3个回答为是，请向医生咨询或到医院做一个简单的肺功能检测，以便早发现、早治疗。

6. 如何预防慢性阻塞性肺病

慢性阻塞性肺病的预防需要立足于早期。

（1）戒烟，对于已患有肺部疾病的患者，早期戒烟可使病情的发展速度减慢。

（2）当遇到大雾或污染严重的天气时，应避免外出，出门时要佩戴口罩。进入房间之后，要洗脸、漱口、清洗鼻腔。室内要保持一定的湿度，以保证呼吸道黏膜的湿润和通畅。

（3）烹饪过程中，开火的同时必须同步开抽油烟机，等炒菜完成后，应继续开抽油烟机5分钟后再关机。

（4）预防感冒，进行户外运动时要注意保暖，提升身体抵抗力。

7. 慢性阻塞性肺病的并发症

慢性阻塞性肺病的常见并发症主要包括慢性呼吸衰竭、自发性气胸及慢性肺源性心脏病。肺部感染是慢性呼吸衰竭出现的常见诱因，自发性气胸的出现会加重患者呼吸困难的症状，而肺部疾病可能引发肺动脉高压，从而导致患者右心肥厚和心功能不全。

8. 已经患有慢性阻塞性肺病怎么办

不同阶段的慢性阻塞性肺病采取的治疗方法有所不同，稳定期的慢阻肺主要采用支气管扩张剂、糖皮质激素及祛痰药物进行治疗，同时应教育和劝导患者戒烟。急性加重期的慢阻肺，多采用支气管扩张剂、氧疗、抗生素及祛痰剂治疗。

9. 慢性阻塞性肺病患者如何自我管理

（1）呼吸训练：包括腹式呼吸法、缩唇式呼吸法、坐式呼吸法 3 种。

腹式呼吸：取坐位或者立位，一只手放置在腹部，另外一只手放置在胸部，吸气时尽量挺腹，胸部不动，呼气时腹部内陷，尽量将气呼出，每次持续时间 10~20 分钟，每天 2 次。

缩唇式呼吸：用鼻吸气用口呼气，呼气时将嘴唇缩成吹笛状，气体经缩窄的唇部缓慢呼出。经持续性周期训练后，肺部功能可明显改善。

坐式呼吸：取坐位双腿盘起，双手置于双膝处，平静缓慢尽力深吸气，屏息 8 秒钟后再缓慢呼气，连续 20 次。

（2）调节饮食：以高热量、高蛋白质和富含维生素的饮食结构为主，要保证足够的饮水量。

（3）情绪管理：可选择向他人倾诉的方法，进行身心放松，缓解焦虑、排遣忧郁，保持积极乐观的治疗心态。

10. 中医对控制慢性阻塞性肺病有哪些方法

中医认为慢性阻塞性肺病属"喘证""咳嗽""肺胀"范畴，其病因主要为久病肺虚、痰浊潴留，导致肺气俱损，并累及脾、肾等脏器。临床分为寒饮停肺、肺气虚弱、痰湿阻滞、痰饮内停、脾肾阳虚等证型，治疗上常口服药物以温肺化饮、温肺益气、化痰止咳、补肺固本为主要治疗方法。

中医还可以通过饮食调理、针灸、穴位贴敷、中药离子导入、运动等多种方法改善症状，控制疾病的进展。

七、慢性肺源性心脏病

1. 什么是慢性肺源性心脏病

慢性肺源性心脏病（简称肺心病），是指长期的支气管、肺、胸廓疾病或肺血管病，使得肺血管阻力增加，引起肺动脉高压，右心室肥厚增大，功能下降，甚至衰竭，在排除了先天性心脏病和左心疾病的前提下，可诊断为慢性肺源性心脏病。

2. 如何诊断肺心病

要从下述几个方面进行诊断。

（1）**病史**：既往患有伴随慢性咳嗽、咳痰、喘息等症状的呼吸系统疾病。

（2）**主要症状**：活动后呼吸困难。

（3）**查体**：颈静脉充盈或怒张、听诊肺动脉瓣区第二心音亢进、下肢水肿或有腹水。轻症患者体征可不明显。

（4）**辅助检查**：心电图、X 线胸片、超声心动图可提供诊断依据。

3. 肺心病发病因素

由于慢性支气管炎、肺气肿患病率的增高，导致肺心病患者也随之增多，尤其以寒冷地区、高原地区、农村地区多见。冬、春季节易发生呼吸道感染，常常会导致慢性肺心病急性加重。

（1）**支气管、肺疾病**：慢性支气管炎合并阻塞性肺气肿（慢阻肺）最容易发展为肺心病，支气管哮喘、支气管扩张、重症肺结核、肺尘埃沉着病、慢性弥漫性肺间质纤维化也有可能最终导致肺心病。

（2）**胸廓运动障碍性疾病**：严重的脊椎后凸、侧凸、脊椎结核、类风湿性关节炎、胸膜广泛粘连及胸廓形成术后造成的严重胸廓或脊椎畸形，均有发生肺心病的风险。

（3）**肺血管疾病**：比较少见。多发性肺小动脉栓塞、肺小动脉炎、原因不明的肺动脉高压，可能会合并肺心病。

4. 得肺心病的人多吗

我国肺心病的患病率比较高，但是存在地区差异，北方高于南方，农村高于城市，随年龄增加而增高，吸烟者高于不吸烟者。20 世纪 70 年代的普查结果表明，14 岁以上人群患病率为 0.48‰，在北部及中部地区 15 岁以上人群患病率 6.7‰。其中需要特别强调的是，我国的慢阻肺患者人数约为 1 亿，全国 20 岁及以上人群慢阻肺患病率为 8.6%，已经成为与高血压、糖尿病等量齐观的慢性疾病。但慢阻肺知晓率及肺功能检查普及率极低，受访者中知道这一疾病的仅有约 10%，曾接受过肺功能检查的不足 10%，知道自己患有慢阻肺的不足 3%。世界卫生组织数据显示，2020 年慢阻肺将成为全球第三大致死性疾病。慢阻肺病死率高达 23.2%~35.5%，并且大量慢阻肺患者晚期将合并肺心病。

5. 如何预防肺心病

（1）积极戒烟：常有人说某某抽了一辈子烟，身体健康得很，便从而得出吸烟不会伤害身体的结论。每种疾病都有一定的发病概率，这种概率会因环境等具体条件的影响而变化。但可以肯定的是，吸烟人群患呼吸道癌症、慢性呼吸道疾病、心脑血管疾病、消化道溃疡及其他脏器肿瘤等疾病的概率远高于不吸烟人群，而且即使自己不吸烟，被动吸烟者的健康也面临上述风险。

（2）积极控制肺心病的诱发和加重因素：如防止反复的呼吸道感染，避免暴露于各种过敏原及有害气体的吸入等。老年人尤其需注意防寒保暖。夏季不要贪凉，冬季注意保暖，春秋时节气温多变，应关注天气预报，及时增减衣物。

（3）选择合适的体育锻炼方式：优选有氧运动，如快步走、游泳、乒乓球、羽毛球、骑自行车及太极拳等。有氧运动能充分氧化体内的糖分，消耗体内脂肪，通过逐渐增加运动量，长期坚持，就可以达到提高心肺功能的目标，减少肺心病的发生以及复发或急性加重的风险。爬山虽然也是很好的锻炼方式，但是对高龄老人和曾患下肢伤痛的人有一定风险，由于交通不便，一旦发生意外情况不利于救治，因此，不提倡有肺心病或其他心脏疾病、骨关节病的人选择爬山这项运动方式。

6. 肺心病的严重并发症

（1）肺性脑病：肺心病患者的呼吸功能逐渐衰竭，导致缺氧、二氧化碳潴留，引起精神障碍以及其他神经系统症状。肺性脑病是肺心病急性加重导致死亡的首要原因，应积极防治。

（2）酸碱失衡及电解质紊乱：呼吸衰竭导致的缺氧和二氧化碳潴留，可引起各种不同类型的体内酸碱失衡及电解质紊乱，使呼吸衰竭、心力衰竭、心律失常的发生概率大大增加，严重时可导致死亡。

（3）心律失常：多表现为房性早搏及阵发性室上性心过速，其中以房早、房性心动过速最为多见，可有心房扑动及心房颤动。少数病例由于急性缺氧使得心肌供氧严重不足而发生心室颤动以至心跳骤停。

（4）消化道症状：肺心病患者右心功能下降，从而导致胃肠道淤血，消化功能将受到明显影响，出现腹胀、进食困难、恶心、呕吐等症状，甚至会出现腹腔积液。

7. 得了肺心病怎么办

肺心病治疗的目标：减轻症状，改善患者生命质量和活动耐力，减少急性加重次数，提高患者生存率。

（1）缓解期的治疗：积极戒烟；治疗和改善支气管、肺部疾病，延缓基础疾病进展；增强患者的免疫功能，预防感染，可注射流感疫苗降低急性呼吸道疾病的发生概率；加强康复锻炼和营养，可进行家庭氧疗或家庭无创呼吸机治疗，以改善患者的生活质量。

（2）急性加重期的治疗：必须住院治疗。在完善 X 线检查、心电图、超声心动图、血液检查的基础上，积极控制导致疾病急性加重的诱发因素，尤其是治疗感染，通畅呼吸道，改善呼吸功能，纠正缺氧和 / 或二氧化碳潴留，控制心力衰竭，防治并发症。

8. 肺心病患者如何自我管理

（1）每月到呼吸科找相对固定的医生就诊，由医生进行临床综合评估，判断病情有无发展变化，评估内容包括下述几个方面：慢阻肺、支气管扩张等的控制情况，有无急性加重、根据病情变化对用药进行调整等，有利于对病情的全面掌控。

（2）规律锻炼身体，增强心肺功能，同时对活动耐量、体重、心率、血压进行监测，观察下肢有无水肿和变化情况。

（3）健康饮食，戒烟戒酒，保持良好心态；必要时可到心理门诊评估焦虑或抑郁程度，选择恰当药物进行治疗。

（4）一旦出现咳嗽、咳痰、水肿、喘憋、心悸、腹胀加重，或发热，应及时就诊，不宜延误治疗，必要时尽快住院。治疗不及时会导致病情急转直下从而危及生命。

9. 中医对控制肺心病有哪些方法

中医认为，肺心病的发生发展不仅仅是心肺两个脏器的病变，而是整个机体内脏平衡的失调，肺不伤不久咳，肺长期反复感受外邪，是肺心病发病的基础。脾不伤不久咳，脾无留湿，虽肺伤亦不为痰，肾不伤，咳而不喘，脾肾两脏的功能失调是肺心病发展的内在因素。因此，肺心病涉及肺、脾、心、肾等各个脏器，久病必虚，久病入络，脉络瘀阻。血不利则为水，虚、痰、淤，贯穿肺心病整个病程。治疗上以急则治标，缓则治本的原则，标本兼治并分清孰轻孰重。急性发作期要实中求虚，驳繁就简，辨清虚实标本，扶助正气，清肺化痰，降气平喘；而缓解期以虚中求实为主，配伍祛痰药物，补肺敛肺、健脾益肾，扶正固本，提高机体免疫力。

八、急性上呼吸道感染

1. 什么是急性上呼吸道感染

急性上呼吸道感染是外鼻孔至环状软骨下缘（包括鼻腔、咽、喉）急性炎症的总称。主要病原体是病毒，少数是细菌。

2. 急性上呼吸道感染的主要症状有哪些

主要表现为鼻塞、流涕、喷嚏、咳嗽、咽痛，也可见发热，咽部充血，扁桃体肿大、充血等。

3. 急性上呼吸道感染的主要传播途径是什么

主要通过患者喷嚏和含有病毒的飞沫经空气传播，也可经污染的手和用具接触传播。

4. 哪些人易患急性上呼吸道感染

老年人、儿童、孕妇、患有慢性呼吸系统疾病者及免疫功能低下者易发生急性上呼吸道感染。

5. 急性上呼吸道感染有何危害

急性上呼吸道感染虽具有自愈性，通常病情较轻，但其发病率高，且具有一定传染性，不仅影响患者的正常工作和生活，有时还可出现严重并发症，如急性鼻窦炎、中耳炎、气管 - 支气管炎、肾小球肾炎、病毒性心肌炎等，故应积极防治。

6. 如何预防急性上呼吸道感染

预防急性上呼吸道感染，需要注意以下两个方面。

（1）增强机体自身免疫力：首先要注意饮食规律，避免饥饿、暴饮暴食，均衡营养；其次要加强锻炼，促进气血运行，增强机体对环境的适应力和抵抗力；再次，要注意避免过度劳心、劳身、劳神；最后，尽量保持情志畅达，使气血和顺。

（2）注意规避病源：机体抵抗力总有一定限度，因此，应注意防护，避免受凉，避免在人多的公共场合出入，上呼吸道感染流行时注意佩戴口罩。

7. 如何正确使用口罩

首先要洗净双手，拿捏口罩外上方，将口罩罩住口鼻，将系带在耳后或头部及颈部进行固定。切记不可用污染的手接触口罩内侧。用完口罩应立即取下，将污染面向内折叠放入清洁口袋内，不要挂在胸前。

使用口罩时，应每4小时进行更换；如口罩潮湿或被污染时，应立即更换。

8. 得了急性上呼吸道感染该怎么办

急性上呼吸道感染以对症治疗为主，目前尚无特效抗病毒药物，切忌自行服用抗生素、抗病毒药物及中成药治疗，必要时应在医生指导下按时规律服用药物。此外，需注意保持室内空气流通，多休息，适度多饮温开水，改善营养等。

9. 老年人患急性上呼吸道感染应如何调护

老年人身体各项功能逐渐减退，往往伴有许多基础疾病，身体虚弱，尤其脾胃功能减弱，因此需进食可口、易消化的食物，食物以偏温热为宜，也可多喝热汤，可在汤中加入生姜、葱白、红糖等，以散寒暖胃，活跃胃肠功能，促进消化吸收。同时，老年人因体内蛋白质合成速度减慢，需注意补充优质蛋白质，以羊肉、鱼肉等动物蛋白为佳。衣物宜松软、轻便、贴身、保暖。在控制室内温度的同时，还应注意保持室内空气流通和湿度调节。儿女对老人应多加体贴照料，避免其出现忧虑、紧张等不良情绪，保持精神愉快。用药需注意扶阳、益气、养血，同时还需注意健脾开胃，避免苦寒。

10. 儿童患急性上呼吸道感染应注意哪些方面

儿童因其生理功能发育尚不成熟，免疫功能也尚不健全，因此需注意以下几方面。

（1）不要急于退热。不少成人退热药成分可对骨髓造血系统、神经系统、肝肾功能造成损害。发热时首选物理降温，如温水擦浴、酒精擦浴、冰敷等。如物理方法仍不能退热可遵医嘱配合服用小儿专用退热药。

（2）不要随便使用抗生素。

（3）保持室内温暖、安静，让患儿多饮白开水，进食应以流质、易消化食物为主。

（4）如果出现高热不退、神志不清、抽搐或者心律失常等情况应及时到医院就诊。

11. 孕妇患急性上呼吸道感染需如何调护

为防止药物对胎儿生长发育造成不良影响，孕妇尤其在怀孕早期用药时必须慎重。如果体温不超过38℃，可适当休息，多喝白开水，适当应用物理降温办法，疾病往往会自愈。如果体温仍未得到控制，需要及时到医院就诊，在妇科和呼吸科医师指导下选用相对安全有效的药物进行治疗，切不可随意服药。

九、急性胃肠炎

1. 什么是胃肠炎

胃肠炎主要是指以呕吐、腹泻及胃痛为主要症状的一类疾病，通常分为急性胃肠炎和慢性胃肠炎。而慢性胃肠炎常常包含慢性消化不良、慢性胃炎、慢性肠炎以及一些慢性全身性疾病的症状，不在本篇论述。

急性胃肠炎是指因进食生冷、不洁、有毒、有刺激性以及导致个体过敏性食物，导致细菌、病毒感染或毒素吸收以及理化刺激等，引起的胃、小肠、大肠消化道黏膜的炎症而出现的胃肠道症状。

2. 急性胃肠炎的流行趋势

急性胃肠炎是一个常见的公共卫生问题，也是当今世界上分布最广泛、最常见的疾病之一。在我国每年急性胃肠炎的发病率达每人 0.498 次 / 年，由于常规的监测主要取决于患者是否就诊，是否及时诊治及报告等因素，因此，实际发病率远远高于这个发病率。急性胃肠炎是内科常见的疾病，多发生于夏、秋两季，起病较急，若不能在发病初期实施科学干预，极容易造成疾病的迁延，发展为慢性胃肠炎。少数患者病情较重甚至可能致死，据统计，全世界每年有 220 万 ~1 000 万人因患急性胃肠炎相类似症状而丧生。

3. 急性胃肠炎的症状有哪些

急性胃肠炎的主要症状为恶心、呕吐、腹痛、腹泻，部分患者会出现发热、呕吐咖啡渣样物、脱水等症状。腹泻是急性胃肠炎患者常见的临床表现。轻型腹泻，排便的次数相对较少，粪便主要呈黄色或黄绿色"蛋花汤样"；重型腹泻，每日排便次数较多，可出现水样便，可有少量黏液，极少数患者还会出现血便、休克等。

4. 急性胃肠炎的主要危险因素与致病因素

急性胃肠炎发病的危险因素较多，如饮食、季节、年龄、抵抗力下降、外出旅游史等。具体的发病因素有食物中毒、饮食不洁、饮食不规律、腹部受凉、病原体（细菌、病毒、寄生虫、真菌等）感染、个体对食物过敏等。引起急性胃肠炎的食物中毒可能是腐败食物中毒、有毒性食物中毒（如含某些有毒性的中药、河豚、毒菌等）或化学物中毒等。

5. 如何预防急性胃肠炎

要养成良好的生活饮食习惯，饭前便后要洗手，节制饮食，不饮生水，生食的蔬菜水果一定要洗净，忌暴饮暴食，吃路边摊需慎重。重视食品卫生及管理，动物源性食品应煮熟煮透再吃，隔夜的剩菜食用前应充分加热，防止生熟食物操作时的交叉污染，禁止出售和食用变质的食物。

6. 得了急性胃肠炎怎么办

（1）有条件的患者最好及时到附近有肠道门诊的医疗机构做便常规和

血常规检查，必要时做腹部 B 超、胃镜检查、肠镜检查等，以便及时发现，及时救治。

（2）对于年龄在 6 岁以上、50 岁以下，腹泻次数较多、伴有发热、腹痛明显、呕吐物有咖啡渣样物或鲜血的患者，一定要及时到医院就医。

（3）针对病程在两天内，只出现轻微的恶心、呕吐、腹痛、腹泻等不适，年龄在 6 岁以上、50 岁以下的患者，如果无发热，只是呕吐少量进食或清水，腹痛可耐受，腹泻次数在每天 4 次以内，可先自行救治。首先应减少食物摄入，多饮水或按比例稀释后的口服补液盐，可暂不服药，目的是让消化道得到充分的休息。也可借助一些简单的成药来暂时缓解症状，例如蒙脱石散、黄连素片（盐酸小檗碱）、消化酶类药、藿香正气胶囊、参苓健脾胃颗粒、保和丸等。尽量不要自行服用抗生素，尤其不能反复或长时间服用，以免引起肠道菌群失调。

7. 特别提示

一些其他的疾病也会以胃肠炎相似的症状起病，对于呕吐、腹痛、腹泻较重或较长时间不缓解，病情渐进性加重，伴有消瘦以及近期大便习惯改变或性状改变的患者，要提高警惕，需尽快到医院专科就诊，结合血常规、便常规、粪便培养、胃镜、肠镜、腹部 B 超或腹部 CT 等相关检查，以排除是否存在传染性疾病、胃肠道穿孔、腹膜炎、宫外孕、黄体破裂、胃肠道肿瘤等疾病。

十、消化性溃疡

1. 什么是消化性溃疡

消化性溃疡是指在各种致病因素作用下胃肠黏膜发生的炎性与坏死性病变，病变穿透整个黏膜层或达更深层次。主要包括胃溃疡和十二指肠溃疡。

2. 消化性溃疡的流行趋势

消化性溃疡是全球性常见病，约有10%的人患过此病，且男性多于女性，可发生于任何年龄段。十二指肠溃疡多见于青壮年，胃溃疡多见于中老年人。十二指肠溃疡发病人数多于胃溃疡，两者之比约为3∶1。

3. 消化性溃疡的症状有哪些

消化性溃疡的症状主要表现为上腹痛，常伴有腹胀、腹部不适、厌食、嗳气、反酸等。腹痛可为钝痛、灼痛、胀痛、剧痛、饥饿样不适等。其特点为：①病程为慢性过程，可达数年或10余年；②反复或周期性发作，发作期可为数周或数月；③发作有季节性，秋冬和冬春之交发病较多；④与进餐相关的节律性，"一饿就痛、一吃就缓解"，餐前痛多见于十二指肠溃疡，餐后痛多见于胃溃疡。

4. 消化性溃疡的致病因素

消化性溃疡的发生通常与胃液的胃酸和胃蛋白酶的自身消化作用有关，也与胃黏膜的自身防御能力下降有关，常见的致病因素如下。

（1）幽门螺杆菌感染。

（2）长期服用非甾体抗炎药（如阿司匹林、止痛药）、糖皮质激素、氯吡格雷、双磷酸盐、西罗莫司等药物。该类人群平日可无任何不适，多因"消化道出血、穿孔"就医而被发现。

（3）消化性溃疡家族史。

（4）大量饮酒，长期吸烟，应激、精神紧张等也可成为消化性溃疡的诱发因素。

5. 消化性溃疡的并发症

（1）上消化道出血：轻者表现为解黑便，重者出现呕血或排暗红色血便。

（2）胃穿孔：可表现为突发持续的剧烈腹痛。

（3）幽门梗阻：可表现为上腹胀痛，餐后加重，呕吐后缓解。

（4）癌变：反复发作、病程持续时间长的胃溃疡，癌变风险高，十二指肠溃疡一般不发生癌变。

6. 得了消化性溃疡怎么办

患者应及时到医院就诊，寻求医生的专业治疗，并做相关检查帮助确诊，如胃镜或X线钡剂造影检查，幽门螺杆菌检测可行C14或C13同位素呼气试验，胃镜下黏膜切片染色镜检等。诊断明确后应严格遵医嘱使用抑酸药、胃黏膜保护剂等相关药物，如有幽门螺杆菌感染要用根除幽门螺杆菌的药物组合治疗。

7. 消化性溃疡发病的可控因素

（1）精神方面：保持情绪乐观，生活规律，避免精神紧张与过度劳累；溃疡活动期，症状较重时，卧床休息几天乃至1~2周。

（2）饮食方面：治疗期间，宜进食易消化的食物，避免饮用浓茶、咖啡及含酒精饮品，避免食用辣椒、芥末等刺激性食物。如溃疡较深较大可少量多餐，避免粗糙或多纤维食物、产气性食物（如豆类、薯类、生萝卜等）。症状得到控制后，应恢复到平时的一日三餐。平时饮食品种多样化，细嚼慢咽，避免急食；进食定时定量，餐间避免零食，睡前不宜进食，饮食不过饱，以维持正常消化活动的节律性，注意营养，无需规定特殊食谱。同时注意饮食卫生，避免共用餐具、水杯、牙具等引起幽门螺杆菌感染。

（3）戒烟、戒酒。

（4）谨慎用药：如必须服用非甾体抗炎药（如阿司匹林、止痛药）、糖皮质激素、氯吡格雷、双磷酸盐、西罗莫司等药物时，最好于饭后服用，并请告诉医生自己患有溃疡病，以便医生合理处方。

8. 消化性溃疡症状消失后能否停药

多数患者正规服用抑酸药1周左右症状即可缓解，但要使溃疡愈合、防止症状复发，大多数患者必须在进行足够疗程的治疗（一般胃溃疡为6~8周，十二指肠溃疡为4~6周）后，方可以停药。抗幽门螺杆菌感染治疗的疗程为10~14天，如复查还存在幽门螺杆菌感染就要更换药物治疗以达到彻底清除的目的。

9. 哪些消化性溃疡患者需要维持长期服药

（1）有少数患者因患其他疾病需要长期服用激素、阿司匹林等非甾体抗炎药以及前述损伤胃黏膜的药物时，即使溃疡已愈合，也仍需维持服用抑酸药或胃黏膜保护剂。

（2）卓-艾综合征引起的消化性溃疡。

（3）病因不明、反复发作的消化性溃疡。

10. 消化性溃疡的预后

有效的药物治疗可使消化性溃疡的愈合率达到95%以上，青壮年患者病死率接近于零，出现死亡的老年患者主要死于严重并发症，尤其是大出血和急性穿孔，其病死率小于1%。

11. 中医对治疗消化性溃疡有哪些办法

中医根据消化性溃疡的症状表现，将其归属为胃痛、痞满、反胃、吞酸、嘈杂等范畴。分为寒凝气滞、饮食积滞、肝郁气滞、瘀血阻络、脾胃虚寒、脾胃阴虚等证型，每种证型的治疗方法不同，辨证论治是关键。具体的用药应由专业的中医师来决定。也可在中医师的指导下通过食疗、吃药膳来协助治疗。

十一、老年功能性腹泻

1. 什么是功能性腹泻

功能性腹泻是以反复糊状便或水样便为表现的一种功能性肠病，不伴有腹痛或腹部不适症状，可能与精神因素，自主神经功能紊乱等相关，且经检查未能发现器质性病变。

2. 功能性腹泻的诊断标准

25%以上的患者粪便为松散便或者水样便，且不伴有明显的腹痛或腹胀不适；诊断前该症状至少出现了6个月，近3个月的症状符合第一条诊断标准；诊断前患者应到医院检查，排除其他可能引起腹泻的疾病。

3. 功能性腹泻的流行趋势

功能性腹泻的发病人数估计为每年5万~10万人，我国患病率约为1.54%，并有逐渐增加的趋势。其发病率占所有腹泻的59%。功能性腹泻病程缓慢，女性患者多于男性，有研究表明50岁以上患者的发病率（3.1%）明显高于50岁以下（1.7%）者。

4. 老年功能性腹泻可能与哪些因素有关

（1）情绪：过度紧张焦虑或应急反应，可能导致结肠功能紊乱，进食后胃肠运动增快，排空加速，食物在肠道停留时间缩短，消化和吸收减少而导致腹泻。

（2）胃肠分泌功能：老年人胃肠分泌功能下降，分泌物如盐酸及各种消化酶、胃酸等减少，对物质消化吸收功能下降，易引起腹泻。

（3）供血：老年人动脉多发生硬化，肠道血管亦可受累而出现供血不足，导致肠道消化吸收功能降低。

（4）肌肉：肛门括约肌松弛。

5. 考虑老年功能性腹泻者应该怎么办

（1）建议根据《布里斯托大便分类法》（图1-1-1）记录每日大便性状和次数（例如：2019.10.11上午11：30排便，分类6），这样有助于医生鉴别假性腹泻或大便形态正常但大便次数增多的情况。

（2）建议记录每日详细的饮食情况（具体到某个时间点和特定食物名称），帮助医生排除是否有乳糖和果糖不耐受、过多摄入纤维素、肠道难吸收碳水化合物等情况。

（3）到医院做检查，如便常规、血常规、C反应蛋白检查、甲状腺功能检查、结肠镜、钡餐等。

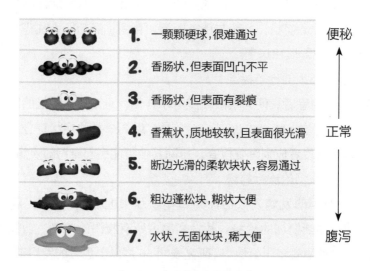

图 1-1-1　布里斯托大便分类法

6. 哪些功能性腹泻患者需进一步检查

即使已诊断为功能性腹泻，如在治疗过程中出现不明原因的体重减轻、夜间腹泻、里急后重（令人痛苦的排便急迫感）、近期使用抗生素超过10天、便血（近期无痔疮出血或肛裂情况下）、腹泻量较大（每天大于250mg）、每天排便次数达到6~10次、有营养不良的表现，以及有结直肠肿瘤家族病史的患者，均需要到医院做进一步检查。

7. 老年功能性腹泻患者如何自我管理

（1）情绪管理：精神心理因素与功能性腹泻相互影响。可以通过阅读一些娱乐方面的书籍、听古典音乐、观看令人愉快的电视节目、和朋友聊天倾诉等方式，调动自己的积极情绪，主动调节不良情绪，正确对待人生中的挫折，解除心理负担、缓解焦虑，形成良好的情绪状态。对已经患有焦虑、抑郁、睡眠障碍者，家人要倍加关爱，必要时寻求专业精神科医生的帮助。

（2）饮食管理：合理膳食、少食多餐，戒烟、戒酒，保持饮食规律，避免过多食用能诱发症状的食物，如面食、乳制品、柑橘类水果、蛋类、洋葱、坚果类、咖啡因及酒精等。个别患者会明确对某些食物不耐受，并且只要停止进食这些食物症状便可缓解，则此类食物应列为禁忌，通常对食物的不耐受一般持续6~12个月即可消失，所以如症状不复发，则不必长期禁用此类食物。

（3）运动管理：进行适当的体育锻炼，比如打太极、慢跑、游泳等有氧运动，以提高机体耐力和缓解精神压力。

（4）药物管理：诊断明确的患者可自行尝试使用益生菌、参苓白术散、蒙脱石散、补脾益肠丸等，如症状不缓解可在医生的指导下服用易蒙停（盐酸洛哌丁胺胶囊）等药。切忌滥用抗生素，不能盲目止泻，要谨遵医嘱，按时、按量服用药物，不私自调整药物种类和剂量，有病情变化时应及时就医。

8. 中医对治疗功能性腹泻有哪些方法

"功能性腹泻"在中医学中属于"泄泻"范畴，"泄泻"的主要病变在于脾胃与大小肠。其致病原因有外邪、内伤及脏腑虚弱等。分为寒湿困脾、湿热蕴肠、脾气虚弱、脾肾阳虚、肝脾不调等证型，每种证型的治疗方法不同，辨证论治是关键。加之该病具有反复发作的特点，故具体用药需要专业的中医医生根据不同患者的病情变化进行辨证论治，给予个性化的治疗方案。

9. 功能性腹泻的预后

功能性腹泻的预后良好，相当一部分患者会自发性缓解，但多有反复发作。在一项有 17 例患者参加的长期随访研究中，自发缓解的时间为 7~31 个月，平均为 15 个月。94% 慢性腹泻患者在随访 12~20 个月后仍有症状；与此相反，另一项长达 12 年的随访研究结果显示，只有 29% 的患者预后仍然有症状。所以，患者不要过于紧张焦虑，要养成良好的生活习惯，正确就医。

十二、糖尿病

1. 正常的血糖是多少

空腹血糖 <6.1mmol/L，且口服 75g 葡萄糖耐量试验中 2 小时血糖 <7.8mmol/L 为正常血糖。

2. 如何诊断糖尿病

如果有糖尿病症状（多饮、多尿、多食和体重下降），检查任意时间血糖 ≥11.1mmol/L 或空腹血糖≥7.0mmol/L 或服糖后 2 小时血糖 ≥11.1mmol/L 即可诊断为糖尿病；若没有糖尿病症状，需要改日重复检查方可确诊。如果空腹血糖≥6.1mmol/L 但 <7.0mmol/L，或者服糖后 2 小时血糖≥7.8mmol/L 但 <11.1mmol/L，称为糖调节受损，是糖尿病前期状态，同样要引起重视。有上述症状者应及时就医明确诊断，普通人群也应该每年体检进行监测。

3. 糖尿病的流行趋势

随着人民生活水平的提高、人口老龄化以及生活方式的改变，糖尿病也从原来的少见病变成了现在的流行病，患病率已由 1980 年的 0.67% 飙升至 2013 年的 10.4%，应引起全社会的关注。

4. 哪些人需要关注血糖

糖尿病的危险因素较多，具有下列任何一个或几个因素者就需要定期检查血糖：年龄≥40 岁，出现糖尿病前期症状，超重或肥胖，静坐生活方式，糖尿病家族史，妊娠期糖尿病史，高血压，血脂异常，患有动脉粥样硬化性心血管疾病，一过性类固醇糖尿病病史，多囊卵巢综合征或伴有与胰岛素抵抗相关的临床状态以及长期应用抗精神病药、抗抑郁药、他汀类药物等。

5. 如何预防糖尿病

首先，要提高全社会对糖尿病的知晓度，倡导合理膳食、控制体重、适量运动、限盐、控烟、限酒、心理平衡的健康生活方式。其次，在糖尿病的高危人群中进行筛查、积极进行健康干预等，以便早发现、早诊断、早治疗。

6. 糖尿病的并发症

糖尿病的并发症多种多样，遍及全身各重要器官，分为急性并发症和慢性并发症，并以慢性并发症为主，表现为大血管、微血管、神经系统的病变，并引发冠心病、脑血管病、肾病、视网膜病变、心肌病等，更有甚者还会发生糖尿病足病，其治疗费用高，重者可导致截肢甚至死亡。

7. 治疗糖尿病的意义

糖尿病是一种慢性病，可导致患者生活质量明显降低、寿命缩短、病死率增高，目前尚无能够彻底治愈糖尿病的办法。但是，如果能长期坚持合理治疗并使血糖达标，就可延缓和控制各种糖尿病并发症的发生、发展，从而提高生活质量，使预期寿命不受影响。

8. 得了糖尿病怎么办

糖尿病的控制不是传统意义上的治疗而是系统的管理。现在，全国基层医疗卫生机构都能提供国家基本公共卫生服务，其中就有对 2 型糖尿病患者进行的规范化管理，每年由基层医生提供 4 次面对面的服务，每次都可以免费测量血糖，每年进行体检，给患者进行评估、指导、治疗等健康管理。

管理糖尿病的方法有"五驾马车"之称：糖尿病教育、营养治疗、运动治疗、血糖监测和药物治疗。糖尿病患者驾驭好这"五驾马车"，便可控制好血糖，战胜糖尿病。心理健康也是糖尿病管理中的一部分，糖尿病并不可怕，怕的是不知道怎样控制，怕的是知而不行。糖尿病的治疗并不全靠医生，还需要患者密切的配合，适当控制饮食、合理运动，坚持用药，保持良好心态、定期到医院检查，糖友们也可以和非糖尿患者一样享受高质量的生活。

9. 糖尿病患者饮食治疗有哪些重要性

饮食治疗是糖尿病治疗的基石，贯穿糖尿病患者终生。饮食治疗应在专业医师或营养师的指导下进行，既不能主观随意，也不能限制过严。强调定时、定量进餐，合理控制总热量、分配营养物质，根据个体生活习惯、活动量及病情等制定个体化食谱，达到既满足人体需要，又能控制血糖的目的。同时提倡戒烟、限酒、限盐、适当提高膳食纤维摄入等健康的生活方式。

10. 糖尿病患者如何运动

运动是控制血糖的有效手段，并可预防心血管疾病。应根据年龄、性别、体力、病情及有无并发症等不同条件，在专业医师指导下进行。每周至少要进行150分钟中等强度的有氧运动，比如快走、骑自行车、练太极拳及打乒乓球、羽毛球等，要循序渐进，并长期坚持。

11. 中医对治疗糖尿病有哪些方法

中医称糖尿病为"消渴病"，有上、中、下消之分，又根据不同阶段分为郁、热、虚、损4个分期，临床需要根据患者的情况进行辨证论治。中医药为糖尿病的治疗提供了更多的选择，但是否可以减少糖尿病并发症发生的风险以及长期应用的安全性方面，仍需进一步评估和研究，患者一定要寻求规范专业的中医师进行分型分期辨证施治，不能道听途说和随意停用降糖药物，以免发生意外。

十三、高脂血症

1. 什么是高脂血症

高脂血症是指血中胆固醇、甘油三酯水平升高，可直接引起一些严重危害人体健康的疾病，如动脉粥样硬化、冠心病、胰腺炎等。

2. 高脂血症有哪些危害

胆固醇可以在皮下组织内沉积，引起黄色瘤，在家族性高胆固醇血症患者中较为常见。胆固醇，尤其是低密度脂蛋白胆固醇可在血管内皮沉积，引起动脉粥样硬化。所以，高胆固醇血症是动脉粥样硬化性心血管疾病

（ASCVD）最重要的危险因素之一。甘油三酯升高与脂肪肝关系密切，还可异位沉积在骨骼肌、心肌、肾脏等，引起胰岛素抵抗；甘油三酯的显著升高，还可引起胰腺炎。

3. 引起高脂血症的原因有哪些

高脂血症可分为原发性和继发性两类。原发性多与遗传因素有关，也可由环境因素（饮食、营养、药物）通过未知的机制而致。继发性多发生于代谢性紊乱疾病（糖尿病、高血压、黏液性水肿、甲状腺功能低下、肥胖、肝肾疾病、肾上腺皮质功能亢进），或与其他因素，如年龄、性别、季节、饮酒、吸烟、饮食、体力活动、精神紧张、情绪活动等有关。

4. 血脂主要由哪些成分组成

血脂是血清中的胆固醇、甘油三酯和类脂（如磷脂）等的总称，与疾病密切相关的血脂主要是胆固醇和甘油三酯。临床上血脂检测的基本项目为总胆固醇（TC）、甘油三酯（TG）、低密度脂蛋白胆固醇（LDL-C）和高密度脂蛋白胆固醇（HDL-C），详见表1-1-2。

表1-1-2　脂蛋白的特性和功能

分类	主要成分	来源	功能
CM	TG	小肠合成	将食物中的 TG 和胆固醇从小肠转运至其他组织
VLDL	TG	肝脏合成	转运内源性 TG 至外周组织，经脂酶水解后释放游离脂肪酸
IDL	TG、胆固醇	VLDL 中 TG 经脂酶水解后形成	属 LDL 前体，部分经肝脏代谢
LDL	胆固醇	VLDL 和 IDL 中 TG 经脂酶水解后形成	胆固醇的主要载体，经 LDL 受体介导而被外周组织摄取和利用，与 ASCVD 直接相关
HDL	磷脂、胆固醇	主要是肝脏和小肠合成	促进胆固醇从外周组织移除，转运胆固醇至肝脏或其他组织再分布，HDL-C 与 ASCVD 负相关
Lp(a)	胆固醇	在肝脏载脂蛋白(a)通过二硫键与 LDL 形成复合物	可能与 ASCVD 相关

注：CM：乳糜微粒；VLDL：极低密度脂蛋白；IDL：中间密度脂蛋白；LDL：低密度脂蛋白；HDL：高密度脂蛋白；Lp(a)：脂蛋白(a)；TG：甘油三酯；ASCVD：动脉粥样硬化性心血管疾病。

5. 影响血脂的因素有哪些

（1）总胆固醇（TC）：是指血液中各种脂蛋白所含胆固醇的总和。影响 TC 水平的主要因素有：①年龄与性别，TC 水平常随年龄的增加而上升，但在 70 岁以后将不再上升甚至可能有所下降，中青年女性低于男性，女性绝经后 TC 水平较同年龄男性高；②饮食习惯，长期高胆固醇、高饱和脂肪酸摄入可使 TC 升高；③遗传因素，与脂蛋白代谢相关的酶或受体基因发生突变，是引起 TC 显著升高的主要原因。

（2）甘油三酯（TG）：甘油三酯水平受遗传和环境因素的双重影响，与种族、年龄、性别以及生活习惯（如饮食、运动等）有关。血清 TG 水平轻至中度升高者，患冠心病的危险性增加。当 TG 重度升高时，常可伴发急性胰腺炎。

（3）低密度脂蛋白胆固醇（LDL-C）：该种类型胆固醇是导致动脉粥样硬化的独立危险因素，故我们称其为"坏胆固醇"。影响 TC 的因素均可同样影响 LDL-C 水平。

（4）高密度脂蛋白（HDL）：高密度脂蛋白能将外周组织如血管壁内的胆固醇转运至肝脏进行分解代谢，即胆固醇逆转运，可减少胆固醇在血管壁的沉积，起到抗动脉粥样硬化的作用。故我们将高密度脂蛋白胆固醇（HDL-C）称为"好胆固醇"。

HDL-C 的高低也明显受到遗传因素的影响。严重营养不良者，伴随血清 TC 的明显降低，HDL-C 也低下。肥胖者、吸烟者 HDL-C 多下降。糖尿病、肝炎和肝硬化等疾病状态可伴有低 HDL-C。高 TG 血症患者往往伴有低 HDL-C，而运动和少量饮酒会升高 HDL-C。

6. 血脂异常的诊断标准是什么

不同的人群，对于血脂异常的诊断标准是不同的。对于未诊断动脉粥样硬化性心脏病的人群，其血脂的多项标准见表 1-1-3。

7. 什么时候应该查血脂

为了及时发现血脂异常，建议 20~40 岁的成年人至少每 5 年测量 1 次血脂（包括 TC、LDL-C、HDL-C 和 TG），建议 40 岁以上的男性和绝经期后的女性每年检测血脂；对于动脉粥样硬化疾病患者及其高危人群，应每3~6 个月测量 1 次血脂；因动脉粥样硬化疾病而住院的患者，应在入院时

表 1-1-3　中国动脉粥样硬化性心血管疾病一级预防人群血脂合适水平

和异常分层标准 [mmol/L（mg/dl）]

分层	TC	LDL-C	HDL-C	non-HDL-C	TG
理想水平		<2.6(100)		<3.4(130)	
合适水平	<5.2(200)	<3.4(130)		<4.1(160)	<1.7(150)
边缘升高	5.2(200)	3.4(130)		4.1(160)	1.7(150)
	≤·<	≤·<		≤·<	≤·<
	6.2(240)	4.1(160)		4.9(190)	2.3(200)
升高	≥6.2(240)	≥4.1(160)		≥4.9(190)	≥2.3(200)
降低			<1.0(40)		

注：ASCVD：动脉粥样硬化性心血管疾病；TC：总胆固醇；LDL-C：低密度脂蛋白胆固醇；HDL-C：高密度脂蛋白胆固醇；非-HDL-C：非高密度脂蛋白胆固醇；TG：甘油三酯。

或入院 24 小时内测量血脂。

血脂检查的重点对象为：①有动脉粥样硬化疾病病史者；②存在多项动脉粥样硬化疾病危险因素（如高血压、糖尿病、肥胖、吸烟）的人群；③有早发性心血管病家族史者，或有家族性高脂血症患者；④皮肤或肌腱黄色瘤及跟腱增厚者。

8. 什么样的血脂水平才算达标

凡临床上诊断为动脉粥样硬化性心血管疾病（ASCVD），包括急性冠状动脉综合征（ACS）、稳定性冠心病、血运重建术后、缺血性心肌病、缺血性卒中、短暂性脑缺血发作、外周动脉粥样硬化病等的患者均属极高危人群。极高危人群的 LDL-C 应控制在 <1.8mmol/L，如无法达到客观目标值，保证 LDL-C 的幅度下降 50% 也是被推荐的。其他人群应在医师指导下评价动脉粥样硬化疾病的危险分层，不同危险分层的人群，对于 LDL-C 的达标标准是不同的，见表 1-1-4。

表 1-1-4　不同危险等级 LDL-C 达标标准（mmol/L）

危险等级	LDL-C	non-HDL-C
低危、中危	<3.4	<4.1
高危	<2.6	<3.4
极高危	<1.8	<2.6

注：LDL-C：低密度脂蛋白胆固醇；非HDL-C：非高密度脂蛋白胆固醇。

9. 如何控制血脂水平

对于低密度脂蛋白胆固醇不达标的患者，需首先改善生活方式，此外，还应考虑在医师指导下口服他汀类药物。

改善生活方式的方法包括以下几方面内容。

（1）控制体重：超重或肥胖者的能量摄入应低于身体能量消耗，以控制体重增长，减少每日食物总能量（每日减少 300~500kcal），改善饮食结构，增加身体活动，维持正常体重（体重指数为 20.0~23.9）。

（2）体育运动：建议每周 5~7 天进行中等强度运动，每次 30 分钟左右。对于动脉粥样硬化性疾病患者应先进行运动负荷试验，充分评估其安全性后，再进行身体活动。

（3）戒烟。

（4）限制饮酒：饮酒对于心血管事件的影响尚无确切证据，提倡限制饮酒。

10. 如何监测降脂治疗的效果及副作用

饮食与非药物治疗者，开始 3~6 个月后应复查血脂水平，如血脂控制达到建议目标，则继续进行非药物治疗，但仍须每 6 个月至 1 年复查，长期达标者可每年复查 1 次。

服用调脂药物者，需要进行更严密的血脂监测。首次服用调脂药者，应在用药 6 周内复查血脂及转氨酶和肌酸激酶。如血脂能达到目标值，且无药物不良反应（如肌肉疼痛），可逐步改为每 6~12 个月复查 1 次；如血脂未达标且无药物不良反应者，每 3 个月检测 1 次。如治疗 3~6 个月后，血脂仍未达到目标值，则需调整调脂药的剂量或种类，或联合应用不同作用机制的调脂药进行治疗。每当调整调脂药种类或剂量时，都应在治疗 6 周内复查。

十四、肥胖症

1. 什么是肥胖症

肥胖症是指人体体内脂肪堆积过多或分布异常。主要表现为体重增加，和／或腰围增加，和／或体脂百分比增加。

2. 肥胖症的诊断标准

（1）根据体重指数（BMI）诊断：目前对于肥胖的诊断大多根据体重指数的数值来判断，BMI 的计算公式为：体重（kg）除以身高的平方（m²）。BMI 在 24~27.9 之间为超重，BMI 大于等于 28 为肥胖，详见表 1-1-5。

表 1-1-5　成人肥胖症 BMI 诊断标准

体重情况	WHO	亚太地区	中国
正常体重	18.5~24.9	18.5~22.9	18.5~23.9
超重	25~29.9	23~24.9	24~27.9
肥胖	30~34.9	25~29.9	≥28

（2）根据腰围诊断：男性腰围大于等于 90cm、女性腰围大于等于 85cm 为腹型肥胖。

（3）根据体脂百分比诊断：男性体脂肪率 >25%、女性 >33% 为肥胖。

3. 肥胖症可以引起哪些疾病

肥胖与血糖、血压、血尿酸、血脂等代谢指标密切相关，可引起许多疾病，如：高血压病、2 型糖尿病、高尿酸血症、痛风、脂代谢紊乱、脂肪肝、心脑血管疾病、多囊卵巢综合征、阻塞性睡眠呼吸暂停、骨关节炎、癌症等。

4. 明确诊断肥胖症的意义

肥胖症分为不同的类型，是单纯性肥胖还是其他原因引起的继发性肥胖，需要由医生明确诊断。比如甲状腺功能减退症、库欣综合征、下丘脑肥胖症等都会引起肥胖，需要进一步检查做出判断，进而制定合理的治疗方案。

5. 肥胖症的流行趋势

随着人们生活方式的改变，超重和肥胖的人数也在迅速增长。根据 2015 年中国居民营养及慢性疾病调查，全国 18 岁及以上成年人超重率为 30.1%，肥胖率为 11.9%。超重和肥胖是一种慢性且渐进性的过程，会伴随着各种威胁生命的代谢性疾病。因此，肥胖已成为威胁健康的重大问题，应该引起高度重视。

6. 造成肥胖症的原因是什么

肥胖症是由于基因与环境因素的交互作用引起的。其中，环境因素如多食少动等不良生活方式，对近年来肥胖症患者的大幅增加起到了决定性作用。

7. 控制体重的意义

将体重控制在正常范围可以给健康带来收益。肥胖症体重减轻大于5%即可有健康收益，降低了肥胖相关的疾病风险，包括2型糖尿病、高血压病、冠心病。控制体重是人们长期甚至终生需要坚持的事情。

8. 得了肥胖症怎么办

可通过对生活方式进行干预，包括饮食、运动等；可接受内科的减重药物治疗；可进行外科减重手术治疗。其中以对生活方式进行干预最为重要，内科和外科的治疗一定要经由正规医疗机构的医生诊断，并根据自身健康状况和家庭情况等因素选择治疗方法。

9. 如何进行生活方式干预减重

超重和肥胖的主要原因是摄入的热量超过消耗的热量，过多的热量形成脂肪堆积，因此，限制热量的摄入及增加热量的消耗是预防和治疗的首选方案，尤其要限制热量的摄入，控制饮食。

短期的饮食方案包括：低卡路里饮食、低脂饮食、低热量高蛋白饮食、极低热卡饮食，并遵循个体化的原则进行调整。控制体重注意应以长期平衡膳食为原则，防止发生营养物质的缺乏。

一般情况下，运动量应保持在每周150分钟，有氧运动与无氧运动相结合，运动强度一定要以自身的条件为基础，循序渐进。单独做运动的减肥效果有限，要结合饮食控制才能达到相互促进的效果。

10. 对于希望减肥的人群有哪些好的建议

建议肥胖人群每天晨起排便后监测体重，并记录体重曲线，以了解减重的全过程。建立健康的理念，正视肥胖，全家一起行动，一起改变膳食结构，促进肥胖症患者的膳食管理，三餐规律，不减餐、不加餐，少吃零食，不挑食、不偏食，也要避免暴饮暴食。还应养成喝白开水的习惯，避免饮用含糖饮料。

运动时可以选择人少的运动地点及时间段，避免被人嘲笑、讽刺，要树立减肥的信心，还要养成每天定时排便的习惯。

11. 如果肥胖已经合并其他疾病应注意哪些方面

对于已经合并高血压者，要注意每天在固定时间检测血压，并在医生的指导下服药或通过锻炼使血压达标；对于合并糖尿病者，需注意检测血糖，特别是运动前要检测血糖，以防止低血糖的发生，建议运动时口袋中可常备糖块；对于合并骨关节疾病者，需注意运动适量，避免造成运动性损伤。

12. 中医对治疗肥胖有哪些方法

中医学根据肥胖症的病因病机，辨证分为脾虚湿阻型、胃热湿阻型（湿阻不化，久郁化热）、肝瘀气滞型、脾肾两虚型（脾肾阳虚）、阴虚内热型等五型。可以根据患者的不同表现和证型，由正规医疗机构的中医师进行辨证治疗，协助减轻患者的症状和体重。还可以通过饮食调理、吃药膳、针灸、拔罐等多种方法改善症状，控制不良后果的发生发展，目前，采用毫针针刺、穴位埋针已成为常见且有效的治疗方法。

十五、阿尔茨海默病

1. 什么是阿尔茨海默病

阿尔茨海默病（alzheimer's disease，AD），是指发生于老年和老年前期，以进行性认知功能障碍和行为损害为特征的一种中枢神经系统退行性病变。阿尔茨海默病的典型临床表现为记忆力下降，以近事记忆减退为主，伴有其他认知域，如语言功能、注意力、执行功能、视空间及计算力损害，可出现人格和行为改变等。

2. 阿尔茨海默病的流行趋势

65 岁以上老年人阿尔茨海默病患病率在发达国家约为 4%~8%，在我国约为 3%~7%，且女性高于男性。随着年龄增长，阿尔茨海默病的患病率也会逐渐上升，在 85 岁以后，每 3~4 位老年人中就会有 1 人罹患阿尔茨海默病。

3. 阿尔茨海默病的危险因素是什么

《柳叶刀》杂志 2017 年发文表示，阿尔茨海默病的九大危险因素包括：早年没有受过教育、中年高血压、肥胖、听力减退、老年期出现的抑郁、糖尿病、缺乏体力活动、吸烟及低社会接触。其他因素，如高脂血症、女性雌激素水平降低、高同型半胱氨酸血症等，也被证实与阿尔茨海默病的发病相关。

4. 阿尔茨海默病是否具有遗传性

阿尔茨海默病可分为家族性阿尔茨海默病和散发性阿尔茨海默病，家族性阿尔茨海默病呈常染色体显性遗传，多于 65 岁前起病。绝大多数为散发性阿尔茨海默病，携带载脂蛋白 E-ε4（apolipoprotein E-ε4，APOE-ε4）基因的人群被认为是阿尔茨海默病发病的高危人群。因此，对于阿尔茨海默病的高风险人群，早期进行 APOE-ε4 基因的筛查是十分必要的。

5. 阿尔茨海默病是否等同于老年痴呆

阿尔茨海默病不等同于老年痴呆，阿尔茨海默病是引起老年痴呆的最常见病因，引起老年痴呆的其他病因也有很多，如脑血管病、帕金森综合征、老年期抑郁、脑外伤、脑肿瘤等。阿尔茨海默病隐袭起病、缓慢进展，是一个连续的病理生理学过程。在疾病早期，症状很轻微，随着病情加重，才逐渐进展到痴呆阶段。

6. 出现哪些征兆，需警惕阿尔茨海默病

早期发现阿尔茨海默病，并给予干预治疗，能够延缓病情的发展，降低阿尔茨海默病危害。那么在生活中，我们可以根据哪些症状来警惕阿尔茨海默病，从而尽量避免悲剧的发生呢？

（1）爱忘事：记忆损害是阿尔茨海默病最突出的症状，在早期主要是近期记忆减退，对于久远的事情反而记得很清楚。阿尔茨海默病患者通常会很快忘记自己说过的话、做过的事，表现为反复提问、生活中丢三落四，即使经过旁人的提醒也不容易想起。

（2）迷路：阿尔茨海默病患者对时间、空间的定向力会受到损害。在早期，患者只是会记不清日期等，之后逐渐发展为不认识回家的路而走失，直到疾病晚期会不认识朝夕相处的亲人。整个过程漫长也不易觉察。

（3）对日常工作不能胜任：表现为对于曾经熟悉并擅长的工作开始力不从心，工作效率明显降低，他们甚至会忘记一些简单的日常工作，如洗衣、整理家务等。

（4）性格大变、情绪异常：有时候我们会发现曾经平易近人的亲人，忽然之间变得易怒、刻薄、难以相处，这就是阿尔茨海默病的极强信号。

（5）算不对账：阿尔茨海默病患者会出现计算能力的减退，表现为不会计算收支，无法单独购买东西等症状。

7. 有哪些辅助检查可用于筛查阿尔茨海默病

许多辅助检查可用于筛查阿尔茨海默病，比如脑脊液、头颅 MRI、淀粉样蛋白 PET 成像、单光子发射型计算机断层成像（SPECT）、氟脱氧葡萄糖 - 正电子体层扫描（FDG-PET）、神经心理学量表、基因检测等。目前新兴的检测技术，如血、尿、粪便标记物的筛查，因简便、无创、经济等优势，获得越来越多的关注。

8. 如何预防阿尔茨海默病

（1）改善生活方式：根据自身的情况，进行适宜的身体锻炼，如每天15 分钟快走等；规律三餐，避免高糖、高油脂的食物，可适当增加鱼、橄榄油、不含淀粉的蔬菜、坚果等的摄入；充足而不间断的睡眠有助于大脑自我修复，应避免熬夜，失眠患者需尽早治疗；研究表明，戒烟有助于降低阿尔茨海默病风险。

（2）疾病防治：心脏病发作和心脏功能衰竭与阿尔茨海默病的发生有密切的关联，防治心脏病可能有助于对脑的保护；高血压和糖尿病，特别是中年期的高血压和糖尿病会损害大脑，尽早控制可提高脑健康及降低老年期发生阿尔茨海默病的风险；大脑损伤可增加记忆和思考障碍的几率，应避免头部损伤，及时诊治脑部疾病也可预防阿尔茨海默病；耳聋与阿尔茨海默病有关，如果出现听力障碍，建议尽早佩戴助听器。

（3）保持良好的精神状态：保持好奇及学习新事物的激情，活跃大脑；积极参加社会活动，包括体育运动、文化活动，多与人沟通，亲人多关心、陪伴。

9. 阿尔茨海默病的治疗药物有哪些

目前，阿尔茨海默病的药物治疗主要用于减轻症状，并不能治愈该疾病。临床常用的改善认知的药物包括：胆碱能抑制剂（多奈哌齐、利斯的明、石杉碱甲）、NMDA 受体拮抗剂（美金刚）以及脑代谢赋活剂（茴拉西坦、奥拉西坦）。

对于有明确精神症状的阿尔茨海默病患者，可给予抗抑郁药和不典型抗精神病药物。这些药物的使用原则是：小剂量、缓慢增量、注重个体化治疗。

10. 阿尔茨海默病的非药物治疗有哪些

主要包括：音乐疗法、认知训练、正念疗法、生活方式干预、食用功能性食品、益生菌干预、光照刺激等，在辅助药物治疗的同时，可延缓AD发展进程，提高患者的生活质量。

11. 如何更好地照料痴呆老人

阿尔茨海默病患者认知功能和日常生活能力下降，给照料者带来了巨大的挑战，以下是日常照料的注意事项。

（1）注重与痴呆患者的交流，关注其心理健康：保持耐心，注意倾听，适当鼓励，同时适当增加肢体接触及视觉听觉等感官刺激。在疾病早期，患者希望自己仍然能够自理，随着病情加重，他们会有更多的担心和忧虑。照料者需要充分理解和尊重，帮助痴呆患者继续体会和感受到生活的价值和意义。

（2）积极维持日常生活能力，防止并发症：可以鼓励患者适当完成一些力所能及的工作，比如饭后擦桌子这种简单的任务，将有助于老人建立自信心；鼓励患者适当锻炼，尽量保持患者与其他人的联系，避免患者沉浸在自己的世界。

在疾病后期，有的失智老人会有大小便失禁的情况，此时护理人员一定不要呵斥或表现出明显的嫌恶，需要照顾老人的自尊心，尽可能自然地去处理，他们可能由于自己的自尊心会拒绝换掉湿漉漉的衣裤，我们可以换种沟通方式，比如："要出门散步了，我们来换衣服吧。"同时注意观察他们在排泄前有无坐立不安、东张西望等异常行为，诱导其及时去洗手间。

在疾病晚期，随着患者自理能力减退，家属需要协助清洁身体，及时排便排尿。并注意身体有无异常表现，如破溃、水肿、褥疮等。患者多存在隐匿呛咳，进食后不能立即平卧，防止食物反流，关注体温变化，若轻度体温升高并伴有咳嗽，会有肺部感染的可能，需重视。

（3）关注痴呆老人的安全：首要是防走失、防意外。尽量避免让老人单独行动。可以给老人随身携带身份识别牌，注明老人的名字和家属的联系方式；有条件的还可佩戴定位装置，保存老人高清近照，若走失可用于发布寻人信息。其次，家中应合理摆设家具，增设夜间照明并反锁门窗，尽量避免频繁搬家或者改变家中布置，以减少老人跌倒的风险。当失智老人出现明显的昼夜定向障碍时，可以通过调节室内灯光强度，并用时钟、日历来对老人进行训练。

十六、抑郁症

1. 什么是抑郁症

抑郁症是一类以情绪或心境低落为主要表现的疾病总称，也是最常见的精神障碍之一。会伴有不同程度的认知和行为改变，表现种类多样，可以从闷闷不乐到悲观欲绝，甚至发生木僵，还有的会出现明显的焦虑和运动性激越，即紧张、烦躁、思绪混乱，甚至不能控制行为的焦虑状态，严重者可以出现神经病性症状，如幻觉、妄想等，有的还可能存在自杀、自伤行为。

2. 抑郁症的诊断标准

根据《中国精神障碍分类与诊断标准（第 3 版）》，抑郁症的诊断标准分为以下四类。

（1）症状标准：如果出现 5 个及以上的下列症状可以诊断，如无愉悦感，精力减退或有疲乏感，精神运动性迟滞或激越，自我评价过低，自责或有内疚感，联想困难或自觉思考能力下降，反复出现过想死的念头或自杀、自伤行为，出现如失眠、早醒或睡眠过多等睡眠障碍，食欲减低或体重明显减轻，性欲减退。

（2）严重度标准：出现社会功能受损，即与周围环境接触、与人交流存在障碍，并给本人造成痛苦或引起不良后果。

（3）病程标准：①符合症状标准和严重标准至少已经 2 周；②重度抑郁发作的症状极为严重或起病急骤时，抑郁不足 2 周也可以做出诊断；③可存在某些精神病性症状，但不符合精神分裂的诊断。若同时符合精神分裂症的症状标准，在精神分裂症症状缓解后，满足抑郁发作标准至少 2 周可以做出诊断。

（4）排除标准：应排除器质性精神障碍、精神活性物质和非成瘾药物所致的抑郁，并且无狂躁或轻躁狂发作。

3. 抑郁症是一种独立的病吗

不少疾病都可能伴发或导致抑郁性障碍，比如甲状腺功能减退症、尿毒症和维生素缺乏等，要通过体格检查和神经系统检查，并配合其他化验等进行诊断。如果情绪低落不是某一特定的疾病直接导致的，就应该诊断为抑郁症。

4. 抑郁症与神经系统疾病有何关系

有不少神经系统疾病可以导致抑郁症的发生。最常见的有：帕金森病、痴呆、癫痫、脑血管病和肿瘤。需要医生进行神经系统和其他的辅助检查，如做脑电图、CT、磁共振等来明确诊断。抑郁症是一种精神类疾病，但不等同于"神经病"。

5. 得了抑郁症怎么办

抑郁症是可以通过药物治疗和心理治疗来治愈的。值得注意的是，抑郁症属于高复发的疾病，所以应该全程治疗。

全程治疗分为急性期治疗（8~12周）、巩固期治疗（4~9个月）、维持期治疗（一般至少2~3年，多次复发以及有明显残留症状的应长期维持治疗）。抑郁症患者要由医生进行正规治疗，医生会根据病情程度进行治疗或调整药物的剂量等。患者不要自行购买抗抑郁药物服用或随意调整药物的剂量、用法和服药时间，也不能自行停止用药。

6. 抑郁症的心理治疗有哪些

抑郁症除了药物治疗外，很重要的一点是需要采用心理治疗。常用的心理治疗包括：支持性心理治疗、精神动力学治疗、认知行为治疗、人际心理治疗、婚姻和家庭治疗、正念治疗等。

支持性心理治疗是一种基本的心理治疗方法，可适用于各类抑郁障碍患者。可以通过劝导、启发、鼓励、支持、说服等方法，帮助患者发挥潜在的能力，提高克服困难的能力，减轻挫折感、改变对挫折的看法并顺利渡过难关，解除症状和痛苦，进而促进身心康复。

7. 中医对治疗抑郁症有哪些方法

抑郁症属于中医的"郁证"范畴。主要表现为情绪不宁，易哭善怒，情绪多变，或自觉咽中有物。多有忧愁、焦虑、悲哀、恐惧、愤怒等情志内伤史。

中医的辨证分型主要为肝气郁结证、血行郁滞证、肝郁脾虚证、肝胆湿热证、忧郁伤脾证、肾虚肝郁证等。治疗常以理气开郁为主，还可以采用食疗、吃药膳、针灸、推拿、运动、心理调适等方法治疗。

十七、甲状腺功能亢进症

1. 什么是甲状腺功能亢进症

甲状腺功能亢进症（简称甲亢），是由于各种原因，甲状腺产生了过多的甲状腺激素，使血液中的甲状腺激素超过正常范围，引起的一系列特殊临床表现。

2. 甲亢的病因

有很多原因可以引起甲亢。常见的病因为毒性弥漫性甲状腺肿(Graves病)、毒性结节性甲状腺肿、高功能甲状腺瘤、甲状腺炎以及由于过多摄入了含碘食物或药物（包括静脉注射了含碘的药物，如造影剂）而引起的碘甲亢。不同病因导致的甲亢，其结局、治疗方式和预后都不一样。所以，得了甲亢，要到医院由医生来判断病因。

3. 哪些人易患甲亢

甲亢的好发人群为 20~40 岁的中青年女性。但是，从刚出生的婴儿到年逾古稀的老人，都有可能出现甲亢。

4. 甲亢的症状有哪些

甲亢的典型表现，包括易饥多食、便次增多、体重下降、乏力、心悸、怕热、多汗、手抖、急躁易怒、睡眠差等。有些患者会出现脖子增粗、眼睛突出。女性患者可以出现月经紊乱，年轻的男性患者可能出现发作性的四肢无力。

5. 甲亢患者是否会消瘦

甲亢患者因体内处于高代谢、高消耗的状态，加之胃肠道蠕动快，影响食物吸收，患者可能会出现体重下降。但同时甲亢患者还会出现饥饿感增强、进食增多，因此也可能会出现体重增加的情况。在现实生活中，"胖甲亢"也是不少的。

6. 甲亢是否会遗传

临床上 80% 以上的甲亢是因 Graves 病引起的，Graves 病是一种甲状腺自身免疫性疾病，具有遗传倾向。临床上经常遇到一个家族中有多位甲亢患者的情况，但这并不意味着女性甲亢患者生下的孩子必然会得该病。

7. 甲亢患者能否吃碘

碘是人体必需的重要微量元素，也是甲状腺激素合成的原料。甲亢患者如摄入过多的碘，会加重病情或使已经得到控制的病情复发，因此甲亢患者应该进行低碘饮食。

8. 如何治疗甲亢

甲亢通常有 3 种治疗方法，包括较长时间服用抗甲状腺药物、放射性碘治疗、抗甲状腺药物准备后行甲状腺手术治疗。

3 种治疗甲亢的方法各有利弊。放射性碘治疗是使用具有放射性的核素来破坏甲状腺，手术治疗是将甲状腺的大部分切除，二者的共同之处都是通过破坏或去除甲状腺，进而达到治愈甲亢的目的。这两种治疗方法的治愈率相对较高，但容易出现永久性甲减。手术有麻醉及局部组织损伤的风险，放射性碘治疗则绝对禁用于孕妇及哺乳期。口服药物是相对保守的治疗方法，疗程长、治愈率低、有副作用，但不会造成永久性甲减。因此，医生会根据患者的具体情况来综合判断选择哪种治疗方法。

9. 治疗甲亢的药物有哪些

目前国内有两种药物用于长期抗甲状腺治疗，即甲巯咪唑和丙基硫氧嘧啶。这些药物需要在医生的指导下服用，至少要连续服用 1 年半以上，故称为长期抗甲状腺药物治疗。可以根据患者的具体情况适当延长或缩短疗程。口服药物治愈率不高，在 50% 左右，停药或减量后容易复发。

10. 放射性碘治疗甲亢是否一定会出现甲减

尽管甲状腺激素水平正常是治疗甲亢的理想目标，但已有研究证实，不存在既可以纠正甲亢，又不会造成甲减的理想的放射性碘的剂量。不管放射性碘的剂量如何，在治疗后 10 年，有 50% 以上的患者会出现甲减。

11. 甲亢患者能否怀孕

甲亢患者最好在病情得到控制并停药后再怀孕。因为体内甲状腺激素水平过高和服用抗甲状腺药物都有可能对胎儿造成不良影响。在甲亢治疗初期，用药量较大、甲状腺功能没有控制到正常的阶段，建议患者避孕。若在治疗期间意外怀孕，需立即停药就诊，尽量避免在孕 6~10 周期间用药，以防药物对胎儿产生不良影响。如果存在特殊情况，如患者年龄较大、多年不育、甲亢病情复杂，可以先到医院就诊，详细咨询医生后再作决定。

12. 如何预防甲亢

甲亢最常见的病因是 Graves 病，这种病的发生与遗传、外界环境以及由此引起的免疫功能紊乱有密切的关系。我们虽然不能改变遗传，但能够改变不利的外界环境，如注意合理安排生活，放松精神，避免精神刺激，学习和工作不要过于紧张，劳逸结合，这些都可以起到预防甲亢的作用。

13. 中医对治疗甲亢有哪些方法

甲亢在中医分型上，主要属于瘿病（瘿肿），辨证为：肝气郁结、肝胃火旺、肝肾阴虚、肝风内动等。根据上述认识，中医常采用滋阴降火、疏肝理气或配合软坚散结的方药来治疗甲亢，可取得一定的疗效，但需要由正规医疗机构的中医师来诊治。

十八、甲状腺功能减退症

1. 什么是甲状腺功能减退症

甲状腺功能减退症（简称甲减），是指由于甲状腺不能合成足够甲状腺激素以维持机体的正常生理功能的一种非常常见的内分泌疾病。实验室检查表现为促甲状腺素（TSH）增高、血清甲状腺激素水平偏低或正常。

2. 甲减的症状有哪些

甲减常见的症状有：易疲乏、困倦、注意力不集中、体重增加、水肿、脱发、皮肤干燥、便秘、心动过缓等。由于这些症状都非常不特异，因此，甲减的诊断需要依靠血清甲状腺功能检查，而非临床症状。

3. 甲减的病因是什么

甲减最常见的病因是慢性淋巴细胞性甲状腺炎，也叫桥本甲状腺炎。其他常见的病因有甲状腺手术、甲状腺放射治疗、甲亢药物治疗、其他药物（如锂剂、胺碘酮等）治疗。

4. 甲减的流行趋势

甲减的患病率呈增长态势。根据 2010 年我国 10 个城市甲状腺疾病患病率的调查结果显示，甲减的患病率为 17.8%，其中亚临床甲减患病率为 16.7%，临床甲减患病率为 1.1%。其中女性患病率高于男性，且会随年龄增长患病率升高。

5. 甲减会不会遗传

大量研究证明，新生儿甲减和母亲甲减是没有直接因果关系的，除非母亲孕期碘摄入不足或服用过量的抗甲状腺药物。但是甲减的最常见的病因桥本甲状腺炎，是有遗传倾向的。因此甲状腺疾病具有一定的家族聚集性，但即使孩子遗传了桥本甲状腺炎，也不一定出现甲减。

6. 如何治疗甲减

甲减的治疗原则是替代治疗，就是缺什么补什么，可通过口服甲状腺素制剂维持正常甲状腺功能，通常需要终身替代治疗。

7. 甲减能否彻底治愈

多数情况下，甲减都是因为各种原因导致甲状腺的腺体被破坏所致，而这种损害无法由甲状腺本身通过代偿来修复。因此，绝大多数甲减患者都无法彻底治愈，需要终身替代治疗。少数情况下，可以出现桥本甲减患者的自发缓解。

8. 治疗甲减的推荐药物

左甲状腺素钠片是治疗甲减的主要替代药物。此药为口服使用，每日 1 次，服用方便，疗效可靠，不良反应小，治疗成本低，因而应用非常广泛。

9. 服用左甲状腺素钠片时有哪些注意事项

服用左甲状腺素钠片时要避免食物的影响，首选早餐前 1 小时服药，最迟为早餐前 30 分钟服药。还有一些药物可以影响左甲状腺素钠片在肠道的吸收，服药间隔应当在 4 小时以上，如氢氧化铝、碳酸钙、考来烯胺、硫糖铝、硫酸亚铁等；另外一些药物可以加速左甲状腺素的清除，同时服用时需要增加服用左甲状腺素钠片的剂量，如苯巴比妥、苯妥英钠、卡马西平、利福平、异烟肼、洛伐他汀、胺碘酮、舍曲林、氯喹等。

10. 为什么不同患者服用左甲状腺素钠片的剂量不一样

左甲状腺素钠片的治疗剂量取决于患者的病情、年龄、体重等情况，药物剂量需根据个体情况来确定，最终以达到甲状腺激素水平均正常、甲减的症状消失为原则。

服用左甲状腺素钠片治疗时需要从小剂量开始，逐渐增加剂量，最终达到完全替代剂量。这个过程要根据年龄、体重和心脏功能状况进行调整，既要避免老年或有基础心脏病的患者剂量增加过快，出现心脏相关副作用；又要避免对于婴儿、孕妇替代不充分从而导致治疗效果不佳。

11. 什么是亚临床甲减

亚临床甲减是甲减症状最轻、最早期的状态。通常缺乏明显的临床表现，诊断主要依赖实验室检查，仅有血清 TSH 水平升高，血清甲状腺激素水平正常。

一次 TSH 的测定结果并不能确诊亚临床甲减，应该在 3 个月内连续 2 次测定 TSH 水平都大于正常值，且血清甲状腺激素水平正常时，才可以诊断为亚临床甲减。根据 TSH 水平，亚临床甲减可分为两类：轻度亚临床甲减（TSH<10mIU/L）和重度亚临床甲减（TSH≥10mIU/L）。

12. 亚临床甲减对身体有什么影响

亚临床甲减患者由于血清甲状腺激素处在正常水平，所以一般没有临床症状。亚临床甲减对人体健康的危害主要为 3 个方面：一是将来可以发展为临床甲减；二是亚临床甲减可以影响脂代谢从而导致动脉粥样硬化；三是孕妇发生亚临床甲减可能影响后代的神经智力发育。

13. 亚临床甲减是否需要治疗

亚临床甲减的治疗存在争议。对于 TSH>10mIU/L、伴甲减症状、抗甲状腺过氧化物酶自身抗体（TPOAb）阳性、血脂异常或动脉粥样硬化性疾病，应予以左甲状腺素替代治疗。

准备妊娠或正在妊娠的女性，应该给予替代治疗。但对于 70 岁以上的老年患者，其临床获益存在不确定性，治疗需谨慎。

十九、泌尿道感染

1. 什么是泌尿道感染

泌尿道感染也称为泌尿系感染或尿路感染，是指病原体直接侵入尿路，在尿液中生长繁殖，并侵犯尿路黏膜或组织而引起的感染性疾病。按感染部位分为肾盂肾炎、膀胱炎和尿道炎。

2. 泌尿道感染的症状有哪些

泌尿道感染的症状包括尿频、尿急、尿痛，严重时有肉眼血尿。如果感染影响到肾脏，会有腰痛，甚至发热的症状。

3. 引起泌尿道感染的病原体有哪些

引起泌尿道感染的病原体有细菌、支原体、衣原体、病毒，绝大多数尿路感染是由单一细菌引起的，其中最常见的是大肠埃希菌，其次是肠球菌。

4. 哪些人易患泌尿道感染

成年女性，免疫力低下或本身尿路结构有疾病的人，包括婴儿、老年人、糖尿患者、截瘫患者，还有留置导尿的患者。

5. 为什么成年女性容易发生泌尿道感染

首先在生理结构上，女性尿道很短，稍不注意就可能引发感染。其次，由于不洁的性生活，女性尿道会被男性包皮里的病菌入侵导致感染。此外，处于妊娠期的女性由于其特殊的生理环境，也易引发泌尿道感染。

6. 泌尿道感染要做哪些检查

单纯泌尿道感染要做尿常规、尿细菌培养。复发性或复杂性尿路感染一般会采用彩超、CT、磁共振、膀胱镜等查找反复发作的原因。

7. 尿液检查时要如何正确留尿

为确保尿检结果的准确性，需要注意正确留尿的方法。首先，收集尿液时要采用中段尿，也就是先排出一小段尿液，然后再用尿杯去接尿，最后一段尿液也不能用。留中段尿时还要注意保证膀胱中尿液足够多。其次，要注意避免尿液被污染，女性检查时要避开月经期，还应注意避免白带混入尿液，男性要注意不要让前列腺液或精液混入。另外要注意，做尿细菌培养前不应使用抗菌药或应停用抗菌药几天后再做。

8. 治疗泌尿道感染的主要方法有哪些

治疗泌尿道感染的药物主要包括抗菌药物及缓解膀胱刺激症状的对症药物。治疗均应在正规医院的医生指导下进行，切忌滥用抗生素。

9. 无症状性菌尿是否需要抗菌治疗

无症状性菌尿是指尿液能检查到细菌但却没有症状，这种情况下不一定都要采用抗菌药物治疗。对于绝经前非妊娠妇女、糖尿病患者、老年人、脊髓损伤及留置导尿管的无症状性菌尿的患者，不推荐用抗菌药物治疗。然而，对于要实施可能导致尿路黏膜出血的泌尿外科手术或检查，以及妊娠期间的无症状性菌尿患者，应该根据尿细菌培养结果采取敏感抗生素治疗。

10. 泌尿道感染除了药物治疗外还要注意什么

应注意多喝水，清淡饮食，戒酒、戒辣；要保持会阴部清洁，便后应由前向后擦拭；注意休息，避免憋尿。感染期间避免性生活。

11. 如何预防泌尿道感染

（1）保持外阴清洁：女婴在大小便后应及时更换尿布，清洗会阴和臀部；1 岁以后，不论男童、女童，都应穿满裆裤，不要就地而坐；成人应每日清洗外阴 1 次，勤换内裤，大便后应从前向后擦拭肛门，避免将肛门污物带到尿道口；禁止坐浴，尤其是女性。

（2）注意性生活卫生：性生活前应清洗外生殖器；如果使用避孕工具，应清洗或消毒避孕工具；性交前后，都应排尿一次。此外，应戒除手淫，尤其是用器物手淫，防止尿道感染和损伤。

（3）防止尿液满留：有尿意时应及时排尿，切忌憋尿，每晚临睡前应排空膀胱。怀孕 5 个月以上的妇女，睡觉时应以侧卧位为宜，以避免子宫压迫输尿管，引起尿流不畅。

（4）积极治疗引起尿路梗阻的疾病，如泌尿系结石、肿瘤、前列腺增生、包茎、肾下垂、瘢痕狭窄及泌尿系先天性畸形等。

（5）积极治疗已存在的感染性疾病，如扁桃体炎、龋齿感染、鼻窦炎、前列腺炎等，防止病菌进入泌尿道，同时杀灭已经侵入泌尿道的病菌。

（6）多喝开水，增加尿量，使尿液不断地冲洗泌尿道，保持泌尿道清洁。

（7）锻炼身体，增强体质。

12. 中医对治疗泌尿道感染有哪些方法

尿路感染在中医学中属于"淋证""腰痛"范畴，主要病机为肾虚、湿热阻滞、肾和膀胱气化不利；肾虚为本，湿热阻滞为标。在中医上的治疗方法主要有中药、针灸、中成药，目前很多中成药可用于治疗泌尿道感染，如三金片、清淋颗粒等。

二十、急性肾小球肾炎

1. 什么是急性肾小球肾炎

急性肾小球肾炎（即急性感染后肾小球肾炎，简称急性肾炎），是以急性肾炎综合征（血尿、蛋白尿、水肿、高血压、一过性肾功能减退）为表现的一类常见肾脏疾病。以急性链球菌感染后肾炎最为常见。

2. 造成急性肾小球肾炎的病因有哪些

急性肾小球肾炎出现于感染之后，其中以链球菌感染最为常见，此外可偶见于其他细菌（淋病奈瑟菌、肺炎克雷伯菌、伤寒杆菌等）、病毒（水痘病毒、麻疹病毒、腮腺炎病毒、EB病毒等）、支原体、立克次体、原虫及寄生虫（弓形虫、旋毛虫）感染之后。

3. 急性肾小球肾炎的流行趋势

急性肾小球肾炎发生于世界各地，我国患者常发生于上呼吸道感染后，故在春、冬季发病较多。随着卫生、医疗条件的改善，急性肾小球肾炎的发病率正逐渐降低。

4. 感染的潜伏期

急性肾小球肾炎出现于感染之后，大部分患者有明确的前驱感染病史，但轻症者可无感染的临床表现。链球菌感染后7~20天开始出现临床症状，潜伏期较短者可能仅4~7天，极少超过3~4周。

5. 急性肾小球肾炎的症状有哪些

急性肾小球肾炎临床表现轻重不一。大多数为轻症患者，几乎所有患者均会出现血尿、蛋白尿，大部分患者会有水肿、高血压，严重者可出现少尿及肾功能减退。除肾脏表现外，可有疲乏、恶心、呕吐、头痛及胸闷等全身表现。

6. 急性肾小球肾炎的并发症

急性肾小球肾炎的严重并发症包括急性肾损伤、心力衰竭、脑病等。

7. 得了急性肾小球肾炎怎么办

积极配合医生的治疗方案，遵医嘱按时服药。罹患急性肾小球肾炎后应以休息为主，一般至水肿消退、肉眼血尿消失、血肌酐、血压逐步恢复正常后，方可逐步增加活动。患者应食用低盐低脂的优质蛋白，过高的蛋白摄入会增加肾脏负担，每日蛋白摄入量保持在约 1g/kg 体重。限制每日食盐的摄入量，特别是对于水肿及高血压患者应使每日氯化钠的摄入量保持在 3~5g。

8. 急性肾小球肾炎是否需要透析治疗

急性肾小球肾炎患者绝大多数为轻症患者，并不需要透析治疗。如出现以下情况时应及时配合医生、采取临时透析治疗：①出现少尿型急性肾损伤；②血肌酐进行性升高，特别是出现高钾血症时；③出现严重水钠潴留；④出现急性心力衰竭、药物治疗效果差时。

9. 急性肾小球肾炎的预后如何

随着医疗卫生条件的改善，急性肾小球肾炎的发病率逐步下降、患者的预后也逐步改善。绝大多数轻症患者可自愈，导致预后不佳的高危因素包括：持续少尿、持续性血肌酐升高、大量蛋白尿及肾脏病理提示炎症活动剧烈。

10. 急性肾小球肾炎是否会转变为慢性

绝大多数急性肾小球肾炎患者预后良好，但有 10%~15% 的患者会在急性期后较长的时间内存在尿液检查异常的情况。

11. 急性肾小球肾炎是否会复发

急性肾小球肾炎的病因主要是 β- 溶血性链球菌感染，其感染后具有较长时期的特异性免疫力，所以一次患病后很少再次发生急性肾小球肾炎。但近年来，由于抗生素的早期使用，抑制了特异性抗体的生成，导致机体对致病菌株免疫力下降，若再次感染仍存在二次患病的可能性。

12. 如何预防急性肾小球肾炎

（1）由于急性肾小球肾炎的起病原因为感染，因此平时需注意锻炼身体，增强体质，提高抗病能力。

（2）注意气候变化，避免受凉。

（3）平时要注意卫生、皮肤清洁。

（4）对于反复发作扁桃体炎者，可考虑行扁桃体摘除术；对已发生急性咽炎、中耳炎、皮肤感染者，应及早给予有效治疗，以减少急性肾小球肾炎发病的机会。

二十一、慢性肾小球肾炎

1. 什么是慢性肾小球肾炎

慢性肾小球肾炎（简称慢性肾炎），是一组由多种病因造成的以慢性肾炎综合征（血尿、蛋白尿、水肿、高血压、肾功能缓慢减退）为主要表现的肾小球疾病。

2. 慢性肾小球肾炎的症状有哪些

由于病因、病理类型及病期不同，不同患者的临床表现各不相同，疾病表现呈多样化。基本临床表现主要包括蛋白尿、血尿、高血压、水肿，疾病进展者可出现不同程度的肾功能减退、心功能不全、贫血、乏力、食欲缺乏等症状。

3. 慢性肾小球肾炎有何危害

慢性肾小球肾炎常常起病隐匿，病情迁延，病变进展缓慢。部分患者起病急、病情进展迅速，可造成显著的临床症状和肾功能损害；严重者将发展为慢性肾衰竭，最终需要透析治疗来维持生命。慢性肾小球肾炎的进展速度个体差异很大，其重要影响因素为病理类型，其次也与是否重视保护肾脏、治疗方法是否恰当以及是否避免恶化因素有关。

4. 如何警惕慢性肾小球肾炎的发生

平时应注意有无尿色变红、泡沫尿及不明原因的水肿、血压升高等情况。定期体检，注意尿常规检查有无蛋白尿、尿红细胞增多，肾功能有无异常。如有上述情况应及时就诊，明确病因。部分患者在发病早期忽视尿检红细胞或蛋白阳性，易导致贻误诊治时机。

5. 慢性肾小球肾炎患者如何自我管理

（1）慢性肾小球肾炎的病情迁延、绝大多数无法治愈，需长期规律随诊、治疗，因此，患者应务必遵从医嘱进行复查、治疗，切忌随意停药和中断诊治。

（2）慢性肾小球肾炎患者应选择低盐、低脂、优质蛋白的饮食。减少蛋白尿对控制慢性肾炎十分重要，过高的蛋白摄入会增加肾脏负担，但过分地控制蛋白摄入亦会导致营养不良、低蛋白血症。根据病情，每日蛋白摄入量应保持在 0.8~1.0g/kg 体重，蛋白种类以牛奶、鸡蛋、鱼类为佳。限制每日食盐的摄入量，每日氯化钠摄入量 3~5g，部分高血压、水肿患者应更加严格。

（3）积极控制血压至目标值，一般血压控制在 130/80mmHg 以下为佳。

（4）改善生活方式。戒烟、限制饮酒、减肥、适当锻炼。

（5）避免加重肾损害的因素，如感染、脱水、过度劳累、应用肾毒性药物（如氨基糖苷类抗生素、非甾体类抗感染药、造影剂等）。

6. 慢性肾小球肾炎的治疗目标

慢性肾小球肾炎的治疗以防止及延缓肾功能进行性恶化、改善或缓解临床症状、防止严重并发症为目的，而不以单纯地消除尿蛋白、尿红细胞为目标。同时应注意，不同病理类型慢性肾炎的蛋白尿水平各异，不应以单一标准来衡量。

7. 为何肾内科医生会喜欢使用普利类或沙坦类"降压药"

普利类与沙坦类"降压药"不仅仅有降压的作用，还具有减少蛋白尿的作用。控制蛋白尿与控制血压在延缓慢性肾炎的进展中有重要作用，因此如何减少蛋白尿是肾内科医生十分关注的问题。而普利类及沙坦类药物除降压作用之外，也具有降低蛋白尿的作用，因此，在血压允许范围内甚至正常血压者，普利类及沙坦类药物也是肾内科医生降尿蛋白治疗的首选。

8. 治疗慢性肾小球肾炎的药物副作用如何

由于慢性肾小球肾炎的异质性，不同患者的治疗存在很大的差异。一般治疗药物副作用较小，患者可根据说明书的推荐剂量服药并关注服药后有无相应不适表现即可。部分患者需使用糖皮质激素或免疫抑制剂治疗，此类药物副作用较大，患者需遵从医嘱、接受正规治疗，并按时复诊，切忌随意增减药物，通过规律作息，健康饮食，避免受凉感冒，不过度劳累等生活方式，尽量减少副作用的发生。

9. 慢性肾小球肾炎患者能否运动

当身体无不适于运动的严重并发症时，应当尽力创造条件进行适度的运动。大量研究证实，低活动量与肌肉萎缩、心血管功能下降甚至与死亡率增加相关，严重影响慢性肾炎患者的生活质量。而进行规律适当的运动可以改善患者的生理功能、睡眠质量，减少身体疼痛、食欲不振，缓解抑郁情绪，改善心血管功能，有助于控制血糖血压等。然而每个患者的运动方案须根据医生建议个体化制定、循序渐进。

二十二、慢性肾衰竭

1. 什么是慢性肾衰竭

慢性肾衰竭是指各种原因造成的慢性、进行性肾实质损害，致使肾脏萎缩，不能维持基本功能，临床出现以代谢产物潴留，水、电解质、酸碱平衡失调，全身各系统受累为主要表现的临床综合征。

2. 慢性肾衰竭与慢性肾脏病

由于慢性肾脏病、肾功能损害大多是一个较长的发展过程，不同阶段有其不同特点，传统地将肾功能水平分成以下几期：肾功能代偿期、肾功能不全期、肾功能衰竭期及尿毒症终末期。近年来，国际上对慢性肾脏病的分期提出了新的方法。该分期方法（慢性肾脏病Ⅰ~Ⅴ期），已为临床广泛认可和使用，慢性肾脏病的Ⅳ~Ⅴ期与慢性肾衰竭的意义类同。

3. 造成慢性肾衰竭的原因有哪些

慢性肾衰竭的病因众多、异质性大，主要包括了慢性肾小球肾炎、继发性肾小球肾炎、糖尿病、高血压、肾小管间质疾病、泌尿系结石及遗传性肾脏疾病等。我国以慢性肾小球肾炎为慢性肾衰竭的首要病因，但近年来，糖尿病导致的慢性肾衰竭逐渐增加。

4. 慢性肾衰竭的症状与并发症有哪些

慢性肾衰竭可致代谢产物潴留，水、电解质、酸碱平衡失调，同时肾脏内分泌功能丧失，最终可导致全身各系统受累，出现多种症状与并发症，主要包括：消化系统（恶心、呕吐、厌食、消化道出血）、血液系统（贫血、出血倾向、免疫功能受损）、心血管系统（心功能不全、高血压、心包炎、血管钙化）、神经肌肉系统（疲乏、注意力不集中、尿毒症性脑病、周围神经病变）、骨骼系统（肾性骨病、继发性甲状旁腺功能亢进）以及酸中毒、活性维生素 D 缺乏、皮肤瘙痒等。

5. 慢性肾衰竭的治疗目标

慢性肾衰竭的治疗目标为增加患者生存率与改善生活质量，减少严重并发症与合并症，延缓肾功能衰竭。肾脏萎缩后无法再生，肾功能恶化将进行性进展、无法恢复，患者需正视病情、积极地采取正规的治疗手段，并规律复查。

6. 得了慢性肾衰竭怎么办

（1）配合治疗：慢性肾衰竭患者全身各系统均可受累、并发症多，患者应积极配合医生的治疗建议、规律复诊服药。同时，根据病情进展适时做好肾脏替代治疗（透析、肾移植）准备，必要时及时开始肾脏替代治疗，切勿讳疾忌医，拖延病情导致严重并发症的发生。

（2）关注饮食：应平衡膳食，避免高钾、高磷饮食；高血压、糖尿病患者，需按照疾病需要采用低盐、低脂或糖尿病饮食。

（3）控制血压：慢性肾衰竭患者出现高血压极为常见，需通过控制体重、低盐饮食、规律服用药物来控制血压在合理范围内，如无脑血管并发症，患者血压需控制在 140/90mmHg 以下。

（4）控制体重：慢性肾衰竭特别是少尿、无尿患者易出现体内水分蓄积过多，过多的水分可导致水肿、胸腔积液、心包积液甚至是心力衰竭，威胁患者生命，因此，无论透析与否都应关注体重情况、注意饮食中水分的摄入量，将体重控制在稳定合理的水平。

7. 中医治疗慢性肾衰竭的作用如何

中医药对保护肾脏功能具有一定作用，常作为慢性肾衰竭的辅助治疗，但需认识到中医药无法阻止、逆转慢性肾衰竭的进展。同时，部分患者需针对原发病进行积极的药物治疗，不可单纯依靠中医药。选用中医药应就诊于正规医院，请有资质的医生治疗，切忌随意使用偏方，以防适得其反。

8. 肾脏替代治疗有哪些

肾脏替代治疗包括血液透析、腹膜透析与肾移植。其中肾移植是目前最佳的慢性肾衰竭治疗方式，但由于供者有限，只能满足少部分患者需求，患者需较长时间等待供肾。血液透析与腹膜透析各有利弊，均是合理的治疗方法，需根据患者个人情况进行选择。

9. 透析治疗能否完全替代肾脏功能

透析治疗的目的在于清除体内毒素与多余的水分，起到部分替代肾脏排泄功能的作用。由于技术条件的限制，无论是血液透析还是腹膜透析都无法完全替代肾脏的全部功能，只能清除部分毒素和多余的水分。同时，患者还需要服用药物如补充活性维生素 D、促红细胞生成素等，来纠正肾功能衰竭导致的肾性骨病、贫血等并发症。

二十三、便秘

1. 什么是便秘

便秘是指排便次数减少、排便困难、大便干结或粪质虽不硬但排便费力，大便量少或出而不畅。常可伴腹胀、痔疮、肛裂等病症。

便秘按有无器质性病变分为功能性便秘和器质性便秘，而大部分的便秘为功能性疾病。老年患者尤为多见。病程超过 6 个月为慢性便秘。而短期内出现的便秘首先要排除器质性疾病，特别要警惕结肠癌的发生，应及时到医院做相关检查，做到早发现、早诊断、早治疗。

2. 便秘的流行趋势

便秘是一个极为常见的病症，根据我国人口统计学资料显示，人群中有15%~20% 以上患有便秘，女性多于男性，且较多的研究显示，便秘的发生率有随年龄增长而增高的趋势。近年来，因便秘症状严重而到医院就诊的患者逐年增多。

3. 便秘的治疗方法

便秘通常是一种慢性且顽固性的疾病，经钡剂灌肠或肠镜检查排除器质性疾病后，通常需要患者自行调整和治疗。治疗的目的是缓解症状，恢复正常肠道动力和排便生理功能。治疗中选择安全有效的药物是关键，目前治疗便秘的方法有：

（1）药物治疗

容积性泻药：主要是包含车前草、麦麸等富含纤维素的药物。容积性泻药可滞留粪便中的水分，增加粪便含水量和粪便体积从而起到通便作用，服药时应补充足够的饮水量，主要用于轻度便秘患者，可以长期服用。

渗透性泻药：可促进吸收水分，增加粪便体积，刺激肠道蠕动，主要包括聚乙二醇、乳果糖及盐类泻药（如硫酸镁）。因盐类泻药有引起电解质紊乱的可能，因此对于心肾功能不全、虚弱的老年患者用药时需谨慎；聚乙二醇口服后不被肠道吸收、代谢，不良反应少；乳果糖相对温和，同时可排出内毒素改善功能性便秘患者的胃肠道环境，但是乳果糖不会立即使患者产生排泻，需2~3天后作用才会明显。

刺激性泻药：主要有蒽醌类（如番泻叶、芦荟等）、酚酞、蓖麻油等药物。此类药物会刺激结肠黏膜神经末梢，使肠道收缩，促进排便。此类药物起效较快，但长期使用后会产生药物依赖性、电解质紊乱，还会引起结肠黑变病（此被定为癌前病变），故不宜长期服用。

促动力药：主要包括多潘立酮片钠片（吗丁啉）、琥珀酸普芦卡必利片、马来酸曲美布丁等。此类药物可促进肠道的蠕动和排空，但肝肾功能异常的老年患者需慎用，某些促动力药有潜在增加心血管疾病的风险，需在医生指导下用药。

微生态制剂：主要有益生菌（乳酸双歧杆菌和植物乳杆菌）、益生元、合生元，此类药物可以改善肠功能，促进肠蠕动，改善排便频率，对慢性便秘患者有治疗作用。

（2）中医治疗：中医将便秘分为虚秘和实秘。实秘分为：肠胃积热、气机郁滞、阴寒积滞等证型；虚秘分为：气虚便秘、血虚便秘、阴虚便秘、阳虚便秘等证型。每种证型的治疗方法不同，辨证论治是关键。加之该病具有反复发作、证型改变的特点，应由专业的中医师根据不同患者的情况辨证论治，给予个性化的治疗方案。另外针灸治疗对便秘也有一定的疗效。

（3）手术治疗：真正需要手术治疗的慢性便秘患者很少，只有严重便秘导致影响工作、生活，且经过较长时间严格非手术治疗无效时方可慎重考虑手术治疗。

4. 如何通过健康的生活方式改善便秘

健康合理的生活方式对改善便秘极为重要，是药物治疗的基础。

（1）建立合理的膳食结构：摄入足够的水分，每日至少饮水1.5~2.0L；增加食物中的膳食纤维，避免饮食过于精细，多吃富含纤维的芹菜、木耳、橙子等蔬菜水果，推荐每日摄入膳食纤维 25~35g；老年人要适量增加植物油的摄入。

（2）适量运动：老年人可以选择散步、打太极拳的运动方式；中青年人可以选择慢跑、游泳等，也可以多做转腰抬腿、深蹲起立，运动方式因人而异，总之要保证一定量的身体活动。对于长期卧床的患者，可以多做收腹、提肛运动，家人可一日多次给予腹部按摩（以顺时针方向按摩为佳）。

（3）养成良好的排便习惯：结肠活动在晨醒、餐后最为活跃，建议患者在晨起饮水后或餐后 2 小时内尝试排便，有便意别憋，排便时集中注意力，减少外界因素干扰。

（4）另外，部分患者因慢性疾病服用多种药物，也是发生便秘的原因之一，应在医生指导下尽量避免选择导致便秘的药物。

5. 精神心理因素与便秘的关系

慢性便秘患者常合并精神、心理的异常。一些心理应激事件（如与好友分别、考试失利、遭受恐吓、失业、频繁被体罚、退休、亲人死亡、夫妻严重争执、担忧子女、名誉受损等）与便秘的发生相关。一项调查结果显示，便秘患者的焦虑和抑郁评分高于健康者；工作压力大且难以承受者、性格易怒或焦虑者、抑郁者、离婚者的慢性便秘发病率较高；而且对于一些有焦虑性格的人群，即使是轻型便秘患者在焦虑情绪影响下便秘也会加重。因此，对已经患有焦虑、抑郁、睡眠障碍者，家人要倍加关爱，必要时寻求专业精神科医生的帮助，接受正规的药物治疗和心理疏导，也是对改善便秘的一种重要的治疗措施。在工作生活中，劳逸结合，缓解工作压力，减缓急躁情绪，有利于缓解便秘症状。

二十四、胆囊炎

1. 什么是胆囊炎

胆囊炎是一种临床常见病，可分为急性和慢性两种类型，临床上以伴有胆囊结石的胆囊炎居多，约占 90%~95%。

急性胆囊炎指胆囊管梗阻或细菌感染后引起的炎性病变。约 95% 以上的患者有胆囊结石，称急性结石性胆囊炎；5%的患者胆囊无结石，称急性非结石性胆囊炎。

慢性胆囊炎是由长期存在的胆囊结石所致的胆囊慢性炎症，或由急性胆囊炎反复发作迁延而来。

2. 胆囊炎的症状有哪些

急性胆囊炎一般表现为突发性右上腹持续性疼痛、阵发性加剧，可向右肩背部放射，伴有恶心、呕吐、腹胀等，少数患者伴有寒战、轻度皮肤或巩膜黄染等症状。腹痛常发作于饱餐后尤其是进食较多油腻食物后，部分急性非结石性胆囊炎病情初起时的症状较轻且不典型，随着病情进展症状逐渐明显。

慢性胆囊炎一般表现为间断发作的右上腹疼痛、时轻时重，疼痛可向右肩背部放射，常伴有腹胀、腹泻，偶有恶心、呕吐、黄疸等症状，有时腹痛会突发加剧，转为慢性胆囊炎急性发作。

3. 胆囊炎的诊断标准

患者突发右上腹疼痛，向右肩背部放射，伴恶心、呕吐、腹胀等，按压右侧肋缘下腹部区域疼痛明显，自服胃药无效时，应尽快到医院就诊。通过医疗机构体检、腹部B超提示胆囊肿大，血常规及血清感染指标提示感染征象，即可诊断为胆囊炎。

4. 胆囊炎的高危因素有哪些

胆囊炎常见病因包括：结石、胆道结构异常导致的胆汁排出障碍、胆囊缺血、细菌感染、手术与创伤、长期肠外营养等。以女性患者多见，50岁以下女性发病率为男性的3倍，50岁以上为1.5倍。此外，高脂饮食、肥胖、运动量少、过度节食、饮食不规律等都是胆囊炎的高危因素。

非结石性胆囊炎多发于老年男性，且常继发于其他重大疾病之后，常见诱因包括严重创伤、烧伤、败血症、大手术后及重症监护病房的患者等。

5. 如何治疗胆囊炎

很多人没有明显的腹痛症状，而是通过体检才发现患有胆囊炎和/或胆石症，对于疼痛不明显、全身情况良好的患者，或有其他严重疾病无法耐受手术的患者，可选择药物保守治疗（此也可作为手术前的准备）。方法包括禁食、输液、营养支持、纠正水电解质及酸碱平衡，若胆囊炎急性发作，应尽早使用抗生素抗感染，同时使用解痉止痛和消炎利胆药物缓解胆绞痛症状。因患者个体差异较大，需在医生指导下服用药物。要密切观察病情变化，定期（半年或 1 年）复查腹部 B 超，以监测胆囊炎情况。如病情加重应及时决定手术治疗。长期临床观察表明，约有 30% 无症状的胆囊炎和 / 或胆石症最终需要手术治疗。

6. 胆囊炎手术治疗适应证

（1）非手术治疗无效或病情恶化者。

（2）伴有胆囊穿孔、弥漫性腹膜炎、并发急性化脓性胆管炎、急性坏死性胰腺炎等急性并发症的患者，应立即手术。

（3）伴有胆囊息肉大于 1cm、胆囊壁出现增厚、胆囊壁钙化或瓷性胆囊（胆囊已经没有存储和释放胆汁的功能）、发现胆囊结石 10 年以上等患者可择期手术。

7. 胆囊切除后有什么影响

胆囊的主要作用是储存和浓缩胆汁。进食后胆囊收缩将胆汁排入十二指肠，以帮助脂肪的消化和吸收。因此，胆囊切除后的患者，在进食高脂饮食后，易出现消化不良、脂肪泻等症状。一个人每天分泌的胆汁大约有 800~1 200ml，非进食条件下，失去了胆囊储存和浓缩胆汁的功能后，胆汁会持续性地流入十二指肠，增加了胆汁反流入胃的机会，易造成胆汁反流性胃炎及消化不良。胆囊切除术后可能引起 Oddi 括约肌功能紊乱或出现胆囊切除术后综合征，表现为：右上腹部疼痛不适、腹胀、食欲缺乏、恶心呕吐、腹泻或便秘等，甚至可见剧烈疼痛、发热、黄疸、肝功能异常。当然，术后出现的腹痛、腹胀、腹泻症状，需要由专科医生排除是否由其他疾病引起以及是否存在残余小胆囊和残余胆囊结石的情况，若非器质性问题一般经药物治疗，可逐渐改善。

8. 胆囊切除出院后的注意事项

（1）饮食方面：少食多餐，避免暴饮暴食，多饮水，术后 3 个月内减少进食脂肪、胆固醇、蛋白质含量高的食物，如油腻、煎炸食物及蛋黄、鱼卵等，应多食水果、蔬菜及粗纤维食物。调整烹调方式应以蒸煮为主，烹调时尽量不使用动物油。

（2）戒烟、戒酒。

（3）多活动，逐步养成适当的运动习惯，以保持健康体重。

（4）注意保持良好的心情。

（5）出院后遵医嘱定期复查腹部B超。

9. 中医对治疗胆囊炎有哪些方法

中医根据胆囊炎的症状表现，将其归属为胁痛、腹痛、黄疸等范畴。辨证分型为：肝胆湿热、寒湿阻遏、湿热蕴结等证型，辨证论治是关键。也可以加用外敷中药治疗，具体用药应由专业的中医师来决定。但要注意对胆石症引起的胆囊炎应避免所谓的"排石治疗"，以免诱发急性胰腺炎。

二十五、胆管结石

1. 什么是胆管结石

胆管结石是由于胆汁淤积和胆道感染等原因，在肝内、外胆管内形成的结石。根据结石所处位置，将胆管结石分为肝外胆管结石与肝内胆管结石；根据结石原发部位，又将胆管结石分为原发性胆管结石和继发性胆管结石。

肝外胆管结石：结石位于胆总管下端。

肝内胆管结石：结石位于肝叶内的胆管。

原发性胆管结石：结石形成于胆管内。

继发性胆管结石：胆囊结石排至胆总管。

2. 胆管结石常见症状有哪些

（1）肝外胆管结石：阵发性或持续性于剑突下或右上腹出现绞痛，可伴有右肩、背部放射性疼痛，常伴有恶心、呕吐；剧烈腹痛后常出现寒战、高热，一般表现为弛张热，体温可达39~40℃；随后常出现黄疸，伴有皮肤瘙痒、浓茶色尿、陶土色大便。

（2）肝内胆管结石：可无症状，也可有持续性肝区、胸背部疼痛，还可有寒战、发热、肝大，黄疸较轻或无。

（3）当发生急性胆管炎时，常出现夏科氏三联征（即出现腹痛、寒战高热及黄疸）等症状。

3. 胆管结石的主要危害

当结石阻塞胆管时，会引起胆汁淤滞，继而发生细菌感染导致急性胆管炎的发生。肝胆管炎常伴有严重的肝细胞损害，严重时甚至可以导致大片肝细胞坏死。同时，胆管反复发生的炎症可造成局部管壁增厚或瘢痕性狭窄，而胆管炎症和狭窄又可以促进结石的形成。肝内胆管结石病的慢性并发症包括全身营养不良、贫血、低蛋白血症等，严重慢性并发症包括肝胆管癌。

4. 胆管结石的诊断方法

胆管结石一般根据上述临床症状、体格检查和实验室、影像学检查加以诊断。

（1）实验室检查：血常规检查可见白细胞、中性粒细胞升高或比例正常；发生梗阻时可见转氨酶、碱性磷酸酶、尿胆红素升高、血清胆红素升高，其中直接胆红素升高较明显，尿胆原降低或消失。

（2）影像学检查：超声检查是诊断胆管结石的首选方法，可明确结石的大小及部位。CT检查则可清楚地显示出肝内胆管结石，还能显示出肝门的位置、胆管扩增及肝增大、萎缩的情况。X线胆道造影可用于肝内胆管结石的诊断。磁共振胰胆管造影对胆管结石的诊断具有较大诊断价值。单一的检查常不能获得全面的诊断，往往需要一种以上的影像学检查共同进行诊断。

5. 如何治疗胆管结石

胆管结石的主要治疗方式包括：非手术治疗和手术治疗。

（1）非手术治疗：常用的治疗措施包括休息、禁饮食或低脂饮食、纠正水电解质紊乱和酸碱平衡失调、抗感染、解痉镇痛、利胆等。出现休克者应加强抗休克治疗，如吸氧、维持血容量及应用升压药物等，同时抗感染、解痉镇痛、利胆和对症支持处理。

（2）手术治疗：肝外胆管结石的手术治疗包括胆总管切开取石、T形管引流术、胆肠吻合术、Oddi括约肌成形术等；肝内胆管结石的手术方法包括胆管切开取石术、胆肠吻合术、肝切除术等。

6. 胆管结石术后常见的并发症

术后并发症主要有结石残留、切口感染、胆漏、胆道感染、消化道感染、肝功能衰竭及肺部感染等。作为胆道常见疾病，临床治疗胆管结石主要以外科手术为主，但单一的手术治疗，取石效果和预防并发症效果并不能达到最佳的状态，因此要根据个体差异采用不同手术方式治疗及相应的术后护理，以减少并发症的发生。

7. 如何有效预防胆管结石

我国出现的胆管结石多数是胆色素结石，这种结石与胆道蛔虫或胆道感染有一定关系。因此，积极防治胆道慢性炎症、胆道蛔虫等病症的发生至关重要。

除此之外，预防胆管结石的发生也要从饮食、锻炼及心理3个方面着手。科学饮食，改善饮食结构，减少食物中脂肪和胆固醇的含量，少食肥肉、动物的内脏和含油多的食物。一日三餐规律饮食，若不规律，极易使胆囊中充满胆汁，胆囊黏膜吸收水分，使胆汁变浓，黏稠度增加形成胆泥，进而导致胆石症。坚持运动，多参加体育活动，保持正常体重。保持良好乐观的心情，若长期精神紧张、抑郁，除导致失眠外，更可使内脏自主神经紊乱，导致胆汁流通不畅，胆汁淤积，久而久之易形成结石。

二十六、泌尿系结石

1. 泌尿系结石的分类

（1）按病因可分为代谢性、感染性、药物性和特发性结石，其中最常见原因为代谢性结石。

（2）按结石晶体成分可分为含钙和不含钙结石，其中大多数为含钙的草酸钙结石。

（3）按照结石所在的部位，可以分为上尿路结石和下尿路结石两大类，上尿路结石包括肾结石和输尿管结石；下尿路结石则包括膀胱结石和尿道结石。

2. 泌尿系结石的发病趋势

近几十年来，国内下尿路结石的发病率迅速降低，而上尿路结石的发病率却明显升高。以往上尿路结石发病率只占泌尿系结石的32%，现在则增加到 80%~90%，国内肾结石的新发病率仍在上升中。

3. 导致发生泌尿系结石的危险因素

年龄、性别、遗传、饮食习惯、职业及环境因素等都是导致发生泌尿系结石的常见危险因素。过量摄入动物蛋白及奶制品能显著增加尿钙、尿草酸及尿酸含量，糖类摄入过多可增加尿钙，导致上尿路结石的发生。热带气候和高温作业可引起缺水和尿液浓缩，也容易生成肾结石。身体的代谢异常、尿路的梗阻、感染、异物和药物的使用也是结石形成的常见个人原因。男性泌尿系结石的发生率要高于女性。下尿路结石的产生多为老年人前列腺增生或尿道狭窄引起尿路梗阻所致，儿童膀胱结石仅见于经济不发达的边远山区。

4. 泌尿系结石有哪些危害

泌尿系结石的危害主要表现为尿路梗阻、继发感染和上皮病变。泌尿系结石的生长是个较漫长的过程，多数肾结石在体积很小的时候一般患者不会出现症状。但是大多数患者会随着体内结石体积的增大，伴有肾区钝痛、血尿等症状；也有的结石进入输尿管造成尿路梗阻和肾积水，进一步发展可能引起继发感染。上皮病变主要是肾盂和肾盏结石在伴有感染时对上皮组织刺激的结果，严重者可诱发癌变。总之，泌尿系结石对人体危害很大，应当积极预防。

5. 泌尿系结石的症状有哪些

（1）膀胱刺激症：结石伴感染时可有尿频、尿急、尿痛等症状；继发急性肾盂肾炎或肾积脓时，可有发热、畏寒、寒颤等全身症状。

（2）血尿：结石移动过程中，引起尿路黏膜的损伤，因而产生血尿。

（3）疼痛：常见于输尿管结石，结石在输尿管移动可引起输尿管痉挛，产生刀割样绞痛。此外，输尿管结石可引起上尿路梗阻和肾积水，导致肾内压增加，引起腰痛并向下腹部放射，称为急性肾绞痛，疼痛剧烈时还可伴腹胀、恶心、呕吐和肾区叩击痛阳性。

（4）梗阻积水：结石下移到生理或病理狭窄处就会暂时或永久地停滞不动而发生梗阻，造成肾、输尿管积水。

6. 泌尿系结石的诊断标准

多数泌尿系结石患者没有明显症状，主要通过体检影像学检查时发现。

常见的影像学检查为 B 超检查，可以发现 2mm 以上的结石，并可了解泌尿系统有无积水扩张的情况。

7. 如何治疗泌尿系结石

治疗的目的是最大限度地去除结石、控制尿路感染和保护肾功能。多数小结石都能够自然排出，一般不需要治疗。直径在 6mm 及以下的输尿管结石自然排出的可能性在 70% 左右，结石越大，自然排出的可能性就越小。

（1）急性肾绞痛的治疗及药物排石治疗：①镇痛抗炎药，如双氯芬酸钠、吲哚美辛（消炎痛）等；②解痉药，如坦索罗辛、消旋山莨菪碱（654-2）、黄体酮等；③阿片类镇痛药，如吗啡、盐酸哌替啶（杜冷丁）、曲马多等。

（2）体外冲击波碎石（ESWL）：适合于输尿管上段结石和直径在 2cm 以下的肾结石。其原理是将体外的超声波能量传导进入体内并在结石部位聚焦，将结石击碎后自然排出，多数在门诊进行。

（3）输尿管镜取石术：属于微创手术，其原理是从尿道经输尿管镜窥见结石后，利用碎石设备（激光、气压弹道、超声、液电等）将结石粉碎成 3mm 以下的碎片自然排出，对于直径在 5mm 以下的碎石也可以用套石篮或取石钳取出。

（4）经皮肾镜取石术：适用于较大的或多发的肾结石和 / 或输尿管上段结石，其过程是通过腰背部皮肤穿刺肾盏并扩张，建立一个由皮肤直接进入肾脏的通道，然后使用碎石设备将结石粉碎成碎块取出，是一种微创手术。

（5）腹腔镜手术和开放手术：适合于较大的输尿管上段结石或伴感染的结石，其优点是手术比较安全，腹腔镜手术也是微创手术。

8. 如何预防泌尿系结石

要养成良好的生活习惯，多喝水，调整饮食结构，保持合适的体重指数，进行适当的体力活动，维持营养平衡，增加富含枸橼酸的水果摄入。

二十七、急性胰腺炎

1. 胰腺是什么，它有何用

胰腺是人体重要的器官之一，主要参与食物的消化吸收、促进人体新陈代谢，具有外、内分泌功能。外分泌功能（进入肠道）指胰腺每天能分泌约1 500ml胰液（内含10余种消化酶），经胰管进入十二指肠，分解食物中的蛋白质、脂肪、碳水化合物。内分泌功能（进入血液循环）指胰腺分泌胰高血糖素和胰岛素等激素调控血糖水平。

2. 什么是急性胰腺炎

正常情况下，胰腺分泌的含有多种消化酶的胰酶，是暂时没有活性的，要进入十二指肠后，在肠道中才能被激活，进而发挥强大的消化功能。激活了的胰酶对食物具有很强的消化能力，同样对腹腔内的脏器也有强烈的"腐蚀性"。急性胰腺炎就是由于多种原因使胰酶提前在胰腺内被激活，导致对胰腺的自身消化，从而产生胰腺的水肿、出血、坏死等炎症性损伤，少数会继发感染、腹膜炎，甚至休克、死亡。急性胰腺炎在人群中的发病率为13/10万~45/10万，有证据表明发病率有逐年上升的趋势。

3. 引起急性胰腺炎的原因有哪些

（1）胆管阻塞、胰管阻塞：胆石症及胆道感染是急性胰腺炎最常见的病因。而蛔虫、肿瘤、胰管结石等也会引发胰腺炎。

（2）暴饮暴食：大量喝酒，短时间内进食大量食物（特别是油腻或煎炸的食物）会诱发急性胰腺炎的发生。

（3）手术和外伤：任何引起胰腺缺血、水肿及损伤的腹腔手术或腹部钝挫伤均可引起急性胰腺炎。

（4）代谢障碍：高脂血症（甘油三酯高于5.8mmol/L是急性胰腺炎的独立危险因素），甲状旁腺肿瘤、维生素D过高等也可引起急性胰腺炎。

（5）其他原因：某些药物如噻嗪类利尿药、硫唑嘌呤、糖皮质激素、磺胺类药物等均可诱发胰腺炎。自身免疫性血管炎及一些全身感染性疾病（如急性流行性腮腺炎、甲型流感、肺炎衣原体感染、传染性单核细胞增多症、柯萨奇病毒感染等）也可能会诱发急性胰腺炎。

4. 急性胰腺炎的症状有哪些

急性胰腺炎的首要症状是腹痛，表现为饱食、饮酒或胆绞痛发作后几小时突然发作的腹痛，疼痛多位于左侧中上腹，甚至全腹，疼痛为持续性，渐进性加重，像刀割一样，难以忍受，疼痛常向左腰背部放射，弯腰或坐起前倾时疼痛可有所减轻，常伴有恶心、呕吐、低热等，呕吐后腹痛症状不缓解。严重时可发生麻痹性肠梗阻，表现为腹胀，严重者还可出现中毒性休克和多器官功能衰竭，表现为烦躁不安、呼吸急促、脉搏加快及血压下降等。

5. 急性胰腺炎的诊断标准

当出现剧烈上腹痛、特别是左侧中上腹疼痛并向左腰背部放射，伴恶心、呕吐等时，要想到急性胰腺炎，并应及时就医，寻求专业医生的帮助。急性胰腺炎的确诊，除了依靠患者的症状外，还需查血尿淀粉酶、脂肪酶，通常要做腹部 B 超或 CT 检查等才能确诊，并且还要判断严重程度及其他器官的情况。

6. 如何防治急性胰腺炎

急性胰腺炎的防治重在预防和及时发现。急性胰腺炎治疗起来很麻烦，但预防却不难。要建立健康的生活方式，尽量避免暴饮暴食，不酗酒；要积极治疗胆道疾病；对有高脂血症的患者，需长期规律服降脂药，并应选择低脂、清淡的饮食。

同样是急性胰腺炎，根据病情严重程度不同，治疗方法也有所不同，结局也截然不同。轻症急性胰腺炎，占急性胰腺炎患病的多数，不伴有器官功能衰竭及局部或全身并发症，经过禁饮食、胃肠减压、止痛、抗炎等支持治疗，通常在 1~2 周内可恢复，病死率极低，一般不会留后遗症。

重症胰腺炎除了具备轻症急性胰腺炎的症状和生化改变外，还伴有持续的器官功能衰竭，病死率约 36%~50%，如后期合并感染则病死率更高，因此需要进入重症监护室，给予严密的观察和积极的专业治疗。所以及时就医确诊胰腺炎并评估病情的轻重，至关重要。

7. 急性胰腺炎患者出院后如何自我管理

患者出院后，需保证劳逸结合、适当锻炼、保持心情舒畅、戒烟、戒酒。

饮食从少量无脂清淡流质饮食开始，如米汤、藕粉等，并需严密观察进食后的反应，如是否再发生腹痛、腹胀。随后可逐渐过渡到低脂流质或半流质、无刺激、易消化饮食，如稀饭、软烂的面条、水煮蔬菜等，要少量多餐，避免吃大餐。同时要减少脂肪的摄入，可选择从瘦肉、豆类和鸡蛋中获取蛋白质，用蒸煮的方法烹饪，限制输入脂肪的量，并应根据患者恢复的情况决定此种饮食方式的时间。

8. 中医对治疗急性胰腺炎有哪些方法

急性胰腺炎病情危急，变化较大，应住院治疗。治疗中可配合中药外敷治疗，口服中药或中药灌肠，如大黄水、清胰汤、大承气汤等。

9. 什么是小儿外伤性胰腺炎

胰腺炎并非只是成年人的专属病，小朋友也一样会得，并且儿童的误诊率和漏诊率都非常高。在此需提醒家长，活泼好动的小朋友常喜欢骑自行车、玩滑板车，若不慎摔倒或碰撞后，被自行车的把手或其他部分顶到肚子，就有可能造成胰腺的损伤，轻者只是单纯的胰腺炎症，重者则会导致胰腺破裂，甚至危及生命。所以，如果小朋友骑自行车或滑滑板车回家后说肚子痛，或者伴有呕吐等不适症状，家长需仔细询问，必要时应前往医院排除隐患。

二十八、痔

1. 什么是痔

痔，俗称痔疮，是人类特有的一类疾病，它是由于痔静脉扩张、增生、扭曲而在直肠下端、肛门形成的软组织块。如果患者还出现便血、肛门瘙痒、疼痛、渗液等症状，就会诊断为痔。痔分为内痔、外痔和混合痔。内痔的主要临床表现是出血和脱出，间歇性便后鲜血是内痔的常见症状。外痔的主要临床表现是肛门不适、潮湿不洁、有时伴有瘙痒。如发生血栓形成及皮下血肿有剧痛，称之为血栓性外痔。混合痔表现为内痔和外痔的症状可同时存在。

2. 痔是如何诊断的

如果日常出现便血、肛门瘙痒、疼痛、渗液等症状，就要到正规医院进行直肠镜检查，痔的诊断是相对容易的。

3. 哪些人需要关注痔

（1）长期精细饮食，因纤维素进食少引发便秘者。

（2）因工作性质需久站、久坐、久蹲者。

（3）工作环境特殊不能及时排便者。

（4）长时间重体力劳动者。

（5）女性妊娠期及长时间束腰者。

4. 痔的流行趋势

随着人们精细饮食的增多，运动量的减少，不良生活习惯的增加，痔的发病率也在增加。据 2015 年的一个全国抽样调查显示，我国痔的发病率为 66% 左右，男、女性发病没有太大的差异。

5. 治疗痔的意义

痔的症状就是反复出现的肛门排便出血，长时间的反复出血，患者往往有贫血的表现，部分严重者血红蛋白不到正常人的一半，还有极少数患者血红蛋白不到正常人的 20%，并会出现全身水肿及昏迷；还有一部分患者有肛门瘙痒、异味、疼痛渗液等不适，影响正常的工作和生活。但是，只要对痔进行积极防治，就可以减少上述现象的发生。同时，对痔进行及时的诊治也有利于病因的诊断、鉴别和及时治疗其他直肠疾病，例如部分患者误将直肠肿瘤当作痔病，耽误直肠肿瘤的诊断和治疗。

6. 痔发病的可控因素

首先要改掉不良的生活习惯，特别是如厕时间不宜超过 3 分钟；其次是要珍惜每一次便意，只要工作条件和生活条件许可，不要忍便，每天规律如厕；再次是不要有一些不良的生活方式，如女性束腰等行为。

7. 痔的并发症

首要并发症就是肛门排便出血，严重的患者可引起重度或极重度的贫血，因重度或极重度的贫血而丧失工作能力者，临床上也很常见。其次是疼痛，血栓性外痔是一种非常疼痛的痔，而且往往起病很急、疼痛剧烈，患者坐卧不安，夜不能寐，同时肛门肿块的出现，也令患者痛苦万分。再次是肛门瘙痒、异味、严重打击了患者与人交往的心理，增加了患者的自卑情绪，肛门的渗液也给患者带来不便，影响患者的个人卫生。

8. 得了痔怎么办

痔静脉是人体内的正常结构，在肛门的正常防漏中有至关重要的作用，我国大多数人或轻或重都存在不同程度的痔，一般情况下不需要治疗。但是，一旦出现出血、疼痛、溢液、肛门瘙痒、异味等并发症时，就诊断为痔，需要到正规医院去诊治，医师会根据患者痔的发病程度，给患者使用合适的治疗方法。由于肛门的结构非常精细和复杂，患者千万不要到不正规的医院治疗，也不要相信所谓的秘方，以防不但没有治好病，还造成肛门新的损害，带来肛门失禁、溢液及肛门狭窄等后果。

9. 如何在饮食中注意防止痔的症状加重

首先要适当地在饮食结构中增加膳食纤维的数量，促进肠道蠕动，防止便秘的发生，平时要经常食用一些粗粮，像红薯、玉米、芋头等，还可以多食用成熟的香蕉、火龙果等促进胃肠蠕动的水果，不要食用不成熟的水果，对那些因工作性质活动少的人来说，这一点尤为重要。其次要少吃或不吃辣椒、花椒、胡椒、孜然等辛辣食物，产妇月子里也要少吃一点生姜，这类食物常常引起便秘，还会引起肠黏膜的炎症，造成痔血管破裂出血。

10. 生活中如何改变不良的生活习惯

痔静脉正常情况下是不开放的，痔静脉团的大小随着直肠内压的大小而增大或缩小，因此降低腹压、降低直肠内压就可以减少痔的发生。首先，在生活中不要久蹲、久站、久坐，也不要为了身材美丽而长时间束腰。其次，如厕应该在 3 分钟内完成，不要带手机、书籍、报刊等读物阅读，它会分散肛门的排便感觉，也会造成痔静脉的开放。再次要珍惜每一次便意，尽量做到每次有便意就如厕，到时间就离厕，不要忍便、不要追求一次排完便，每天 1~4 次排便都是正常的。还有要及时治疗各种肠道疾病，不吃或少吃辛辣食物，也不吃未成熟的水果，多吃富含纤维素的食物，保持排便通畅，防止便秘发生。

11. 目前痔的常用治疗方法有哪些

（1）药物保守治疗，主要用于 1~2 级内痔仅偶有出血的患者。

（2）物理治疗，常用方法包括射频治疗、激光治疗、红外光治疗、冷冻治疗、电灼治疗，适用于以内痔为主的3级以下患者的治疗。

（3）套扎治疗（RPH），适用于3级以下患者的治疗。

（4）吻合器痔上黏膜环状切除术（PPH）、保留黏膜桥的吻合器痔上黏膜环状切除术（TST），适用于以内痔为主患者的治疗。

（5）传统的痔环状切除术，适用于治疗各种痔。

二十九、前列腺增生

1. 什么是前列腺增生

前列腺增生是中老年男性排尿障碍原因中最为常见的一种良性疾病。男性在50岁以上出现尿频、排尿不畅症状，并且超声检查提示前列腺体积增大，就考虑患上前列腺增生。

2. 前列腺增生的发病率如何

前列腺增生的发病率会随年龄的增长而增加，绝大多数患者在50岁后才开始出现症状，60岁时发病率大于50%，80岁时则高达83%。

3. 造成前列腺增生的原因有哪些

前列腺增生的发病主要与年龄的增长和体内雄激素与雌激素的平衡失调有关。

4. 前列腺增生有哪些症状

在良性前列腺增生早期，由于代偿作用，患者症状不典型，随着下尿路梗阻加重，症状逐渐明显。国际前列腺症状评分（IPSS）是目前国际公认的判断前列腺增生患者症状严重程度的最佳手段。

（1）储尿期症状：主要症状包括尿频、尿急、夜尿增多以及尿失禁等。尿频为最早期症状，夜尿为最突出症状。

（2）排尿期症状：排尿困难是前列腺增生最重要的症状。典型表现包括排尿起始延缓、射程不远、尿线细而无力、尿线分叉、排尿中断、排尿时间延长等。如梗阻进一步加重，患者则必须增加腹压以帮助排尿。

（3）排尿后症状：该期症状包括排尿不尽感，尿后滴沥等。

5. 前列腺增生发展到严重程度会有哪些症状

（1）反复血尿：前列腺黏膜毛细血管充血及小血管扩张，并受到增大腺体的牵拉或与膀胱摩擦，当膀胱收缩时可以引起镜下或肉眼血尿，这是老年男性常见的血尿原因之一。

（2）反复泌尿系感染：残余尿增多以及尿潴留常会导致泌尿系感染，可出现尿急、尿频、排尿困难等症状，且伴有尿痛。当继发上尿路感染时，会出现发热、腰痛及全身症状。

（3）膀胱结石：下尿路梗阻，特别在有残余尿时，尿液在膀胱内停留时间延长，可逐渐形成结石。伴发膀胱结石时，可出现尿线中断，排尿末疼痛，改变体位后方可排尿等表现。

（4）肾积水、肾功能损害：多由于输尿管反流引起双肾积水导致的肾功能损害，会引起食欲不振、贫血、血压升高、嗜睡和意识迟钝。

（5）反复尿潴留：前列腺增生引起尿道梗阻至严重程度，患者在受凉、饮酒、憋尿、服用某些药物或有其他原因引起交感神经兴奋时，可突然发生急性尿潴留，一般表现为下腹胀痛、尿液无法排出。

6. 前列腺增生需要做什么相关检查

需要做直肠指检、尿常规、前列腺特异抗原（PSA）、泌尿系超声、残余尿及尿流率检查，必要时做尿流动力学检查。

7. 什么是 PSA

PSA 是前列腺器官的特异指标，在前列腺增生或出现炎症时 PSA 水平可能会升高，出现明显升高的情况常见于前列腺癌。出现 PSA 水平升高时，应予以重视，警惕同时患上前列腺癌的可能。

8. 如何治疗前列腺增生

由于患者的耐受程度不同，前列腺增生症状及其所致生活质量的下降程度是治疗措施选择的重要依据。

（1）观察等待：对症状轻微，IPSS 评分 7 分以下者，可观察，无需治疗。

（2）药物治疗：疗效比较肯定的有三大类药：一是 5α- 还原酶抑制剂，如非那雄胺，它可以抑制前列腺的增生，达到治疗效果；二是 α 受体阻滞剂，如坦索罗辛、特拉唑嗪、多沙唑嗪等，是通过减少膀胱颈和后尿道的张力，使排尿困难减轻；三是其他药物：包括 M 受体拮抗剂，可缓解逼尿肌过度收缩，降低膀胱敏感性，从而改善患者的储尿期症状。植物制剂如锯叶棕、前列康等也有一定的效果。

（3）手术治疗：适用于药物治疗无效或不愿长期药物治疗、或者症状不断进展，IPSS 症状评分在中重度以上并已明显影响生活质量的患者。经典的外科手术方法有经尿道前列腺电切术（TURP）以及开放性前列腺摘除术。目前出现的微创手术，如经尿道等离子汽化剜除或激光剜除术（TUVEP），像剥橘子一样，将增生的腺体彻底剜除，具有出血少、手术时间短、创伤小、恢复块及术后复发少等优点。

9. 前列腺增生症患者有哪些注意事项

（1）忌酒及辛辣刺激性食物，否则会使前列腺及膀胱颈充血水肿，引起排尿困难症状，又会使痔及便秘的症状加重，压迫前列腺，加重排尿困难，诱发尿潴留。

（2）不可憋尿，否则会造成膀胱过度充盈，使膀胱逼尿肌张力减弱、排尿发生困难，容易诱发急性尿潴留。

（3）冬季寒冷往往会使病情加重。因此，患者一定要注意防寒，预防感冒和上呼吸道感染等。

（4）保持规律的性生活，过度的性生活会使前列腺长期处于充血状态，而中断性生活会使前列腺液淤积，都不利于前列腺健康。

（5）饮水过少不但会引起脱水，不利于排尿对尿路的冲洗作用，导致尿液浓缩而易形成结石。因此，白天应多饮水，但睡前及夜间应适当减少饮水，以免膀胱过度充盈引起夜尿。

（6）适度体育锻炼有助于增强机体的抵抗力，并可改善前列腺局部的血液循环，尤其是加强腹部、大腿和臀部的运动，可使前列腺得到按摩。

（7）经常久坐或长时间骑车易使会阴部充血，压迫前列腺，引起排尿困难。经常适度参加文体活动，可有助于减轻症状。

（8）精神紧张、情绪激动或生气可加重排尿困难症状，所以要保持愉悦的心情。

三十、骨折

1. 什么是骨折

骨折是指骨头的完整性和连续性发生完全或部分中断，按骨折的程度和形态分类，可分为完全性骨折和不完全性骨折。根据骨折处皮肤、黏膜的完整性分类，可分为闭合性骨折、开放性骨折。按骨折端稳定程度分类，可分为稳定性骨折和不稳定骨折。骨裂属于骨折，通过 X 线片可以看到有骨质的断裂，但骨折部位并没有明显的移位，只要通过石膏或夹板固定即可，一般不需要手术治疗。

2. 如何治疗骨折

骨折的治疗因骨折的性质及发生部位的不同选择的方法也不同，而治疗的目的是使受伤肢体最大限度的恢复功能。治疗方法主要包括复位、固定和功能锻炼。

3. 当采用石膏或夹板对骨折部位进行固定后，需要注意哪些问题

（1）伤肢固定后，应将伤肢适当抬高，以利于血液回流，并帮助伤肢肿胀消退。

（2）伤肢固定后，未固定的部位应该经常进行活动，既可防止关节僵硬，又利于促进血液循环和肿胀消退。

（3）骨折整复后 1~4 天内，应密切观察伤肢的血运、感觉及运动功能。如发现肢端肿胀严重、皮肤颜色苍白发暗、温度降低、皮肤感觉迟钝或消失，手指或足趾不能主动活动等症状，应立即解除外固定并到医院复查处理，以免发生肢体坏死或缺血性挛缩。

（4）应注意有无固定性的压痛点。如石膏或小夹板固定后发现有固定性的压痛点，应及时拆开进行检查，以免发生压迫性溃疡或神经、血管损伤。

（5）肢体石膏外固定后，需定时帮助患者翻身，以预防褥疮；还应注意保持石膏的干燥，避免浸水或被粪便、尿液浸染。冬季需注意保暖，以防发生冻疮。

4. 骨折后是不是越早手术越好

从骨折本身来讲，手术越早越好。开放性骨折需要急诊手术处理，部分简单的闭合性骨折也可以进行急诊手术固定。但以下几种情况则不适宜马上手术：①患者不具备手术麻醉的条件，如醉酒状态、受伤前刚刚进水、进食等；②患者受伤到接受治疗的时间较长，受伤部位肿胀严重，甚至出现张力性水疱，过早手术可能导致皮肤软组织坏死或感染，需要等软组织情况好转后方可手术；③患者可能合并有其他影响手术或麻醉的疾病，如糖尿病、心脏病、高血压等，手术前需要进一步检查确诊；④部分骨折手术可能需要进行特殊的准备，如需特殊器械、术前配血或进行感染性疾病检查等。

5. 老年人如何预防骨折

（1）老年人应预防或延缓骨质疏松的发生，日常饮食多吃富含钙质的食物。

（2）应经常进行一些力所能及的体育锻炼，多晒太阳。

（3）要改掉不良生活习惯，如吸烟、过量饮酒等。

（4）需防止外伤的发生，尤其避免跌倒。

（5）要积极治疗心脑血管疾病、糖尿病、高血压等慢性疾病。

6. 老年人发生骨折后该如何处理

（1）老年人一旦发生骨折，首先不要惊慌，如果患者没有大出血和心脑血管疾病，一般不会危及生命，但须做好紧急处理。

（2）不要随意牵拉骨折部位，以防止损伤血管和神经。

（3）应因地制宜，迅速固定患者的骨折部位。固定物的选取，可包括木板（夹板）、书籍、杂志，甚至棍棒、树枝等。

（4）对于开放性骨折的患者，应使用相对清洁的物品（如手绢、衣物等）覆盖伤口，以减少感染机会。如有活动性出血，应在覆盖伤口的基础上加压包扎。必要时，用绳索或弹力绷带捆绑伤口近端进行止血。但应注明开始时间，避免肢体长时间缺血而发生坏死。

（5）及时将患者送往医院诊治，中途要注意局部保暖。

7. 下肢骨折手术后多长时间可以下地负重

需要根据骨折的部位、类型和治疗方法来确定，一般来讲，下肢骨折强调"早活动，晚负重"。骨折的初步愈合需要 8~12 周的时间，术后 4~6 周内应避免患肢下地负重。术后 8 周以上，复查 X 线片显示骨折有愈合迹象后，可在医生的指导下逐渐开始部分的负重锻炼，早期的负重不要超过体重的 1/3，此后可根据情况逐渐增加，直到完全负重。此外，下肢骨折手术后的下地负重时间还与治疗选择的固定物有关，如选择外固定架、髓内钉、锁定钢板等固定，可适当早期开始负重锻炼，如选择普通钢板、拉力螺钉、钢针等固定，则需适当延迟下地负重。

8. 骨折手术后的内固定是否必须取出

对于颈椎、髋臼、骨盆、肩胛骨等部位的骨折，应考虑到麻醉和手术出血、二次手术解剖层次不清、神经血管损伤的风险等因素，一般不建议拆除内固定。某些关节内骨折如桡骨头骨折、肱骨大结节骨折、跟骨骨折、距骨颈骨折的螺钉固定，如果螺钉尾端被埋入骨质下方，骨折愈合后钉尾被骨痂包绕也不建议再次手术取出。

9. 骨折手术后多久取内固定比较合适

骨折内固定物在体内一般不会发生不良影响。如果一定要求拆除内固定，则需要根据患者年龄、骨折部位以及骨折愈合情况来决定。因不同年龄的人群骨折愈合速度不同，拆除的时间也并不相同。手指和足趾的骨折、儿童肘部骨折可以在术后 4~6 周骨折愈合后拆除克氏针；而对于成年人，一般建议取出内固定物的时间分别为：胫骨 1 年，股骨 2 年，前臂及肱骨 1.5~2 年。在取出内固定物之前，一定要复查 X 线，确认骨折愈合良好方可拆除；老年人的内固定拆除时间要晚一些，应根据复查骨折的愈合情况后再决定。

10. 骨折会留下后遗症吗

骨折是否会留下后遗症，与骨折的部位、严重程度和治疗的效果等因素密切相关。对于简单的肢体骨干骨折，通过合理的治疗一般不会留下后遗症，基本可以完全恢复到受伤之前的状态。但是，对于合并脊髓神经损伤的脊柱骨折，即使骨折获得复位和愈合后，脊髓或神经的功能也可能难以恢复，还会存在肢体的运动或感觉障碍；对于部分关节内骨折的患者，在晚期可能会出现创伤性关节炎而导致活动障碍；对于股骨颈骨折、距骨颈骨折、腕舟状骨骨折的患者，由于骨折局部血供较差的特点，容易出现骨折不愈合或缺血性坏死；对于开放性骨折的患者，如果发生伤口感染或皮肤软组织坏死，可能导致骨髓炎、骨缺损或皮肤缺损，需要进行反复多次的手术，可造成部分功能障碍。

11. 骨折后，肿胀为何一直不消

一般来说，骨折部位肢体肿胀的消退要比疼痛的缓解慢一些。很多患者在骨折愈合后仍存在骨折部位或肢体远端的肿胀，表现为早上轻晚上重，抬高伤肢后又可自行减轻或消退。在排除患者自身凝血功能障碍的原因之外，肿胀的原因主要是骨折肢体的血液回流差，静脉或淋巴回流障碍，此外还包括骨折部位软组织的无菌性炎症等。患者平时需要注意抬高伤肢，给予适当的按摩、热敷等处理。随着血液回流逐渐改善，肿胀情况也将会逐渐缓解。

12. 关于骨折患者饮食方面的误区

（1）喝酒活血：过量饮酒会影响骨组织的新陈代谢，还会破坏药物作用，不利于骨组织的恢复。

（2）盲目补钙：骨折后应合理补充钙质，以利于骨折愈合。但短时间内摄入大量钙质，会有血钙增高的潜在危险。

（3）多喝骨头汤：人们通常认为多喝骨头汤可以补充钙质，促进骨折愈合，而临床研究发现，骨折患者过多食用骨头汤，会大量摄入钙质和磷，使骨质内的无机质成分增高，有机质成分失调，而对骨折的早期愈合会产生阻碍作用，反而会使骨折愈合时间延迟。

（4）饮水过少：很多骨折卧床的患者，为了减少小便次数，会刻意控制水分的摄入，这样很容易导致大便秘结、小便潴留，也容易诱发尿路结石和泌尿系感染。

13. 中医对治疗骨折有哪些方法

中医对骨折的治疗，除整复、固定及功能锻炼外，还可以配合中药内服外用，以调整脏腑气血功能，促进骨折愈合。这种"内外兼治"的观点，体现了中医治疗骨折的特色。以四诊八纲为依据，以三期分治为基础，再结合患者年龄、体质、受伤部位、损伤程度及新伤、陈伤等，进行辨证施治。

（1）损伤早期（伤后1~2周）：经脉受阻、气滞血瘀，肿胀疼痛，治当以活血化瘀为主。

（2）损伤中期（伤后 3~6 周）：肿痛大减，折骨未续，治当以接骨续筋为主，佐以活血行气之品。

（3）损伤后期（伤后 7~8 周）：骨折已达临床愈合标准，但久病多虚，气血亏损，筋骨失健，加之久伤必有外邪乘虚而入。故治宜以补益肝肾、强壮筋骨为主，佐以疏经通络，祛风散寒除湿之剂。

14. 骨折如何进行膳食调养

（1）骨折早期（骨折后 1~2 周）：饮食应以清淡、易消化为原则，食材可以多选新鲜蔬菜、水果及适量的瘦肉、河鲜或鸡蛋等。

（2）骨折中期（骨折后 3~4 周）：补充含胶原蛋白、钙和维生素 D 高的食物，适当增加鸡汤、鱼、蛋类、肉皮、猪蹄、豆制品等食物。

（3）骨折后期（骨折 4 周以上）：可恢复正常饮食，根据运动锻炼需要适当加以调配，要做到膳食平衡和合理营养。

三十一、椎动脉型颈椎病

1. 什么是椎动脉型颈椎病

由于颈椎不稳、退变等直接刺激或压迫椎动脉，或由于刺激颈椎关节囊或椎动脉壁周围的交感神经，反射性地引起椎动脉痉挛而导致的一系列椎基底动脉缺血症状，称之为椎动脉型颈椎病。

2. 椎动脉型颈椎病的症状有哪些

（1）偏头痛：常因头颈部突然转动而诱发，以太阳穴为主，一般为跳痛或刺痛。

（2）眩晕、耳鸣、听力减退及耳聋等。

（3）运动障碍：走路蹒跚、躯体平衡失调，或行走中突然下肢肌力减退，出现打软、持物落地。

（4）视力障碍：出现视力减退、视物模糊、复视、幻视及短暂的失明等。

（5）精神症状：以神经衰弱为主要表现，多伴有记忆力减退、近事遗忘等。

（6）发音障碍：主要表现为讲话含糊不清、口吃、声音嘶哑等，严重者可出现发音困难，甚至吞咽困难。

（7）自主神经症状：常伴有恶心、呕吐、多汗或无汗、流涎、心动过缓或心动过速、尿频尿急及项、背、胸烧灼感等。

（8）猝倒症发作：当患者头颈转动时，突感剧烈眩晕、头痛，双下肢似失控状发软无力，随即跌（坐）倒在地，有的患者可出现意识丧失，甚至昏迷。

3. 如何区别椎动脉狭窄和椎动脉型颈椎病

椎动脉狭窄是由于动脉粥样硬化导致的椎动脉管腔狭窄甚者闭塞。临床上也可表现为眩晕、复视、耳鸣、共济失调、双侧感官分离，甚至晕厥，但患者多无转头诱发现象。椎动脉狭窄的诊断有赖于详细的病史、体格检查和影像学检查，最常用的检查手段是彩超，该方法简单、经济、对人体无损伤；其他更详细的检查方法包括：CT 血管造影（CTA）、核磁血管造影（MRA）、数字剪影血管造影（DSA）等。

4. 为什么要重视椎动脉狭窄

椎动脉是人小脑和脑干的主要供血血管，而人的小脑和脑干分别是平衡调节和生命中枢。因此，椎动脉狭窄所导致的供血不足或者栓塞，往往会造成明显的眩晕，导致行走不稳定、眼球震动、恶心呕吐、发音困难，呛咳、不能进食，甚至死亡。

5. 如何预防椎动脉型颈椎病

（1）应避免和减少颈部急性损伤，如避免抬重物、避免急刹车等。

（2）睡觉时不可俯卧，避免枕头过高、过硬或过平。

（3）要防风寒及潮湿，避免午夜、凌晨洗澡。

（4）需纠正不良姿势，减少劳损。每次低头或仰头 1~2 小时后，需要做颈部活动，以减轻肌肉紧张度。

（5）应加强颈部、肩部的肌肉锻炼，休息时要多做头及双上肢前屈、后伸及旋转运动，既可以缓解疲劳，又有助于增强颈椎的稳定性。

6. 如何治疗椎动脉型颈椎病

椎动脉型颈椎病以非手术康复治疗为主，90% 的患者均可获得满意疗效。非手术疗法可采用局部理疗、按摩或口服非甾体抗炎药物治疗；局部疼痛明显者，可采用肾上腺糖皮质激素封闭治疗。具有以下情况者可考虑手术治疗：①有明显颈性眩晕或猝倒的发作；②经动脉造影证实存在椎动脉受压狭窄或闭塞者；③非手术治疗无效者。

7. 椎动脉型颈椎病康复治疗方法有哪些

（1）围领及颈托：可起到制动和保护颈椎的作用，白天戴上，休息时可去除。长期应用颈托和围领可导致颈背部肌肉萎缩、关节僵硬，所以穿戴时间不可过久，应用期间应加强颈背部肌肉锻炼。

（2）中西医药物治疗：包括非甾体抗炎药，扩张血管药物，营养和调节神经系统药物，解痉类药物，中医辨证治疗（祛风散寒法、益气化瘀补肾法、活血通络法等），外用药物（止痛擦剂、膏药等）。

（3）注射疗法：局部痛点封闭、硬膜外腔封闭等。

（4）颈椎牵引、理疗、针灸治疗等。

8. 如何治疗和预防椎动脉狭窄

椎动脉狭窄的主要原因是动脉粥样硬化，椎动脉狭窄导致的脑梗死，也是脑卒中的表现之一。因此，预防脑卒中的措施，都可有效地预防和延缓椎动脉狭窄，以及因为椎动脉狭窄所引起的小脑梗死。

首先是培养良好的生活习惯，注重合理膳食。每日食盐摄入量不超过5g，减少摄入富含油脂和高糖的食物，限量食用烹调油，每天饮水要充足；酌情量力运动，以有氧耐力运动为主，如健走、慢跑、游泳及太极拳等，活动量一般应达到中等强度，让人体发热、微微出汗、心跳加速、但不气喘，第二天完全恢复，不觉得累方可。克服不良嗜好（吸烟、过量饮酒、久坐等）。

其次是保持警惕，定期进行健康体检，早发现、早诊断、早治疗。检查包括血压、血脂、血糖、同型半胱氨酸等。如果不能通过运动和改变生活习惯来降低血压、血脂、血糖等指标，就应该坚持药物治疗，防止斑块的产生和血管狭窄的发生。如果存在斑块，要评估斑块的性质（稳定和不稳定斑块），以及斑块导致椎动脉狭窄的程度等。最简单和有效的检查手段是超声检查。

最后，如果运动锻炼、戒烟、饮食调整、药物治疗都不能改善、或出现了严重的椎动脉狭窄（狭窄程度≥75%），则可以通过手术的方式，去除斑块、解除狭窄。手术方式有椎动脉球囊扩张术和椎动脉支架植入术、椎动脉内膜剥脱术、椎动脉 - 颈总动脉转位术等。

三十二、冻结肩

1. 什么是冻结肩

冻结肩也就是被大众普遍知晓的肩周炎。本病是多种原因导致的肩盂肱关节囊炎性粘连、僵硬，以肩关节周围疼痛、各方向活动僵硬、活动受限为特点，尤其是外展外旋（如梳头发）和内旋后伸（如反手摸后背）活动受限制。

2. 哪些人易患冻结肩

冻结肩患者多是 50 岁以上的人群，且以女性居多，这是因为女性的肌肉力量和关节韧带强度较低。另外，肩关节使用比较多的人群，如体力劳动者、运动员、教师、司机等，易使肩关节局部的肌肉造成劳损，诱发冻结肩。此外，糖尿病患者更容易发生冻结肩。

3. 冻结肩的症状有哪些

（1）疼痛：肩关节的广泛疼痛，逐渐加重，甚至持续的钝痛。夜间痛明显，睡觉时向疼痛一侧卧、使肩关节受压时加重。疼痛持续 2.5~9 个月。

（2）僵硬：肩关节各方向的主、被动活动均有不同程度下降，以外展外旋和内旋后伸活动最为明显。如男性难以做从后裤袋取钱包的动作，女性难以做梳头发、系文胸的动作，部分患者抬肩时会有代偿性耸肩；越痛越不敢动，越不敢动肩膀越僵硬。僵硬持续 4~12 个月。

（3）缓解期：即使不治疗，经过上述两个时期后，肩关节活动也可逐渐恢复，但可能无法恢复到发病前正常的状态。但由于其余关节的代偿或调整，大多数患者主观感觉已接近正常。该时期持续 5~26 个月。

4. 为什么肩关节易发生关节炎

肩关节是多关节的复合体，这些骨关节主要靠其周围的韧带、肌腱、肌肉等软组织维持其稳定性。由于肩关节的活动度大，关节稳定性会较差。在受到较强外力时，周围软组织极易被拉伤，最终导致慢性无菌性炎症。

5. 冻结肩需要与哪些疾病进行鉴别

（1）钙化性肌腱炎：疼痛出现急、强度高，既往常常有肩关节受伤病史，一般通过 X 线可以鉴别。

（2）肩袖撕裂：与冻结肩一样，都是 50 岁以后人群的常见病，表现为肩痛、夜间明显，伴抬肩疼痛或无力，因而常常难以区分，当然二者也可以同时存在。肩袖撕裂者常表现为患侧上肢无力，但被动活动不受限制。而冻结肩者一般无上肢无力现象，但患肢主动和被动活动均受限。通过专科查体和 MRI 检查可以进一步鉴别。

（3）肩峰下撞击综合征：肩外侧夜间痛；外展、上举障碍；X 线片显示肩峰、肱骨大结节硬化，骨赘形成。

（4）颈椎病：有神经根刺激症状；颈椎斜位 X 线片显示相应的椎间孔狭窄；肌电图可见神经根性损伤。

6. 如何治疗冻结肩

（1）肩关节功能锻炼：急性期后，逐渐开始肩关节主动活动，有利于关节功能的恢复。通过大幅度活动肩关节（如上肢画圈）、高举双臂、吊单杠等活动，能够有效地缓解肩关节周围组织的粘连。这是治疗冻结肩最有效的方法。

（2）口服药物治疗：病变早期，每天轻度活动肩关节数次，口服非甾体抗炎药，如布洛芬、双氯芬酸等。

（3）封闭治疗：肩关节局部有明显局限的压痛者，必要时可以采用局部麻醉药加激素封闭治疗（不建议短时间内多次、重复注射）。

（4）理疗：可以促进局部血液循环，减轻疼痛。理疗或热敷有助于解痉、消炎、止痛。适当的推拿按摩，不仅能减轻疼痛，也有利于增加肩关节的活动范围。

（5）冻结肩经长期非手术治疗无效者，应考虑手术治疗，手术方法主要有麻醉下手法松解、关节镜下粘连松解术，配合术后口服止痛药、封闭注射，效果较好。

7. 冻结肩治疗过程中的注意事项

（1）有条件的地方，在治疗前先拍 X 线片，以排除骨关节本身的病变；因骨折或脱位而继发的肩关节炎症，须经复位或骨折愈合后，方可作推拿治疗。

（2）理疗过程注意动作轻柔，不可施用暴力，以免造成损伤、加重疼痛。

（3）治疗期间须配合恰当的肩部功能锻炼，并遵循持之以恒、循序渐进、适可而止的原则。

8. 冻结肩的预后

冻结肩有自愈倾向，自然病程达 6 个月至 3 年，合理的治疗可使肩关节功能提早得到康复。

9. 如何预防冻结肩

（1）对于经常伏案、双肩经常处于外展位置的人群，应注意调整姿势，避免长期不良姿势造成的慢性劳损和积累性损伤。注意选择高度适中的椅子和办公桌。在工作 45 分钟后，最好起立做 10 分钟康复运动，如舒展腰肢、转动头颈、舒松肩关节。

（2）受凉是冻结肩的常见诱发因素，中老年人应重视保暖防寒，勿使肩部受凉。

10. 正确认识冻结肩对我们有什么帮助

有研究结果显示，治疗前症状的持续时间可能与肩关节康复情况相关。患者接受治疗越早，通常恢复越快。所以，正确认识冻结肩有助于我们对这一疾病的早发现、早治疗，从而缩短疾病周期。此外，对这一疾病发病过程的认识也有利于减少或消除致病因素，以达到预防的目的。

11. 中医对治疗冻结肩有哪些方法

目前常用的有针灸疗法、推拿疗法、电针疗法。其他中医外用治疗法主要包括中药熨敷、中药外敷以及中药熏蒸。有报道，使用中药外敷加功能锻炼或中药熏蒸加推拿的方法，其治疗有效率最高可达 92%。

三十三、骨关节炎

1. 什么是骨关节炎

骨关节炎又称骨关节病、退行性关节炎、老年性关节炎等，是一种退行性病变，包括年龄增长、肥胖、劳损等多种因素引起的关节软骨退化损伤、软骨下骨硬化和反应性增生，同时还会累及整个关节，最终发生关节软骨退变、纤维化、破裂及整个关节面的损害。

2. 骨关节炎有哪些症状

临床多表现为缓慢发展的关节疼痛，劳累后明显，常发生于晨间，活动后疼痛反而减轻，但如活动过多，疼痛又可加重；在早晨起床时或白天关节长时间保持一定体位后出现关节僵硬；炎症急性发作时出现关节肿胀、活动受限；晚期出现关节畸形等。

3. "骨刺"是骨关节炎吗

骨关节炎患者因关节软骨损伤、退变，软骨下骨硬化和反应性增生，从而会形成"骨刺"。"骨刺"是关节的一种保护性反应，也是骨关节炎的一种常见表现。

4. 造成骨关节炎的原因有哪些

骨关节炎的确切病因不明，但主要和年龄增长、肥胖、关节的过度使用、关节周围肌肉力量减弱等因素有关；其他原因，如关节发育不良、创伤等因素也会导致关节应力改变，使得关节老化加速，形成骨关节炎。

5. 骨关节炎会发生在哪些关节

骨关节炎可以发生于人体的任何一个关节，临床最多见的为膝关节、髋关节、踝关节等。

6. 如何治疗骨关节炎

骨关节炎治疗的主要目的是缓解症状、延缓病程发展，在关节滑膜炎症状严重，如关节肿胀、疼痛明显时，口服消炎镇痛药物（非甾体类抗炎药）；下肢关节有病变时可用拐杖或手杖，以减轻关节的负担；平时可以口服氨基葡萄糖等关节软骨保护剂，以延缓关节软骨的退变。外科治疗的方法主要有：游离体摘除术、关节镜关节清理术、截骨术、关节融合术和关节成形术。骨关节炎晚期可根据患者实际情况选用人工关节置换术。

7. 关节"骨刺"能通过药物消除吗

"骨刺"是关节软骨损伤后，软骨下骨反应性增生形成的，无法通过药物消除，市面上的所谓"某某骨刺灵"之类的药物是消除不了骨刺的，骨刺只有通过手术才能去除，但多数情况下没有必要单纯为去除骨刺而做手术。

8. 骨关节炎时"止痛药"需要长期吃吗

一般建议在关节滑膜炎及疼痛症状明显时服用消炎镇痛药物，但这类药物有引起消化系统症状的风险，不建议长期服用。

9. "氨基葡萄糖"应该怎么吃

氨基葡萄糖（简称氨糖），能促进软骨的合成、抑制关节软骨的分解，同时还具有抗炎作用。硫酸氨基葡萄糖中富含的硫酸根本身也是合成软骨基质的必需成分之一。此类药物能够缓解疼痛症状、改善关节功能，还能够延缓关节结构的破坏，可长期服用（2 年以上）。氨基葡萄糖起效较慢，但药物安全性佳，适合作为基础治疗用药长期服用。

10. 关节肿胀积液时需要抽液吗

骨关节炎患者经常会出现关节肿胀、积液的现象，多数情况下不需要进行关节穿刺抽液，口服消炎镇痛药物、做理疗后肿胀会逐步消退，只有积液达到一定量后才考虑抽液。

11. 注射玻璃酸钠对治疗骨关节炎有帮助吗

玻璃酸钠关节腔内注射可改善关节内环境，并对关节软骨有一定程度的修复作用，虽然美国骨科医师协会《膝骨性关节炎治疗指南》对其既不推荐也不反对，但临床观察其疗效不错，可根据临床治疗的需要适当使用。

12. 骨关节炎是否需要关节腔内注射激素

在进行玻璃酸钠关节腔注射时，如果关节肿胀明显，可以考虑关节腔内注射曲安奈德或复方倍他米松注射液（得宝松）等药物 1~2 次。但若长期使用，可加剧关节软骨损伤，使症状加重。因此，不主张随意、多次反复选用关节腔内注射糖皮质激素的治疗方法。

13. 骨关节炎患者出现"关节鼠"、关节交锁时应该怎么处理

骨关节炎的患者因关节软骨损伤，有时会导致关节软骨脱落于关节腔内形成游离体，俗称"关节鼠"，因其在关节腔内游走，导致关节交锁，如果偶尔交锁，可以不用特殊处理，但如果交锁频繁、影响生活，则建议行关节镜手术将游离体取出。

14. 骨关节炎患者需要理疗吗

骨关节炎出现关节肿胀时，可以考虑进行物理治疗，以减轻关节肿胀，缓解疼痛。

15. 骨关节炎患者饮食是否有特殊要求

骨关节炎患者饮食没有特别的禁忌，但一般情况下，骨关节炎患者相对年龄较大，如果伴有骨质疏松，应尽量避免过多的饮用咖啡和酒，戒烟，

同时应避免过多的热量摄入，控制体重。

16. 骨关节炎患者什么时候需要行关节置换手术

骨关节炎患者的关节退变严重，关节间隙明显变窄，保守治疗不能缓解疼痛，严重影响日常生活时，可以考虑进行关节置换手术。因关节假体使用寿命的问题，一般最好在 60 岁以后再进行关节置换。

17. 如何预防骨关节炎

骨关节炎的发生主要和年龄增长、肥胖、关节过度使用、关节周围肌肉力量减弱有关。因此，平时应该注意控制体重，进行适当的相对缓和的运动，如用散步代替跑步，进行有氧低强度适应性锻炼，避免关节的过度使用，"少走楼梯不爬山"，以静态的力量训练进行关节周围肌肉锻炼，比如采用"静蹲"锻炼股四头肌；冬季注意关节保暖，夏天避免空调或风扇直吹等。

三十四、腰肌劳损

1. 什么是腰肌劳损

腰肌劳损是慢性腰痛的常见病因之一，是腰部肌肉及其附着点筋膜或骨膜的慢性损伤性炎症，又称慢性腰部劳损、腰背肌筋膜炎、功能性腰痛等。

2. 腰肌劳损的症状有哪些

（1）腰部疼痛。反复发作，疼痛可随气候变化或劳累程度而变化。

（2）劳累时加重，休息时减轻。适当活动或经常改变体位时症状可减轻，活动过度后症状又会加重。

（3）不能坚持弯腰工作。

（4）腰部有压痛点，多在腰部或脊柱两侧。

（5）腰部外形及活动多无异常，少数患者腰部活动稍受限。

3. 哪些人易患腰肌劳损

腰部承受着人体大约二分之一的重量，又需要完成各种复杂的屈伸、扭转等动作，长期、经常地重复某一特定的动作，如久坐、久站等造成腰部超负荷使用，久之腰肌产生慢性损伤，出现腰痛，所以腰肌劳损的病患群体很大。

（1）办公室伏案工作者、司机等久坐人群。

（2）教师、销售员等久站人群。

（3）长期弯腰搬重物的体力劳动者。

4. 腰肌劳损如何选择影像检查

X线检查，大多无异常，少数可有轻度骨质增生或脊柱畸形。如果考虑是腰肌劳损，则没必要进行CT及磁共振成像（MRI）检查。

5. 腰肌劳损的治疗原则是什么

腰肌劳损的治疗原则主要包括：调整生活及工作方式、减轻负重、注意休息、加强腰腹核心肌群锻炼、药物治疗、理疗辅助。

6. 腰肌劳损急性发作有什么缓解的办法

（1）腰痛急性发作时，卧床休息可以防止病情进一步发展，但最好是硬板床。

（2）口服非甾体类消炎药，如布洛芬缓释胶囊（芬必得）、塞来昔布胶囊（西乐葆）等，可辅助缓解疼痛；如疼痛严重也可短暂服用阿片类止痛药，如盐酸曲马多缓释片等。

（3）局部可涂抹扶他林软膏等外用药物，甚至可以在痛点注射皮质类固醇做封闭治疗。

（4）选用适当的物理治疗，包括电磁、超声波、红外线、激光等，通过声、光、电、热等作用于人体，起到改善局部肌肉血液循环、减轻炎性反应的作用。

7. 腰肌劳损是否需要手术治疗

绝大多数患者不需要手术治疗，只有少部分顽固性疼痛的患者需要接受腰椎脊神经背支的射频消融手术。

8. 腰肌劳损和腰椎间盘突出症是一回事吗

两者性质不一样。腰肌劳损病变主要在于肌肉及筋膜层面，而腰椎间盘突出症病变主要为椎间盘纤维环破裂导致髓核突出。但两者经常同时存在。

9. 如何预防腰肌劳损

（1）加强腰背肌锻炼。

（2）日常生活中的各种动作，如看书、取物及日常坐姿等，应注意采取正确的体位，同时纠正不良姿势，少穿高跟鞋，避免使用过软的床垫。

（3）采取正确的运动体位。各种运动项目都有相应的要求，在进行剧烈运动之前要做好肌肉热身活动，在运动结束后要进行肌肉的拉伸放松活动。

（4）控制饮食，避免肥胖。

（5）避免腰部受寒。要根据气候的变化，随时增添衣服，出汗及淋雨后要及时更换湿衣或擦干身体，避免睡在潮湿的地方。

（6）发生急性腰扭伤后应积极治疗，安心休息，防止转变成慢性病变。

（7）防止过度劳累，在各项工作或劳动中要注意劳逸结合。

（8）坚持适当的体育锻炼。

10. 腰肌劳损患者怎么坐比较好

在日常生活中和工作中，保持下腰部的平坦，避免腰部过度前凸。使腰部不费力、不易引起腰疼的最适宜坐具是硬椅子。椅子的高度应能使膝关节自由弯曲、双足平实着地，轻轻靠于椅背时，座板能托着大腿，不可过窄。必要时可在腰后部垫个小靠垫，最大限度放松腰背部肌肉。避免久坐，保持坐姿1小时后，要起身活动或更换姿势。

11. 腰肌劳损能长期佩戴护腰吗

在急性发作期可以通过佩戴护腰来降低肌肉负荷、减轻疼痛，但不建议长期佩戴护腰，容易引起腰背部肌肉失用性萎缩，而进一步削弱腰部力量。

12. 为什么久坐容易得腰肌劳损

不同的人体姿势下腰椎受力情况不一样。保持坐姿时，腰椎受到的压力比站立时要高40%以上。

13. 腰腹部核心肌群训练对于改善腰肌劳损是否有效

通过腰腹部核心肌群的训练来提高腰椎稳定性以及腰肌的支撑力量，可以有效地改善腰肌劳损带来的疼痛不适。

14. 腰肌劳损的患者还能进行体育运动吗

急性疼痛发作时，应停止或减轻活动量。在非急性期，可以进行游泳、慢跑等运动。对于身体对抗性强的活动，如踢足球、打篮球等，需要加强腰部保护，做好运动前热身及运动后拉伸恢复。

15. 腰肌劳损患者采取什么锻炼比较好

建议患者进行适量运动，通过增加腰部肌肉的强度和腰椎的灵活度来缓解腰肌劳损症状，降低复发率。

（1）五点支撑法：起床前或睡觉前，仰卧位双膝屈曲，以足跟、双肘、头部当支点，使臀部离床，腹部前凸如拱桥，稳定2~3秒钟时间，然后缓慢放下，一起一落为一个动作，开始时可不勉强难度和数量，循序渐进，能连续做20~30个为佳。

（2）飞燕点水法：起床前或睡觉前，锻炼时可以俯卧于床上，去枕，双手背后，用力挺胸抬头，使头胸部离开床面，同时膝关节伸直，两大腿用力向后也离开床面，持续2~3秒，然后放松休息，以上为一个动作，开始时可不勉强难度和数量，循序渐进，能连续做20~30个为佳。

（3）平板支撑训练。

（4）散步或者倒走。

（5）游泳。

16. 饮食控制能缓解腰肌劳损症状吗

肥胖是引起腰肌劳损的主要病因之一，积极通过饮食控制来减轻体重，可以有效地减轻腰肌劳损的症状。

17. 中医对控制腰肌劳损有什么帮助

中医分为4种类型：寒湿证、湿热证、瘀血证、肾虚证。每种类型的治疗方法不同，辨证论治是关键，应寻求专业中医师进行辨证治疗，避免发生不必要的风险。还可以通过推拿、针灸、中药熏蒸等多种方法舒筋活络，以减轻症状，改善患者的生活质量。

三十五、腰椎间盘突出症

1. 什么是腰椎间盘突出症

腰椎间盘突出症是腰椎间盘退行性改变或外伤所致腰椎间盘的纤维环

破裂，髓核从破裂处脱出，压迫或刺激腰椎神经，从而出现腰腿部放射性疼痛。这是引起慢性腰腿痛的主要病因之一。

2. 腰椎间盘突出症的症状有哪些

（1）下腰痛：是腰椎间盘突出症的主要症状，可放射到臀部，在活动腰部时可加重。

（2）下肢放射痛：绝大多数患者表现为坐骨神经痛。典型坐骨神经痛是从下腰部向臀部、大腿后方、小腿外侧直到足部的放射痛，在打喷嚏和咳嗽等腹压增高的情况下，疼痛会加剧。放射痛的肢体多为一侧，少数患者表现为双下肢疼痛症状。

（3）马尾综合征：中央型腰椎间盘突出症可压迫马尾神经，出现大小便障碍、鞍区感觉异常。急性发作时是急症手术的指征。

3. 腰椎间盘突出症的流行趋势

腰椎间盘突出症的患病率呈增长态势。我国腰椎间盘突出症的发病人群趋于年轻化，这与现在生活方式和工作方式的变化有关。但是腰椎间盘突出症的知晓率、治疗率和控制率仍然较低，应该引起大家的重视。

4. 哪些人易患腰椎间盘突出症

腰椎间盘突出症常见于 20~50 岁人群，男性比女性多见。腰椎间盘突出症的高危人群包括：有腰部外伤史者、驾驶员、从事重体力劳动者、妊娠妇女、有遗传因素者及先天发育异常者等。

5. 为什么久坐人群容易得腰椎间盘突出症

不同的人体姿势下腰椎间盘受力情况不一样（图 1-1-2）。人保持坐姿时，腰椎间盘受到的压力比站立时要高 40% 以上。

6. 腰椎间盘突出与腰椎间盘突出症是一回事吗

两者是不一样的。腰椎间盘突出仅仅只是一个病理现象，可以无腰痛腿痛等临床症状；当突出的髓核组织压迫到神经根，并出现腰痛或者下肢放射痛等临床表现时，才能称为腰椎间盘突出症。

7. 腰椎间盘突出症的早期症状

一般在半弯腰持重物或者突然扭腰动作的过程中，出现腰部疼痛或下肢疼痛等症状，提示可能患有腰椎间盘突出症。

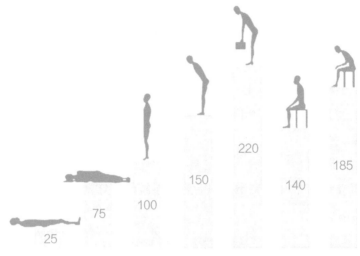

图中数值表示腰部承受相当于体重压力的百分比，数值越大，压力越大。

图1-1-2 不同姿势下腰椎间盘受力情况示意图

8. 得了腰椎间盘突出症该怎么办

如果已经患了腰椎间盘突出症，要按照医嘱正规、系统地治疗；同时，还应改正自身不好的工作、生活习惯，并加强腰背部肌肉训练等以减轻腰椎间盘的压力。

9. 腰椎间盘突出症的保守治疗有哪些

（1）牵引治疗：采用骨盆牵引，可以增加椎间隙的宽度，减少椎间盘内压，从而减轻髓核对神经根的刺激和压迫。

（2）物理理疗：如采用微波、中频、激光灯的物理方法，减轻局部肌肉痉挛和改善神经根水肿，从而减轻疼痛症状。

（3）中医推拿：按摩可缓解肌肉痉挛，减轻椎间盘内压力，但要注意的是，暴力推拿、按摩可以导致病情加重，应慎重选择正规机构进行治疗。

（4）药物治疗：应用布洛芬缓释胶囊（芬必得）、塞来昔布胶囊（西乐葆）等非甾体药物消炎镇痛；静脉应用皮质类固醇激素，可以减轻神经根的水肿及炎症，缓解神经根性疼痛。

（5）经皮硬膜外注射皮质激素：可以减轻神经根周围的炎症和粘连。

10. 患上腰椎间盘突出症，如何锻炼才好

（1）脚尖回勾拉伸：卧床，脚尖往回勾，腿伸直向上抬至最高并坚持

5秒钟，然后慢慢放下，重复10次，左右腿交换做。

（2）拱桥运动：卧床，双肘、双脚撑床，臀部使劲向上抬至最高坚持5~10秒，重复10次。

（3）小燕飞：俯卧床上，双臂向后伸起，双腿向上翘起至最高，坚持5~10秒，重复10次。腰椎间盘突出症患者在锻炼时一定要注意循序渐进、持之以恒。

11. 腰椎间盘突出症是否一定要手术

约80%的腰椎间盘突出症患者经过系统的保守治疗后症状可以缓解，无须手术治疗。

12. 微创手术后腰椎间盘突出症会不会复发

微创手术只是将突出压迫神经的髓核组织切除，大部分髓核组织仍保留着，因此存在复发的可能。所以术后需要注意加强腰腹部核心肌群锻炼，增强腰椎稳定性，避免久坐等致病因素。

13. 如何预防腰椎间盘突出

平时要有良好的坐姿，床不宜太软。长期伏案工作者需要注意桌椅的高度，避免久坐，定期改变姿势。工作中需要常弯腰动作者，应定时进行伸腰、挺胸活动，并使用宽的腰带。同时，应加强腰背肌训练，长期使用腰围者，尤其需要注意腰背肌锻炼，以防止失用性肌肉萎缩带来的不良后果。如需弯腰取物，最好采用下蹲方式，以减少对腰椎间盘的压力。

14. 已经突出的腰椎间盘能不能再推回去呢

不少人希望将突出、脱出的腰椎间盘推回去，但很遗憾，这只能是个美好的愿望。腰椎间盘突出症的治愈，实质上是将有症状的腰椎间盘突出症转变为无症状的腰椎间盘突出症，使患者得到满意的康复效果，医生们称之为"临床治愈""无症不为病"。

15. 腰椎间盘突出症的患者还能不能进行运动

急性疼痛发作时应停止或减轻活动量。在非急性期可以进行游泳、慢跑等运动，对于身体对抗性强的活动，如踢足球、打篮球等，需要加强腰部保护，并做好运动前热身及运动后拉伸恢复。

16. 中医对控制腰椎间盘突出症有哪些方法

中医分4种类型：气滞血瘀、风寒湿痹、肝肾亏虚、骨错筋伤。每种类型的治疗方法不同，辨证论治是关键，应寻求专业中医师辨证治疗，避免发生不必要的风险。

三十六、月经失调

1. 正常月经的临床表现有哪些

月经指伴随卵巢周期性变化而出现的子宫内膜周期性脱落及出血。月经血呈暗红色，包含血液、子宫内膜碎片、宫颈黏液及脱落的阴道上皮细胞。正常月经具有周期性及自限性，周期一般为 21~35 天，平均 28 天；经期一般为 2~8 天，平均 4~6 天；经量为 20~60ml。一般患者在月经期无特殊症状，但由于经期盆腔充血及在前列腺素的作用下，有些妇女会出现下腹及腰骶部下坠不适感或子宫收缩痛，并可出现腹泻等胃肠功能紊乱症状。少数妇女可有头痛、轻度神经系统不稳定症状。

2. 哪些生活习惯可能导致月经失调

（1）情绪异常：长期的精神压抑、精神紧张或遭受重大精神刺激和心理创伤，都可导致月经失调或痛经、闭经。

（2）作息不规律：由于生活或工作的影响，经常熬夜，或者作息时间颠倒，这种不良的作息习惯很容易导致机体内分泌紊乱，引发月经失调。

（3）寒冷刺激：妇女经期若受寒冷刺激，会使盆腔内的血管过分收缩，可引起月经过少甚至闭经。

（4）节食：少女的脂肪至少占体重的 17% 时，方可发生月经初潮，体内脂肪至少达到体重的 22% 时，才能维持正常的月经周期。过度节食时，由于机体能量摄入不足，造成体内大量脂肪和蛋白质被消耗，致使雌激素合成障碍而明显缺乏，会影响月经来潮，甚至导致经量稀少或闭经。

（5）嗜烟酒：香烟中的某些成分和酒精可以干扰与月经有关的生理过程，引发月经失调。在吸烟和过量饮酒的女性中，有 25%~32% 的人因月经失调而到医院诊治。每天吸烟 1 包以上或饮用高度白酒 100ml 以上的女性中，月经失调者是不吸烟喝酒女性的 3 倍。

3. 如何预防月经失调的发生

（1）需消除恐惧及紧张心理，尽量控制剧烈的情绪波动，避免强烈的精神刺激，保持心情愉快。

（2）经期需注意局部卫生，以预防感染。

（3）要注意保暖，避免寒冷刺激。

（4）需注意休息、减少疲劳。

（5）要防止过度节食，戒烟、限酒，注意调整饮食结构，不宜过多食用生冷的食物，加强营养，增强体质。

三十七、异常子宫出血

1. 什么是异常子宫出血

异常子宫出血是妇科常见的症状和体征，是指与正常月经的周期频率、规律性、经期长度、经期出血量中的任何一项均不符的、源自子宫腔的异常出血。

2. 异常子宫出血的症状有哪些

周期频率异常包括月经频发（<21 天）和月经稀发（>35 天）；周期规律性异常（近 1 年内周期之间的变化），包括规律月经（<7 天）、不规律月经（≥7 天）和闭经（≥6 个月无月经）；经期长度异常，包括经期延长（>7 天）和经期过短（<3 天）；经期出血量异常，包括月经过多（>80ml）和月经过少（<5ml）。

3. 造成异常子宫出血的原因有哪些

根据病因，异常子宫出血分为两大类、9 个类型，两大类分别为与子宫结构异常相关的出血和与子宫结构异常无关的出血；9 个类型包括：子宫内膜息肉所致的异常子宫出血、子宫腺肌病所致的异常子宫出血、子宫平滑肌瘤所致的异常子宫出血、子宫内膜恶变和不典型增生所致的异常子宫出血、全身凝血相关疾病所致的异常子宫出血、排卵障碍相关的异常子宫出血、子宫内膜局部异常所致的异常子宫出血、医源性异常子宫出血和未分类的异常子宫出血。

4. 子宫内膜息肉需要手术治疗吗

子宫内膜息肉可单发或多发，临床表现为经间期出血、月经过多、不规则出血、不孕。少数（0~12.9%）会有腺体的不典型增生或恶变。对于直径小于1cm的息肉，若无症状，1年内自然消失率约为27%，恶变率低，可观察随诊。对体积较大、有症状的息肉，推荐宫腔镜下息肉摘除及刮宫术，术后复发的风险为3.7%~10.0%；对已完成生育或近期不愿生育者可考虑使用短效口服避孕药或左炔诺孕酮宫内节育器（曼月乐）以减少复发的风险；对于无生育要求、多次复发者，可建议行子宫内膜切除术，对恶变风险大者可考虑子宫切除术。

5. 如何治疗子宫腺肌病所致的异常子宫出血

子宫腺肌病主要表现为月经过多和经期延长，部分患者可有经间期出血、不孕，多数患者有痛经。如何治疗，要视患者年龄、症状、有无生育要求决定，分为药物治疗和手术治疗。对症状较轻、不愿手术者，可使用药物治疗3~6个月，如停药后症状可复发，复发后还需再次用药。对于年轻或有生育要求的患者，可用药物治疗3~6个月之后，酌情给予辅助生殖技术治疗；对无生育要求、症状重、年龄大或药物治疗无效的患者可行子宫全切除术，卵巢是否保留取决于卵巢有无病变和患者意愿。

6. 如何治疗子宫平滑肌瘤所致的异常子宫出血

子宫肌瘤可无症状、仅在查体时发现，但也常表现为经期延长或月经过多。黏膜下肌瘤引起的异常子宫出血较严重。治疗方案取决于患者年龄、症状严重程度、肌瘤大小、肌瘤数目、肌瘤位置和有无生育要求等。黏膜下肌瘤导致异常子宫出血的妇女，宫腔镜或联合腹腔镜肌瘤剔除术有明显的优势。对以月经过多为主、已完成生育的妇女，短效口服避孕药和曼月乐可缓解症状。有生育要求的妇女可采用药物治疗3~6个月，待肌瘤缩小和出血症状改善后，再自然妊娠或辅助生殖技术治疗。对严重影响宫腔形态的子宫肌瘤可采用宫腔镜、腹腔镜或开腹肌瘤剔除术等。但采用这些方法治疗后，肌瘤都可能复发，完成生育后可视症状轻重、肿瘤大小、生长速度等因素，酌情考虑其他治疗方式。

7. 如何诊断子宫内膜不典型增生和恶变

子宫内膜不典型增生和恶变是异常子宫出血少见但很重要的原因。

临床主要表现为不规则子宫出血，可与月经稀发交替发生。少数为经间期出血，患者常有不孕。确诊需行子宫内膜活检病理检查。对于年龄大于 45 岁、长期不规则子宫出血、有子宫内膜癌高危因素（如高血压、肥胖、糖尿病等）、B 超提示子宫内膜过度增厚回声不均匀、药物治疗效果不显著者，应积极行诊刮并行病理检查，有条件者首选宫腔镜直视下活检。

8. 如何治疗子宫内膜不典型增生

子宫内膜不典型增生的治疗需根据内膜病变轻重、患者年龄及有无生育要求来选择不同的治疗方案。年龄大于 40 岁、无生育要求的患者建议行子宫切除术。对年轻、有生育要求的患者，经全面评估和充分咨询后，可采用全周期连续高效孕激素治疗，治疗 3~6 个月后行内膜活检病理检查。如内膜病变未逆转，应继续增加剂量，治疗 3~6 个月后再复查。如果子宫内膜不典型增生消失，则停用孕激素后积极给予辅助生殖技术治疗。在使用孕激素的同时，应对子宫内膜增生的高危因素，如肥胖、胰岛素抵抗同时进行治疗。

三十八、更年期综合征

1. 什么是更年期综合征

更年期综合征又称围绝经期综合征，指妇女绝经前后出现性激素波动或减少所致的一系列以自主神经系统功能紊乱为主，伴有神经心理症状的一组综合征。它不是一个单一的疾病，甚至都不能认为是一种病态，而是多个症状的复合状态。鉴于更年期有歧视的含义，目前基本上以围绝经期综合征为标准。

绝经可分为自然绝经和人工绝经两种。自然绝经指卵巢内卵泡用尽，或剩余的卵泡对促性腺激素丧失了反应，卵泡不再发育和分泌雌激素，不能刺激子宫内膜生长，导致绝经。人工绝经是指手术切除双侧卵巢或用其他方法停止卵巢功能，如放射治疗和化疗等。我国 40~59 岁的妇女中，50% 以上存在不同程度的绝经相关症状或疾病。

2. 更年期综合征的症状有哪些

（1）月经逐渐减少，周期间隔时间延长，经期时间缩短，直至绝经。也有相当多的妇女在更年期会出现月经量增多的症状，主要表现为有大量的血块出现。也有极少数的患者会骤然停经，且没有任何不适。

（2）自主神经功能紊乱，如潮热、出汗、头晕、头痛、目眩、耳鸣、腰冷、腰痛，皮肤失水干燥、发麻、发痒、皮屑多，口干舌燥、咽喉部位有烧灼感等。

（3）神经、精神症状，如注意力不集中、紧张激动、情绪复杂多变、多疑、性情急躁易怒、失眠健忘等。一些妇女更年期综合征症状还常伴有精神疾病症状出现以及性格改变等。

（4）泌尿生殖系统：因雌激素水平降低，出现阴道干涩、性欲减退、性交痛、外阴痒、阴道炎、尿道炎、尿频等症状。

（5）骨骼肌肉：骨质疏松，颈、腰、背酸痛，抽筋，关节疼痛，易发生骨折等。

3. 造成更年期综合征的原因有哪些

引起更年期变化的主要原因就是卵巢功能的退化。首先是卵巢功能衰退，然后表现为各种激素的紊乱，继而引起更年期的各种变化。其中"激素是否紊乱"需要在医生的诊疗下才能判断。因此，建议患者到医院进行科学的检查和诊断。

4. 更年期综合征诊断标准

更年期综合征的诊断，主要依靠患者的自觉症状，一般没有困难；但是因其症状缺乏特异性，所以在确诊前需先排除其他系统的器质性病变，以免误诊。

（1）生殖器官可有不同程度的萎缩，有时并发老年性阴道炎。

（2）血、尿中促卵泡激素（FSH）及黄体生成素（LH）明显高，雌激素水平降低（低于卵泡早期的水平）。

（3）第二性征可有不同程度的退化。

（4）多有月经不规则或闭经，以及潮热出汗、心悸、抑郁、失眠、易激动、血压波动、皮肤麻木、蚁行感等。

5. 更年期综合征需要检查哪些项目

（1）特殊检查：最常见的是激素六项测定、血生化、影像学检查。激素测定包括下丘脑垂体卵巢轴、肾上腺、甲状腺激素测定，血生化（包括血钙、血磷、血糖、血脂、肝肾功能）、尿糖、尿蛋白检测，医学影像学检查（重点是骨质疏松症检测，包括骨密度、骨皮质等）。

（2）全身检查：更年期的女性应检查有无心血管、肝肾疾病、肥胖、水肿、营养不良疾病及精神 - 神经系统功能状态异常。

（3）心电图检查：排除心脏疾病，心电图的 3 个肢体导联中是否有 S-T 段改变。

（4）肺部 X 线检查：患者有气急现象或深长的叹息样呼吸，甚至在心动过速时出现呼吸困难，需行肺部 X 线检查，排除局部病变。

6. 更年期综合征的并发症

（1）性征退化和性器萎缩：外阴干枯、阴毛脱落、白色病损、外阴瘙痒、继发感染、性功能减退、膀胱直肠膨出、子宫脱垂等。部分妇女出现多毛、脂溢、痤疮等男性化征象。

（2）乳房萎缩、下垂，乳头乳晕色素减退，乳房坚挺性减弱，组织软塌。

（3）皮肤黏膜干枯多皱，毛发脱落，容易出现色素沉着和老年斑，易发生皮肤病；易出现口干、咽峡炎和声音嘶哑。

（4）心血管系统疾病包括高血压、动脉硬化和冠心病，栓塞性疾病的发生率随绝经后年龄的增长而增高。

7. 如何治疗更年期综合征

症状轻微的更年期综合征患者可以不进行药物治疗，但是对于症状严重的患者，需要根据表现出的不同症状选用不同的药物进行对症治疗。一般的治疗包括心理调控安慰，但是对于症状严重，如不能入睡，不能坚持工作，精神异常甚至有跳楼自杀倾向的患者，则必须给予恰当的治疗。

目前的治疗仍然以对症治疗为主，症状严重时可采用激素替代治疗。

（1）女性更年期患者出现失眠症状时，可服用镇静催眠药物。为避免产生药物依赖性，建议使用最低有效剂量并每周 2~4 次间断性给药，使用疗程建议不超过 3~4 周，另外需特别提醒的是，在停药时应缓慢减药或者逐渐停药，以免出现停药反弹的情况。

（2）女性更年期患者出现头痛、头晕、焦虑等精神方面的症状时，可服用地西泮片、谷维素等。地西泮片常常需要根据不同症状选择合适的给药剂量。

（3）出现骨质疏松症状时，多服用阿仑膦酸钠片、维D钙咀嚼片以及碳酸钙D3咀嚼片（Ⅱ）等。

（4）女性更年期综合征由于雌激素缺乏引起一系列症状时，多服用戊酸雌二醇、尼尔雌醇、雌三醇乳膏、替勃龙片（利维爱）或采用雌孕激素周期治疗。雌孕激素替代治疗时应严格掌握其治疗指征与禁忌证，请在医生的指导下服用。

8. 中医对治疗更年期综合征有哪些方法

中医认为更年期综合征的发生以妇女肾精亏虚、天癸衰竭、精血不足、冲任不通为根本原因；而肝肾不足，肝郁火旺是发病的常见诱因；痰湿或瘀血阻滞常使病情加重或发展。因此中医的滋阴补肾、壮骨填髓是治本之法，疏肝解郁、健脾和胃为对症之策；益气化痰、活血化瘀则是防止病情进一步发展的必要措施。常用中药有更年安、更年康、养阴清肺口服液、坤宝丸、六味地黄丸等。治疗应咨询中医师，辨证论治，合理选择治疗方法，避免发生不必要的风险。

9. 如何防治更年期综合征

（1）应加强锻炼，多参加户外活动，多晒太阳，坚持散步或慢跑、打太极拳等。活动能增加钙的吸收，改善骨质疏松症，还能增强肌肉对骨骼的支持力，保持身体运动的灵活性和平衡能力。锻炼身体也可以转移注意力，不再拘泥于更年期症状而不能自拔。

（2）要适当控制进食量，饮食以低盐、低糖、低脂肪食物为主，但又要保证蛋白质、维生素、碳水化合物及足量的纤维素及矿物质的摄入。每天饮食当中应摄取一些大豆食品，大豆中的植物雌激素有助于改善更年期症状。同时，对于停经前月经频繁，经血量过多者，需多食木耳、香菇、动物的肝脏、瘦肉、牛奶、鸡蛋和水果等。由于激素下降，机体代谢减缓，非常容易肥胖，因此减肥是此时期的重要任务。

（3）应合理安排好工作、生活与休息。更年期中，饮食起居要有规律，劳逸适度，保持充分的睡眠时间，并应认识到更年期是人生重要的关口，顺利度过需要得到家人和医生的帮助，切不可一个人默默承受。

三十九、乳腺增生

1. 什么是乳腺增生

成年女性正常的乳房触感柔软，深触可有模糊的颗粒感，但整体质地均匀一致，没有包块或硬结等异物感。乳腺增生有生理性和病理性之分。

（1）生理性乳腺增生通常会随着月经周期的到来、激素水平的提高而变化，一部分女性表现为经期乳房胀痛，但待经期结束后这种症状会自行缓解。

（2）病理性乳腺增生则与长期的内分泌失调、雌孕激素水平紊乱相关。当孕激素减少而雌激素分泌过多时，乳腺末端导管扩张，乳腺上皮和纤维组织不断增生，导致乳腺纤维化，从而引发乳房肿块、乳房胀痛。

此外，催乳素升高会影响乳腺生长发育和泌乳功能，同时影响下丘脑 - 垂体 - 性腺轴的功能。乳腺增生好发于 30~50 岁的女性，是最常见的一种良性乳腺疾病。有 70%~80% 的女性会出现不同程度的乳腺增生症状。

2. 乳腺增生的症状有哪些

乳腺增生的主要症状为乳房肿块与乳房疼痛，少数患者可伴乳头溢液。部分患者同时累及双侧，但多以单侧偏重。一般根据病史、触诊、B 超、钼靶等综合检查结果可确诊。

乳房肿块是乳腺增生典型的症状之一，可表现为单个或多个肿块，多为弥漫性片块状，也可呈结节、颗粒或条索状，大小不一，伴有触痛。一般在经期前增大，经期结束后缩小。

乳房疼痛主要以胀痛、刺痛或隐痛为主，也可表现为乳头刺痛或触痛，可从乳房牵涉及腋下、肩背。疼痛通常受月经周期变化影响，经期前加重，经期后减轻或消失。

乳腺增生可伴乳头溢液，但出现乳头溢液并不都因乳腺增生。一般情况下，乳头溢液多表现为挤压后出现少量乳白、无色或淡黄色澄清浆液。如果出现血性或咖啡色溢液需要谨慎。

此外，由于乳腺增生与内分泌紊乱密切相关，故除乳房方面的症状外，一些患者还伴有月经不调、烦躁易怒、多汗等其他症状。

以上只是乳腺增生常见的特点，但其他乳腺良性或恶性疾病也会出现乳房肿块和疼痛，仅凭简单的观察难以鉴别。所以应当及时就医，进行综合检查，以便诊断。

3. 乳腺增生的并发症

乳腺增生常见的并发症有月经不调、情志不畅及乳腺癌变。患者可见月经先后不定期，量少色淡，可伴痛经。平常易烦、易怒，精神紧张、生气、劳碌后症状加重。需要注意的是，乳腺增生可并发乳腺肿瘤、乳腺癌。故提醒乳腺囊性增生的患者，应注意定期检查。

4. 乳腺增生的流行趋势

乳腺增生是女性的常见疾病之一。随着生活节奏的加快，工作压力的增大，乳腺增生的发病率呈逐年上升的趋势。据统计，约有70%~80%的女性会出现不同程度的乳腺增生。就发病年龄来说，25~45岁女性为高发人群，但近年来发病年龄亦趋于低龄化。

5. 哪些人易患乳腺增生

乳腺增生是女性的常见病之一，青春期后至绝经前的女性皆有患病风险，而以下人群尤为高发。

（1）不良生活习惯者：长期熬夜、过度劳累、酗酒、吸烟。

（2）哺乳期过短或不哺乳者：哺乳在一定程度上能够减低女性发生乳腺癌、乳腺增生等疾病的概率。

（3）心理压力过大者：生活负担重、精神压力大，如不注意劳逸结合，长此以往容易造成内分泌紊乱、激素水平失衡，继而出现乳腺增生。

（4）饮食结构不良者：体态肥胖、平常脂肪摄入过度者，如贪食油腻、甜品。

（5）常用激素类药物或者化妆品者：长期使用激素含量高的药物、化妆品或保健品，可能引发女性内分泌失调。

6. 患上乳腺增生怎么办

一般情况下，乳腺增生不需要手术，可采用中药、维生素、激素类药物调理即可。轻度乳腺增生可通过规范饮食起居自行调治。重度增生则应及时就医，进行综合的检查诊治。乳腺结节增生明显的患者可行中药调理，必要时行手术切除。

孕期乳腺增生是正常的生理现象，可适当热敷按摩，并定期复查双乳B超。产后女性应学会科学哺乳，注意局部卫生，预防乳腺炎，同时应适当按摩，维持乳房内良好的血液循环。

7. 乳腺增生能否自测

乳房自检的最佳时间是在月经过后或两次经期之间，此时乳房较松软、无胀痛，易发现异常。乳腺纤维腺瘤肿块多为圆形或卵圆形，界限清楚，可被推动。乳腺癌的肿块多为单个结节，边缘不规则，质地硬，与皮肤粘连。绝经后的女性也可定期自查，如发现异常及时就医。

健康的乳房也会因正常乳腺的凸起而有凹凸不平的触感，有时部分区域的增厚会被误认为肿块。因此定期到医院由乳腺科医生体检，并配合仪器筛查非常重要。

8. 能否通过情绪管理控制乳腺增生

乳腺增生与过度劳累、长期熬夜、心理负担重、精神压力大等情志因素关系密切。所以，治疗乳腺增生的首要任务是要学会调节情绪、劳逸结合。一方面要减轻压力，疏解烦恼，肯定并接受自己的不良情绪，寻找合适的发泄途径，并善于原谅自己和他人的错误，平和心态，使情绪走向良性循环；另一方面，适当的锻炼和充足的睡眠是缓解压力的重要途径，按时进行充足的睡眠可以促进内分泌平衡，有技巧的放松方式（如呼吸放松、拉伸放松、冥想放松等）也可以有效养护身心。

9. 如何预防乳腺增生

调整饮食、调节情绪、减轻心理压力、适当运动、戒烟、戒酒等都是乳腺增生的可控因素。

（1）合理饮食，少食油炸食品、脂肪含量高的肉类、雌激素喂养的禽畜以及姜、蒜、韭菜、花椒、辣椒等刺激性食物，戒烟戒酒。

（2）保证规律充足的睡眠。

（3）劳逸结合，保持心情舒畅。紧张、焦虑、抑郁等负面情绪会抑制排卵，使孕酮分泌减少，雌激素相对增高，诱发乳腺增生。因此在面对压力时，要学会控制情绪，减少负面情绪的影响。

（4）尽量亲自哺乳。妊娠、哺乳能使孕激素分泌充足，有效保护、修复乳腺，不易出现增生。

（5）避免使用富含雌激素的药物、补品、化妆品，不滥用避孕药。

10. 中医对治疗乳腺增生有哪些方法

中医称乳腺增生为"乳癖"，根源在于肝，通常分为"肝郁痰凝""冲任失调"两种证型。两种类型的治疗方法不同，需要中医师进行辨证论治，切忌自行诊断，随便吃药，导致不必要的风险。另外，在排除乳腺恶性肿瘤的前提下，还可试用中医外治疗法，如外用贴敷、中药胸罩、针灸、按摩等。

四十、小儿消化不良

1. 什么是小儿消化不良

小儿消化不良，又称功能性消化不良，是一组无器质性原因的慢性或间歇性消化道综合征。患病率高，易反复发作，严重影响患儿的生长发育和身心健康。临床症状主要表现为小儿厌食且有上腹痛、腹胀、早饱、嗳气、厌食、胃灼热、反酸、恶心和呕吐等。

2. 如何诊断小儿消化不良

（1）具有厌食、嗳气、早饱，并伴持续性或反复发作的上腹部（脐上）疼痛或不适等症状。

（2）排便后不能缓解，或症状发作与排便频率或粪便性状的改变无关（即排除肠易激综合征）。

（3）无炎症性、解剖学、代谢性或肿瘤性疾病的证据可以解释患儿的症状，诊断前至少两个月内，症状至少每周出现1次。

3. 造成小儿消化不良的原因有哪些

饮食不节、喂养不当是引起小儿消化不良的最常见病因。小儿乳食不知自节，若喂养不当、哺乳过量或过食膏粱厚味、贪食生冷、质地坚硬的食物，或添加辅食过多、过快，都易引起小儿消化不良。此外，缺乏户外运动、注意力不集中和不良情绪等因素也都可以引起小儿消化不良。

4. 小儿消化不良的流行趋势

各年龄组儿童皆可发病，但以婴幼儿多见。一年四季皆可发生，但夏季常会使症状加重，可能与胰液及其消化酶被炎热天气抑制有关。此外，某些人口学特征，如家庭居住拥挤、居住条件恶劣、社会经济状况差或家庭内幽门螺杆菌（HP）感染史，应考虑消化不良的症状可能与 HP 感染有关。

5. 小儿消化不良的危害

长期小儿消化不良易导致小儿体质虚弱、容易生病、睡眠质量变差、影响生长发育等，同时也造成家长的焦虑心理。

6. 如何预防小儿消化不良

并非所有出现类似消化不良症状的儿童均需接受药物治疗，有些患儿根据医生诊断得知无疾病并且检查结果亦属正常后，可通过改变喂养与生活方式及调整食物种类来进行预防，具体包括以下内容。

（1）提倡母乳喂养，喂食宜定时、定量，不宜过饥、过饱，应选择易于消化和富含营养的食物。

（2）随年龄和生长发育的需要，逐步添加各种辅助食品，要注意遵循由一种到多种、由少到多、由稀到稠的辅食添加原则。

（3）饮食、起居有规律，以清淡、营养丰富、易于消化的食物为主，少吃零食，纠正偏食，少进甘肥及黏腻食物，勿乱服滋补之品。

（4）发现有消化不良者，应及时查明原因，暂时控制饮食，给予药物调理，等病情好转后，饮食要逐步恢复正常。

7. 中医对治疗小儿消化不良有哪些办法

中医将消化不良称为"积滞"，常分 3 种类型：食滞脾胃、积热中阻、脾虚夹积。每种类型的治疗方法不同，辨证论治是关键，应在专业中医师的指导下吃药。常用中成药包括保和丸、枳实导滞丸、小儿香橘丹。中医还可以通过食疗、推拿等多种方法改善消化不良症状，控制不良后果的发生发展。

8. 食疗能否改善小儿消化不良的症状

由于儿童服药本就困难，对于厌食患儿，采用药味不重的功能性食物就成为一种重要的治疗手段。可以从以下食物里选若干磨粉、熬汤、煮粥。调味剂多选用蜂蜜或葡萄糖，但因蔗糖易影响小儿的消化吸收，所以忌用蔗糖。

（1）健脾消导:常用生薏苡仁、山药、茯苓、生山楂、谷麦芽、白扁豆、陈皮。

（2）解暑排毒：小儿暑天最容易出现消化不良，所以要用解暑排毒的食疗。常用冬瓜、西瓜、绿豆、大蒜、洋葱、生薏苡仁等。

9. 推拿能否治疗小儿消化不良

推拿因其为无创外用疗法，疗效可靠，患儿接受度很高，但需在辨证论治的指导下施用。

（1）推板门、揉板门、清大肠、揉按中脘、揉脐、揉按足三里各 50 次，下推七节 50 次，配合捏脊。用于食滞脾胃证。

（2）补脾土、运水入土、下推七节、揉板门、揉中脘、揉外劳宫、揉足三里各 50 次，配合捏脊。用于脾虚夹积证。

10. 精神心理调整能否改善消化不良

心理因素在小儿消化不良发病中已越来越受到重视。临床医生及家长应该具备足够的同情心及耐心，给予患儿一定的行为治疗、认知治疗或心理干预，同时可以配合使用一些安慰剂，随着时间的推移大部分症状都会改善。

四十一、结膜炎

1. 什么是结膜炎

结膜是覆盖在眼睑后面、眼球前面的一层半透明黏膜，富含神经和血管。结膜炎是由微生物（病毒、细菌、衣原体等）感染、外界刺激（物理刺激、化学损伤）及过敏反应等引起的结膜组织炎症反应，是最常见的眼部疾病之一。

2. 结膜炎分几种类型

结膜炎通常按照致病原因分为感染性和非感染性结膜炎两大类。以感染性结膜炎最为常见，致病微生物包括细菌、病毒，以及较为少见的真菌、寄生虫等。非感染性结膜炎常见于过敏性结膜炎，还包括物理刺激（如紫外线）和化学损伤（如有毒气体）引起的结膜炎。

此外，结膜炎也可以按照发病速度分为超急性结膜炎（病程在 24 小时以内）、急性结膜炎或亚急性结膜炎（病程少于 3 周）和慢性结膜炎（病程超过 3 周）。

3. 结膜炎常常引起哪些不适

因结膜炎引发的不适，根据致病原因的不同，表现也有所不同。通常都伴有眼部异物感、畏光、流泪、眼红和分泌物增多等表现。感染性结膜炎患者常有较为严重的眼红、流泪、黄色或白色分泌物增多表现，可双眼或单眼发病。过敏性结膜炎最常发生在春、夏季节，通常为双眼发病，奇痒难忍，并伴有眼睛肿、黏液样分泌物多等不适。部分患者结膜上会出现小的出血点或出血斑，有时在结膜表面还会形成一层灰白色的膜，严重时还可伴有头痛、发热、疲劳、耳前淋巴结肿大等全身症状。

4. 结膜炎会不会感染

感染性结膜炎具有传染性，尤其是急性细菌性结膜炎，也就是人们常说的"红眼病"，传染性强，多见于春、秋两季，如接触患者使用过的毛巾、脸盆、水龙头、玩具等，又不注意自己的用眼卫生，则很容易引起结膜炎的传染。因此，在学校、工厂等集体生活场所容易暴发"红眼病"。腺病毒性角结膜炎，又称流行性角结膜炎，是一种传染性极强的疾病，能通过飞沫传播，患者应尽量避免与人群接触，勤洗手。

5. 哪些人易患结膜炎

结膜炎可发生于全球各地，影响各年龄层人群。结膜炎容易反复，因此已经得过结膜炎的患者不可掉以轻心。尤其是儿童，用眼卫生尚不规范，且免疫力较低，往往是结膜炎高发人群，且病情易反复，更容易造成严重后果。

6. 结膜炎的危害

结膜炎是最频繁的眼科就医原因之一。结膜炎通常不会引起视力下降，大多数类型的结膜炎在痊愈后也不遗留并发症，但当其发展为会影响角膜的角结膜炎时，可引起视力损害，严重的或慢性的结膜炎还可导致结膜瘢痕、眼睑变形等。

7. 如何预防结膜炎

养成良好的生活习惯，规律运动，充足睡眠，增强自身免疫力。避免接触病原体，避免接触"红眼病"患者的手和生活用品等，应对"红眼病"患者的生活用品进行消毒。同时，还要注意自己的手部卫生、用眼卫生、用眼安全，不随便用手揉眼，经常洗手。对于过敏性结膜炎患者，还应避免接触过敏原。

8. 得了结膜炎该怎么办

得了结膜炎应及时就医，针对病因进行治疗，通常以眼部局部用药治疗为主。感染性结膜炎通常采用针对致病病原体的滴眼液控制炎症反应，治疗过程需要 7~10 天，应遵从医嘱规律用药、及时复诊。过敏性结膜炎应避免接触过敏原，在医生指导下可适当使用抗过敏药物缓解症状。其他少见类型的结膜炎，也应及时就医，在医生指导下进行治疗。

四十二、急性扁桃体炎

1. 什么是急性扁桃体炎

腭扁桃体是口咽部的一对扁卵圆形的淋巴器官。急性扁桃体炎多指腭扁桃体的急性炎症，也就是人们常说的上呼吸道感染的一种类型。根据临床诊断分类将急性扁桃体炎分为急性卡他性扁桃体炎和急性化脓性扁桃体炎。急性扁桃体炎具有传染性，病原体可通过飞沫或直接接触传播。

2. 急性扁桃体炎的症状有哪些

剧烈咽痛是急性扁桃体炎的主要症状，疼痛常可放射至耳部，且多伴有吞咽困难。可有头部、颈部淋巴结肿大，有时可感到转头不便。婴幼儿患者常表现为流涎、拒食，严重时可引起呼吸困难。如炎症波及邻近的其他器官，可能会出现鼻塞、流鼻涕、耳闷、耳鸣、耳痛、听力下降等症状。还可伴随有全身症状，如畏寒、高热、头痛、食欲下降、疲乏无力、周身不适等。但需要注意的是，出现咽痛并不一定就是患上急性扁桃体炎，如有上述症状，需要到医院做相关的检查，由专科医生确诊。

3. 哪些人易患急性扁桃体炎

急性扁桃体炎多发生于儿童及青年，在春、秋两季气温变化时最易发病。一些机体免疫力低的人，如忽然遭受寒冷或潮湿、过度劳累、体质虚弱、烟酒过度或接触有害气体刺激时，容易发生急性扁桃体炎。

4. 如何预防急性扁桃体炎

应积极锻炼身体，强健体魄，保持良好的作息，饮食均衡营养，戒烟、戒酒，适度饮水。同时，应注意室内的环境，保持通风，保证适宜的温度和湿度。此外，因为急性扁桃体炎的病原体可以传染，应适当隔离患者，避免与患者接触，也可以通过戴口罩、勤洗手等方式减少传染的可能。

5. 急性扁桃体炎的并发症

常见的有局部的并发症，多由炎症直接蔓延波及其他组织引起，可导致颈部深部的感染，例如咽后脓肿、咽旁脓肿及扁桃体周围脓肿等，还可以向上蔓延，引起急性中耳炎、急性鼻窦炎，向下蔓延可引起急性喉气管支气管炎、急性支气管炎甚至肺炎等。急性扁桃体炎还可以引起全身各系统的许多疾病，常见的有风湿热、急性肾炎、急性关节炎、心肌炎等。

急性扁桃体炎一旦病情严重，则可能会引起其他的疾病，影响心、肾、骨关节等多系统，因此人们一旦患病应该及时就诊，尽早控制病情。

6. 得了急性扁桃体炎怎么办

需要卧床休息，流质饮食或清淡饮食，多饮水，加强营养及保持排便通畅。如咽痛剧烈或出现高热时，可口服退热药及镇痛药。

需注意的是，不是所有的急性扁桃体炎都需要使用抗生素，如病毒性急性扁桃体炎使用抗生素就无效。医生会根据患者的病情及相关检验结果选择抗菌或抗病毒药物，并根据病情变化调整用药，请遵循医嘱按时按量服用药物。

7. 哪些患者可能需要手术治疗

对一些急性扁桃体炎的患者，在急性炎症消退后，需要接受医生评估实施扁桃体切除术。主要包括扁桃体炎反复发作者，因扁桃体肥大影响吞咽、呼吸或说话者，因扁桃体炎引起严重并发症者，以及患有其他扁桃体疾病者等。

8. 中医对治疗急性扁桃体炎有哪些方法

中医称急性扁桃体炎为"烂乳蛾""喉蛾风"，辨证后采用疏风清热、消肿解毒等治疗方法。常用银翘柑橘汤或用清咽防腐汤。患者应接受正规医院的中医师治疗，慎用民间土方、偏方。建议中西医联合治疗。还可以通过饮食调理、吃药膳、针灸、敷贴、推拿等辅助急性扁桃体炎的治疗。

四十三、急性咽炎

1. 什么是急性咽炎

急性咽炎是咽部黏膜及黏膜下的急性炎症，可波及整个咽部，包括鼻咽、口咽、喉咽，也可仅局限于一个部位。根据病因和严重程度可分为急性单纯性咽炎、急性坏死性咽炎和急性水肿性咽炎。急性咽炎是临床常见的一种上呼吸道感染性疾病，发病率为5%，多发生于秋冬及冬春季节交替之际。

2. 急性咽炎的症状有哪些

咽痛是急性咽炎最常见和最主要的症状，咽痛可逐渐加重，并出现吞咽疼痛，可放射至两侧耳部及颈部引起相应部位的疼痛。若炎症累及喉部，可以出现咳嗽以及声音嘶哑等症状。如炎症波及其他邻近的器官可能会出现鼻塞、流涕、耳闷、耳鸣、耳痛、听力下降等症状。此外，患者可以出现全身不适，头痛、食欲不振、口干、口渴、畏寒以及四肢酸痛等症状。可伴有体温升高，一般在38℃上下，甚至可以高热达到40℃。颈部疼痛时可触及肿大的淋巴结，有压痛感。儿童可因为咽痛而表现为哭闹、拒食等。如有上述症状，需要到医院做相应的化验检查，由医生给予诊断治疗。

3. 哪些人易患急性咽炎

急性咽炎以秋季及冬季发病较多。全身抵抗力下降、生活环境欠佳、工作环境中存在刺激性物质、有毒化学制剂刺激、患全身慢性疾病或肿瘤等均可导致呼吸道抵抗力下降，有以上情况的人容易发生急性咽炎。

4. 得了急性咽炎怎么办

应注意休息，宜进食容易消化的食物，多饮水，加强营养及保持排便通畅。如咽痛剧烈或出现高热时，可口服解热、镇痛药物。还可以用温开水漱口，以保持口腔卫生。

不是所有的急性咽炎都需要使用抗生素。血象不高的患者，如果是因病毒引起的急性咽炎就不需要使用抗生素；对于细菌引起的急性咽炎，医生会根据患者的病情及相关检验选择抗菌药物，并根据病情变化调整用药，请遵循医嘱按时、按量服用药物。

5. 急性咽炎的护理方法

（1）保持室内合适的温度和湿度：室内空气干燥及过冷、过热、过湿都可影响咽部黏膜的防御功能，造成功能障碍，咽部感觉异常，日久而出现慢性咽炎病变。

（2）口腔护理：早晨、饭后及睡前均应漱口、刷牙，保持口腔清洁。

（3）饮食调养：急性咽炎患者应以清淡易消化饮食为宜，再辅助一些清爽去火、柔嫩多汁的食品，如橘子、广柑、菠萝、甘蔗、橄榄、鸭梨、苹果等，并应多喝水。忌烟酒以及生姜、辣椒、大蒜等辛辣之物。

6. 如何预防急性咽炎

应锻炼身体，强健体魄，养成规律的作息习惯。饮食营养均衡，戒烟戒酒，适度饮水。保持室内通风，保证适宜的温度和湿度。治疗全身性疾病，提高身体免疫力，避免长期处于污染的环境中。

7. 中医对治疗急性咽炎有哪些方法

在急性咽炎的早期（起病1~2天内），中药治疗效果较佳。在明确有细菌感染后，亦可采用抗生素结合中药的中西医联合疗法。患者应接受专业、正规治疗，慎用民间土方、偏方。此外，还可以通过饮食调理、吃药膳、针灸、敷贴、推拿等辅助急性咽炎的治疗。

四十四、中耳炎

1. 什么是中耳炎

中耳炎是累及中耳全部或部分结构的炎性病变。常见的中耳炎类型有分泌性中耳炎和化脓性中耳炎。

2. 中耳炎的症状有哪些

急性化脓性中耳炎常见的症状有耳痛、发热，严重者可出现流脓；慢性化脓性中耳炎常以耳内间断或持续性流脓、鼓膜穿孔、听力下降为主要临床表现，严重时可引起颅内、颅外并发症，可出现头痛头晕、口角歪斜、闭眼困难等。分泌性中耳炎常表现为耳闷塞感、听力下降、耳鸣、耳痛。如出现上述症状，需要到医院做相关的检验检查，由医生予以诊断治疗。

3. 哪些人易患中耳炎

患有感冒、慢性鼻炎、鼻窦炎或出现外耳道进脏水（特别是长期游泳者）等可引发急性中耳炎，以儿童较多见；急性中耳炎迁延不愈，可引发慢性中耳炎；坐飞机、潜水，患有慢性鼻炎、鼻窦炎、鼻咽炎，或出现腺样体肥大、鼻咽部肿块堵塞症状等，容易引发分泌性中耳炎；因全身疾病导致抵抗能力下降者，也容易发生该病。

4. 得了中耳炎怎么办

患者务必要及时就医，进行相关的检查，对于分泌性中耳炎应注意排除鼻咽部病变，特别是鼻咽癌。患者应在医生的指导下积极治疗鼻炎、鼻窦炎等邻近器官的炎症。急性中耳炎和慢性化脓性中耳炎出现流脓时，可用抗生素滴耳液，用药前需保证耳道通畅，无脓性分泌物堵塞，严重者需配合全身应用抗生素治疗，必要时需进行手术治疗。在慢性化脓性中耳炎静止期遗留鼓膜穿孔者，可行鼓膜修补术、鼓室成形术，以提高听力，减少中耳再次感染概率。

5. 中耳炎的并发症

单纯型中耳炎较少会引起严重的并发症，但是单纯性中耳炎可进一步发展为胆脂瘤，胆脂瘤可引起较严重的并发症，包括颅内和颅外并发症。颅内并发症包括脑膜炎、脑脓肿、脑炎、脑积水、乙状窦血栓性静脉炎，严重者可危及生命；颅外并发症包括迷路炎（内耳炎）、周围性面瘫、颞骨岩部炎（岩锥炎）、颈部及耳后脓肿。分泌性中耳炎可发展为粘连性中耳炎、胆固醇肉芽肿、中耳胆脂瘤，从而出现相应的并发症。因此，中耳炎严重者可危及生命，不能轻视，需积极就医治疗。

6. 如何预防中耳炎

（1）应注意锻炼身体，提高身体素质，积极预防和治疗上呼吸道感染。

禁用硬物掏耳朵，以防止鼓膜损伤。

（2）要防水入耳，洗头、洗澡时可用消毒棉球塞入耳道，应避免用不洁器具挖耳而将细菌带入。

（3）慎防感冒，因为中耳炎的发作通常由感冒引起。

（4）应防止不恰当的擤鼻，如捏住两鼻孔用力擤鼻，易将鼻腔内的分泌物经咽鼓管挤压到中耳引起发炎，应堵住一侧鼻孔轻轻擤鼻。

（5）积极治疗鼻炎、鼻窦炎等邻近器官的感染，避免脏水进入外耳道。

（6）保持耳道卫生，在感冒流涕时勿用力擤鼻，在坐飞机时可通过咀嚼食物、打哈欠等来保持咽鼓管的开放。

（7）治疗全身性疾病，提高身体免疫力，避免长期处于污染的环境中。

7. 中医对治疗中耳炎有哪些方法

中药对初期的中耳炎有一定的缓解作用，同时也不会对耳部产生破坏性影响。龙胆、柴胡、黄芩、栀子、泽泻、木通、车前子、当归、地黄、炙甘草等对中耳炎有一定疗效。对症状明显的患者可进行中西医结合治疗，应及时控制炎症，以避免出现并发症。

四十五、龋病和牙周炎

1. 什么是龋病

龋病（俗称虫牙、蛀牙）是一种细菌感染性疾病，会引起牙体本身的色形质（龋坏处变黑、龋洞、变软）的改变，导致牙齿破坏。

2. 发生龋病的原因有哪些

龋病的病因复杂，近年来提出了四联因素学说，即龋病是在致龋微生物、致龋食物、宿主和一定时间的共同作用下形成的。细菌是龋病的必要条件，包括产酸细菌和革兰阳性球菌。产酸细菌可以导致牙齿无机物脱矿，革兰阳性球菌可以破坏牙齿的有机质，形成龋洞。

3. 龋病的危害有哪些

感染的细菌作用于牙体，会导致牙质破坏、形成龋洞，当龋洞足够大的时候，会导致牙体崩溃、失去咀嚼功能。

4. 如何治疗龋病

（1）药物治疗：龋病在早期未形成龋洞，仅有轻度缺钙的情况下，主要治疗药物为氟化钠等。

（2）充填治疗：在已形成龋洞的情况下，需要用材料把龋洞修补好，恢复牙齿正常的形态。主要充填材料为树脂类和银汞。

5. 什么是牙髓炎和根尖周炎

龋病如果不及时治疗，向深层发展，细菌感染牙体内的软组织——牙髓，会导致牙髓炎（龋病是牙髓炎的最常见原因）。牙髓炎发作时，牙齿会产生剧烈的自发性、放射性疼痛，常无法明确疼痛位置，且夜间疼痛加剧，会严重影响正常工作、生活。如果牙髓炎没有得到及时治疗，牙体内软组织受到感染，会从牙齿根尖孔溢出牙体外，导致牙齿根尖周围的组织发生感染，称为根尖周炎。当根尖周炎发作时，牙齿会有伸长感，不敢咬合，有自发痛，但可明确疼痛位置。

6. 如何治疗牙髓炎和根尖周炎

牙髓炎和根尖周炎都需要进行根管治疗，即利用口腔医疗器械，把牙齿髓腔和根管内的感染组织清理干净、消炎、塑形，再用人工材料充填根管，不留死腔。然后把缺损的牙体用人工材料进行充填，恢复牙的原有形态。因为失去了滋养牙齿的重要组织——牙髓，治疗后的牙齿容易变脆，再咬硬物易劈裂，因此根管治疗后的牙齿往往需要再进行全冠修复。

7. 什么是牙周炎

顾名思义，牙周炎是指与牙体组织有关联的组织和牙周支持组织（牙龈、牙周膜、牙槽骨和牙骨质）的炎症，是细菌感染性疾病，呈慢性进程。牙周炎的早期症状不明显，患者常仅仅伴有牙龈出血和口臭；中期时，牙齿将有牙周袋形成，牙龈暗红，牙龈退缩，刷牙和咬硬物时会出现牙龈出血，牙槽骨吸收；到晚期，则表现为牙龈发红、肿胀、出血，咬合无力，牙周袋溢脓，牙槽骨吸收加重，牙齿松动、脱落。

8. 牙周炎的原因是什么

牙周炎是由牙菌斑中的细菌侵犯牙周组织引起的。口腔内长期累积的牙菌斑（牙齿表面的微生物群，无法用漱口、水冲洗等方式去除）可以释放毒素缓慢地破坏牙周组织，导致牙周支持组织逐渐减少，牙齿失去支持，松动脱落。

9. 牙周炎的危害有哪些

牙周炎是成人牙齿缺失的主要原因。慢性牙周炎，是导致牙齿缺失的隐形杀手，因临床症状不明显，病程长，往往被患者忽略，不积极治疗，最终失去最佳治疗期，导致牙齿脱落。

10. 如何治疗牙周炎

患牙周炎后，需要到医院口腔科就诊，主要采用机械方法去除牙齿上的菌斑和牙石。机械方法包括龈上洁治术（用超声波洗牙去除龈上牙石）、龈下刮治术（去除龈下和根面的牙石），必要时进行牙周手术。药物治疗只能起到辅助作用。

11. 自我口腔卫生控制的重要性

牙周炎的口腔临床治疗是阶段性的，而造成龋病和牙周炎的口腔局部环境是持续的，牙周洁治只是在一个时间节点上的横断干预，而良好的效果需要认真的自我口腔卫生控制来维持，否则导致牙齿疾病的菌斑和牙石又会堆积，使临床治疗的疗效大打折扣。

12. 如何有效地进行自我口腔卫生控制

每天至少早晚各刷牙 1 次，每次至少 3 分钟。应先刷牙齿外侧面，将牙刷刷毛与牙齿表面呈 45°角斜放并轻压在牙齿和牙龈的交界处，轻轻地做小圆弧状来回刷，上排的牙齿从牙龈处往下轻刷，下排的牙齿从牙龈处往上轻刷，之后再刷咬合面，应将牙刷平握，用适中力度来回刷牙齿的咬合面。然后，刷内侧面，竖起牙刷，利用牙刷的前端轻柔地上下清洁牙齿内表面。最后，轻刷舌头表面，从内向外去除食物残渣及细菌，可以保持口气清新。关于牙齿邻面（即两牙之间）的卫生控制，没有牙间隙的可使用牙线，有牙间隙的可使用牙缝刷。此外，还可通过咀嚼产生生理性刺激、口腔清洁及牙龈按摩等方法，促进牙周组织的健康。

四十六、乳腺癌

1. 什么是乳腺癌

乳腺癌是发生在乳腺腺上皮组织的恶性肿瘤，是女性发病率最高的癌种，少数男性也可患乳腺癌，男性的发病率约为1%。

2. 乳腺癌的症状有哪些

乳腺癌典型的临床表现为乳腺肿块，多为单发、无痛的小肿块，质地较硬，边缘不规则，表面不光滑，不易被推动。有些患者的乳房皮肤会出现"橘皮样"改变，或者局部皮肤凹陷形成"酒窝征"；部分患者可同时伴有同侧腋窝或锁骨上淋巴结肿大、质硬，以无痛为主；其他少见症状有乳头凹陷、回缩，乳头溢液及乳房皮肤红肿、热痛等。

3. 如何诊断乳腺癌

乳腺癌最重要的诊断方法是病理学诊断，同时乳腺超声、钼靶、乳腺磁共振成像也可提供一定信息。

4. 乳腺癌的流行趋势

乳腺癌是我国女性常见的恶性肿瘤之一，其发病率及死亡率呈逐年增长的趋势。我国乳腺癌的发病率存在城乡及地区差异，城市女性乳腺癌的发病率及死亡率均高于农村，且以东部沿海地区发病率较高。发病年龄呈"双峰"现象，两个发病年龄高峰分别在45~55岁和70~74岁。

5. 哪些人易患乳腺癌

乳腺癌的病因尚不清楚，其危险因素包括如下几点。

（1）年龄：随年龄增大患乳腺癌的风险也增加，因此，建议40岁以上的女性应定期行乳腺影像学筛查。

（2）生育因素：初潮年龄早、绝经年龄晚、无生育史、未哺乳、初产年龄推迟等都可增加患乳腺癌的风险。

（3）乳腺癌家族史：母亲、姐妹或女儿等女性亲属曾患有乳腺癌，其患乳腺癌的风险会增加。

（4）既往患有乳腺导管或小叶不典型增生、小叶原位癌的患者。

（5）既往做过胸部放疗的患者。

（6）过量饮酒、高脂肪饮食、肥胖等因素也会增加患乳腺癌的风险。

6. 如何预防乳腺癌

（1）定期体检：20~39岁的女性，应每月进行1次乳腺自我检查，在月经来潮后7~14天用平坦的手指掌面轻柔地触摸乳房，检查有无肿块；随后触摸乳晕，观察乳头有无分泌物溢出；最后触摸腋窝，检查有无肿块。

40 岁以上的女性，应每年进行 1 次乳腺钼靶检查，乳房较为致密的女性建议与 B 超进行联合检查。

（2）保持良好的生活习惯：适当锻炼，严格控制体重；减少高脂肪、高热量食物及酒精的摄入，少吃熏制、腌制、烤制、油炸和过热的食品，多吃高纤维食物。

（3）坚持母乳喂养，母乳喂养可降低乳腺癌的风险。

（4）积极治疗乳腺良性疾病。

（5）不乱用外源性雌激素。

7. 如何治疗乳腺癌

乳腺癌的治疗手段包括手术、化疗、放疗、内分泌治疗及靶向治疗，需结合患者年龄、临床分期、组织学分级、分子分型等信息来综合判断应采用的治疗手段，如激素受体阳性患者应使用内分泌治疗，HER2 阳性患者可使用曲妥珠单抗等进行靶向治疗。

8. 中医对治疗乳腺癌有哪些方法

乳腺癌在中医里属于"乳岩""乳石痈""乳栗"等中医疾病范畴。气滞血瘀引发瘀血阻滞为本病的主要病理表现，病因、病机则涉及肝气郁结、气血亏虚、冲任失调等方面。初期以祛邪为主，清热解毒、活血化瘀、化痰散结、佐以扶正；晚期以扶正为主，益气养血、健脾益肾、滋补肝肾、调理冲任、疏肝理气、佐以祛邪。此外，还可通过针灸疗法缓解乳腺癌术后的上肢淋巴水肿以及化疗导致的恶心、呕吐等症状。

9. 国家对农村妇女免费进行乳腺癌的检查

2019 年开始，国家开始为农村 35~64 岁妇女免费进行乳腺癌筛查。会对接受检查的所有妇女进行乳腺视诊、触诊和乳腺彩超检查，乳腺彩超检查结果采用乳腺影像分级评估报告系统进行分析（简称 BI-RADS 分级评估报告系统）。

（1）乳腺 X 线检查：对乳腺彩超检查 BI-RADS 分级 0 级以及 3 级者，进行乳腺 X 线检查，乳腺 X 线检查结果采用 BI-RADS 分级评估报告系统。

（2）组织病理检查：对乳腺彩超检查 BI-RADS 分级 4 级和 5 级、X 线检查 BI-RADS 分级 4 级和 5 级者，应当直接进行组织病理学检查（简称活检）。对乳腺 X 线检查 0 级和 3 级者应当由副高以上专科医生综合评估后进行随访、活检或其他进一步检查。

（3）乳腺癌检查项目异常/可疑病例，主要包括乳腺彩超检查 BI-RADS 分级 0 级、3 级及以上者，临床乳腺检查异常/可疑者，乳腺 X 线检查 BI-RADS 分级 0 级、3 级及以上者，以及病理学检查为不典型增生及小叶原位癌、导管原位癌、浸润性乳腺癌等恶性病变。

10. 乳腺癌筛查有什么意义

乳腺癌筛查可以帮助广大妇女树立健康文明理念，培养良好的生活方式。初筛机构主要职责是采集病史、收集临床检查及辅助检查结果，提出医学建议，进行分类指导。对未发现异常情况者，提出定期筛查建议及预防保健指导；对筛查发现异常/可疑者，进行追踪随访，并提出进一步检查、诊断或转诊的建议；对筛查发现疾病并已明确诊断者，提出治疗或转诊的建议。初筛机构不具备细胞涂片染色和阅片能力的，应当将涂片送至协议接诊机构进行诊断。初筛机构获得接诊机构反馈的结果后，应当在 5 个工作日内通知检查对象，督促异常/可疑病例进行进一步检查及治疗，并在 3 个月内对其进行随访。

接诊机构主要职责是承担乳腺 X 线及组织病理学检查。接诊机构应指定专人接待转诊对象，对初筛结果异常者进行进一步诊治，并及时将检查结果反馈至初筛机构。

四十七、宫颈癌

1. 什么是宫颈癌

宫颈癌是女性生殖系统最常见的恶性肿瘤之一，其高发年龄在 50~55 岁，近年来其发病有年轻化的趋势，高危型人类乳头瘤病毒（PHV）持续感染是其主要病因之一。近年来，宫颈细胞学筛查的普遍应用，已使宫颈癌的发病率和死亡率明显下降。

2. 宫颈癌的症状有哪些

早期宫颈癌常无明显的症状和体征，随病变发展，可出现以下表现。

（1）非月经期的阴道出血：早期多为接触性出血，中、晚期为不规则阴道流血；年轻患者也可表现为经期延长、经量增多，老年患者则常表现为绝经后不规则阴道流血。

（2）阴道异常排液：多数患者有阴道异常排液，液体为白色或血色，稀薄如水样或米泔状，或有腥臭。晚期患者因癌组织坏死伴感染，可有大量米汤样或脓性恶臭白带。

（3）晚期症状：若膀胱、直肠受到肿瘤压迫，可出现尿频、尿急、肛门坠胀、便秘、腹痛的症状，也可出现神经压迫引起的下肢疼痛症状。

3. 如何诊断宫颈癌

宫颈癌的筛查方法主要包括宫颈细胞学检查和人乳头瘤病毒（HPV）检测，而确诊的依据为组织学诊断。组织学诊断方法包括：①阴道镜检查＋宫颈活检，阴道镜下观察宫颈表面病变状况后，选择可疑癌变区进行活组织检查；②宫颈锥切术，对于宫颈刮片检查多次呈阳性，而宫颈活检为阴性者，需行宫颈锥切术确诊。

4. 宫颈癌的流行趋势

在我国，宫颈癌的发病率居女性恶性肿瘤发病率的第6位。根据世界卫生组织的数据统计，全球每年有近50万新增的宫颈癌病例，而我国每年新增宫颈癌病例约13万人，死亡率居女性恶性肿瘤死亡率的第八位。

5. 哪些人易患宫颈癌

初次性生活过早、多个性伴侣；初潮过早、多孕、多产、早年分娩；卫生习惯不良、不洁性生活；HPV感染以及其他生殖道病毒（如单纯疱疹病毒、支原体、衣原体）感染者，易患宫颈癌；吸烟、吸毒等可抑制机体免疫功能、增加感染效应，促进宫颈癌发生；与高危男性（自身患有阴茎癌、前列腺癌或其配偶曾患宫颈癌）发生性行为的妇女，易患宫颈癌。

6. 如何预防宫颈癌

高危人群的宫颈癌预防和早期筛查十分重要，主要措施包括以下几点。

（1）积极预防HPV感染：主动接种HPV疫苗。由于HPV是导致宫颈癌最主要的致病因素，女性可通过预防HPV感染从而预防宫颈癌，除了洁身自好，正确使用避孕套预防性传播疾病外，对于9~26岁的女性可以在医生指导下主动接种HPV疫苗。HPV疫苗在没有性生活前接种效果最好，但对于超过26岁、有性生活但没有感染HPV的女性，依然建议接种HPV

疫苗。

（2）定期进行宫颈癌筛查：筛查手段包括宫颈细胞学检查和HPV检测。适龄女性定期进行宫颈癌的筛查，早期发现宫颈癌前病变，及时进行针对性治疗，是非常重要的预防手段之一。

（3）日常生活的良好习惯可让我们远离宫颈癌。要注意个人卫生，保持外阴清洁，预防发生生殖系统炎症。同时，应避免不洁性行为，注意性卫生。晚婚晚育、计划生育，避免反复人工流产。

7. 如何治疗宫颈癌

宫颈癌的治疗以综合治疗方法为主，根据患者的临床分期、患者年龄、生育要求、全身情况、医疗技术水平及设备条件等情况综合考虑，制定适宜的个体化治疗方案。一般常规治疗方法包括手术、放疗和化疗，目前还有靶向治疗以及免疫治疗等手段。

8. 国家免费为农村妇女提供宫颈癌筛查

2019年，国家为35~64岁农村妇女进行免费宫颈癌检查，向农村妇女普及宫颈癌防治知识，增强自我保健意识和技能，提高早诊率，进而逐步降低死亡率，改善农村妇女的健康状况。目前，宫颈癌的早诊率已达到90%以上，对检查异常/可疑病例的随访管理率达到95%以上。

（1）通过宫颈癌初筛，对宫颈细胞进行评价。对HPV高危亚型检测结果阳性或HPV高危分型检测结果为其他高危型者，应当进行宫颈细胞学检查。

（2）对HPV高危分型检测结果为HPV16和HPV18型呈阳性、宫颈细胞学检查结果异常/可疑者以及肉眼检查异常者，进行阴道镜检查。

（3）对阴道镜检查结果异常/可疑者进行组织病理学检查。

（4）对检查异常/可疑病例随访管理，由医疗机构的随访人员对农村妇女宫颈癌检查异常/可疑病例进行追踪随访，督促尽早接受进一步诊治，并及时记录病例相关情况。

9. 中医对治疗宫颈癌有哪些方法

中医认为宫颈癌归于"崩漏""积聚""带下"范畴，根据患者的临床表现和患者的身体情况进行中医的辨证分型治疗。另外，在宫颈癌放化疗同时或在放化疗后，辅以健脾和胃、益气生血、补益肝肾、软坚化瘀等中医药治疗，可以较好地减轻放化疗的副作用，有助于放化疗的顺利进行。

四十八、肺癌

1. 什么是肺癌

肺癌是一种起源于肺部气管、支气管黏膜上皮或者腺体的恶性肿瘤，其发病率和死亡率都较高。绝大多数肺癌为非小细胞肺癌，主要包括腺癌和鳞癌两种。肺癌与吸烟、职业暴露、空气污染、电离辐射、饮食、遗传等因素关系密切，其中吸烟是引起肺癌最常见的原因，开始吸烟的年龄越小，患肺癌的概率就越高。

2. 肺癌临床表现有哪些

（1）肺癌早期可无明显症状，当疾病发展到一定阶段后才出现症状，有5%~15%的肺癌患者是在常规体检或影像学检查时才发现的。肺癌的临床表现包括局部症状、全身症状、浸润和转移症状及肺外症状。

（2）局部症状主要包括咳嗽、痰中带血或咯血、胸痛、胸闷气急和声音嘶哑，其中以咳嗽最为常见，常是首发症状。对于吸烟或者慢性支气管炎的患者，如出现咳嗽加重或声音改变，应警惕肺癌。

（3）全身症状主要包括发热、消瘦和恶病质。发热可为首发症状。晚期患者由于营养消耗可出现消瘦、贫血和恶病质。

（4）浸润和转移症状包括淋巴结转移、胸膜侵袭转移、上腔静脉受压引起的面部水肿、周围神经系统症状、其他远处器官转移等。最常见的是纵隔淋巴结和锁骨上淋巴结转移，胸膜被侵犯常出现胸水，症状表现为呼吸困难、胸闷、胸痛等；霍纳综合征表现为病侧瞳孔缩小，上睑下垂、眼球内陷和颜面部无汗等；其他器官的转移往往会出现相应器官的症状。

（5）肺外症状主要包括肺源性骨关节增生症及与肿瘤有关的异位激素分泌综合征等。

3. 如何诊断肺癌

患者如果出现无明显诱因的刺激性咳嗽，或原有慢性咳嗽的症状加剧，反复痰中带血或咯血，反复发作的肺炎，不明原因的胸腔积液时，应警惕肺癌。医生一般通过患者病史、吸烟状况、职业和射线接触史、家族史等，依据症状、体征、影像学和痰、胸水、针吸细胞学及肺组织活检等病理学检查结果进行诊断，其中病理学发现癌细胞是肺癌的诊断标准。

4. 肺癌有哪些类型

按部位可分为中央型肺癌和周围型肺癌，按组织病理学可分为小细胞肺癌和非小细胞肺癌，后者占肺癌总发生率的85%，主要分为鳞癌、腺癌两个主要类型。鳞癌患者多为中老年男性，多有吸烟史，肿瘤进展较慢。腺癌在肺癌患者中最常见，多为周围型，转移发生较早，易累及胸膜出现胸水。

5. 肺癌的流行趋势

在全球范围内，肺癌的发病率和死亡率都较高，且呈上升趋势。全球统计数据显示，男性肺癌发病率和死亡率均占恶性肿瘤的第1位，女性肺癌发病率和死亡率分别占到第3位和第2位。其中，肺鳞癌发病率近年呈下降趋势，占肺癌发病总数的30%~40%，腺癌呈上升趋势，占肺癌发病总数的40%~55%。

6. 哪些人易患肺癌

吸烟者发生肺癌的风险比不吸烟者高20倍，死亡率高4~10倍。被动吸烟也会造成肺癌高风险。此外，工作环境中如存在石棉、甲醛、空气污染、电离辐射等致癌因子，食用水果蔬菜较少，既往有慢性肺部疾病及有家族史的人群，均易发生肺癌，应注意远离致癌因素，多吃蔬菜、水果，并积极治疗肺部慢性疾病。

7. 如何预防肺癌

避免接触与肺癌有关的因素，加强职业接触中的劳动保护，可减少肺癌发病的风险。不吸烟、尽早戒烟、避免接触二手烟，减少接触有害或污染气体，休息充足，适当运动，多吃瓜果、蔬菜，定期体检等，这些好习惯都可帮助我们远离肺癌。

8. 如何治疗肺癌

外科手术是肺癌治疗的首选和最主要的治疗方法，适用于各期非小细胞肺癌患者，早期肺癌手术通常能达到治愈效果，若基因检测出EGFR突变阳性等，可采用分子靶向治疗。放疗、化疗主要用于小细胞肺癌。另外，化疗对于术后及晚期非小细胞肺癌的作用也很重要，对年老体弱者进行化疗也需慎重。近年免疫治疗对肺癌也取得了较好效果。

9. 中医对治疗肺癌有什么方法

肺癌以虚证为主。近年来，对肺癌的病因病机认识趋向于把正气虚损学说和邪毒痰湿学说结合起来，临床采用扶正培本、清热解毒、软坚化痰和活血化瘀酌情伍用治法，取得了较好的疗效。相当一部分中、晚期患者，因不能耐受放疗、化疗的毒副反应，可应用中医药治疗，在稳定和缩小病灶、减少浸润转移、改善生存质量、延长生存期等方面均有一定的疗效。

四十九、食管癌

1. 什么是食管癌

食管癌是原发于食管黏膜上皮的恶性肿瘤，主要分为鳞癌和腺癌，临床上以进行性吞咽困难为典型症状。食管癌与遗传、环境、不良饮食习惯等有关，一般男性发病率高于女性，多发生于中老年人，发病年龄多在50岁以上。

2. 食管癌的症状有哪些

（1）早期食管癌症状多不明显，仅在吞咽粗硬食物时可能会出现不同程度的不适感觉，主要表现为吞咽食物时有梗噎感，胸骨后出现烧灼样、针刺样或牵拉摩擦样疼痛。早期症状时轻时重，进展缓慢。

（2）中、晚期食管癌的典型症状为进行性吞咽困难，这是大多数患者就医的主要原因，首先表现为难以咽下固体食物，后缓慢发展到难以咽下液体食物和水。当肿瘤侵犯到食管周围组织时，可能出现胸痛、背痛、声音嘶哑、呛咳、呃逆等症状。晚期患者出现肝、脑等脏器转移时，可出现黄疸、腹腔积液、昏迷等症状。

3. 如何诊断食管癌

食管癌的主要诊断依据为病理检测结果，多采用胃镜加活检。对于因食管梗阻严重等不适于或不愿意接受胃镜检查的患者，也可选择食管气钡双重对比造影及胸部增强 CT 作为筛选或诊断方法。

4. 食管癌有哪些类型

食管癌按病理类型分为早期癌和中晚期癌，其中早期食管癌包括隐伏型、糜烂型、斑块型、乳头型，中、晚期食管癌包括髓质型、蕈伞型、溃疡型、缩窄型、腔内型。食管癌按组织类型分为鳞状细胞癌、腺癌、小细胞未分化癌、癌肉瘤、腺鳞癌、黏液表皮样癌和腺样囊性病，其中鳞状细胞癌和腺癌占大部分。

5. 食管癌的流行趋势

食管癌发病呈明显区域特征。近年，欧美国家的食管腺癌发病率呈上升趋势，我国、日本及东亚其他各国仍以食管鳞状细胞癌为主。我国食管癌发病也呈明显的地区差异，河北、河南、福建、重庆为食管癌的高发地区。男性食管癌的发病率高于女性，且发病率随年龄增长而升高。

6. 哪些人易患食管癌

虽然食管癌不是遗传性疾病，但食管癌有一定的遗传特征，因为家庭长期生活、饮食习惯和饮食结构相似，会暴露出相同的致病因素，增加食管癌患病几率。食管上皮不典型增生的患者，发生食管癌的风险提高。吸烟、过量饮酒、进食过快、喜食粗硬食物或烫食、常食用腌制食品、口腔不洁等为食管癌的高危因素，存在上述不良生活习惯的人应警惕食管癌的发生。要改变自身的不良生活及饮食习惯，积极治疗食管上皮增生病变，食管癌高危人群应定期行内镜下食管黏膜碘染色筛查，以在早期发现食管癌。

7. 如何预防食管癌

长期吸烟、饮酒、喜欢吃粗糙和过烫的食物容易对食管黏膜产生慢性理化刺激，所以要禁止吸烟，少量饮酒，尽可能不吃粗糙、过烫、久存变质、腌制及霉变的食物，宜多食用新鲜蔬菜和水果。

8. 如何治疗食管癌

早期食管癌内镜下切除即可达到根治的效果。手术是治疗食管癌的首选方法。若全身情况良好、心肺功能较好，可考虑行食管癌根治术。中晚期食管癌可采用外科治疗、放射治疗、化学治疗、内镜治疗或综合治疗。当食管癌侵犯毗邻的气管、支气管及大血管时，单纯手术治疗效果差，手术切除率低，术前放疗可缩小肿块体积，减轻对周围组织的浸润，提高手术切除率，降低局部复发率。

9. 中医对治疗食管癌有哪些方法

食管癌在中医属于噎膈的范畴，认为是情志失调、饮食不节、年老体弱等导致气、痰、瘀交阻，津气耗伤，胃失通降所致。临床辨证分为痰气交阻、津亏热结、瘀血内阻、气虚阳微等症。初期重在治标，以理气、消瘀、化痰、降火为主。后期重在治本，宜滋阴润燥、补气温阳。还可以通过食疗、药膳进行辅助治疗。但是一定要在正规医疗机构请中医师辨证治疗和饮食指导，不要盲目听信偏方治疗。

五十、大肠癌

1. 什么是大肠癌

绝大多数肠癌为大肠癌。大肠癌是一种主要发生在结肠、直肠的常见恶性肿瘤，发病可呈家族性，饮食习惯、生活习惯、体重和激素等都与大肠癌的发生、发展存在密切联系。肠癌的男性发病率高于女性，主要见于中老年人群，但是 30 岁以下的青年人也时有发生。

2. 大肠癌的症状有哪些

大肠癌早期常无明显症状，病情发展到一定程度才会出现以下表现。

（1）大便习惯和性状的改变是大肠癌的重要症状，主要表现为便频、腹泻或便秘，有时还会出现腹泻和便秘交替、里急后重、肛门坠胀、便秘且大便形状变细。当肿瘤破溃出血时，大便有时呈鲜红、暗红或果酱样颜色，有时大便会混有黏液和血，有时要通过大便隐血检查才能发现肠道内出血。

（2）出现腹痛，可呈钝痛、腹部不适或腹胀感；腹痛加重时，可伴阵发性绞痛。有些老年患者，会在癌瘤穿孔发生腹膜炎时，才出现疼痛。

（3）肿瘤长大到一定程度，腹部可触摸到肿块。

（4）晚期患者表现出贫血、消瘦、发热、乏力等症状。

3. 如何诊断大肠癌

大肠癌的确诊需要通过结肠镜取黏膜做病理学诊断。如果出现排便习惯与粪便性状改变、腹痛、贫血等症状时，应及早到能行结肠镜检查的医院就医，医师会根据诊断需要选择适当的检查方法，如直肠指检、超声检查或 X 线钡剂灌肠检查。

4. 大肠癌有哪些类型

大肠癌主要发生在结肠和直肠，根据发生部位将其分为结肠癌和直肠癌。大肠癌大体病理类型有呈腔内生长的蕈样型，明显沿管壁生长的溃疡型，沿管壁弥漫浸润生长的皮革样类型，环绕大肠壁生长的缩窄型，这些类型常相互交错出现。大肠癌组织学类型主要有腺癌和神经内分泌肿瘤，前者主要包括管状腺癌、黏液腺癌、印戒细胞癌、未分化癌等类型，后者主要包括类癌、大细胞癌和小细胞癌。各种类型的大肠癌在临床表现和预后等方面都可能存在差异。

5. 大肠癌的流行趋势

大肠癌发病率呈逐年上升趋势，在全球的发病率已居各种恶性肿瘤的第 4 位，在我国的发病率居各种恶性肿瘤的第 3 位，尤其在城市地区的发病率仅次于肺癌位居第 2 位。因此，应对大肠癌的患病提高警惕。

6. 哪些人易患大肠癌

有家族大肠癌患病史者易发大肠癌。高动物蛋白、高脂肪和低纤维饮食，吸烟、饮酒，久坐不动、缺乏体力活动，肥胖以及不良大便习惯均是大肠癌常见诱发因素。另外，克罗恩病、慢性溃疡性结肠炎、息肉病或大肠腺瘤的患者易发大肠癌。

7. 如何预防大肠癌

培养良好的生活习惯是远离大肠癌的重要法宝，具体包括以下几点。

（1）减少脂肪摄入量，限制肉类。

（2）多吃水果、蔬菜及高纤维素食物。

（3）减少久坐，多运动或从事体力劳动。

（4）戒烟，控制饮酒。

（5）避免肥胖，保持理想体重。

（6）遵循医师推荐的生活注意事项。

此外，高危人群还需重视早期筛查、定期接受结肠镜检查，发现炎症性肠病时应尽早积极治疗。

8. 如何治疗大肠癌

大肠癌治疗的关键在于早期发现和早期诊断，以利于根治。本病唯一的根治方法是在早期进行切除术。对不能切除的也可以通过姑息手术缓解梗阻，以延长寿命、减少痛苦、提高生活质量。治疗手段除外科手术外，还有结肠镜治疗、化疗、放射治疗、免疫靶向治疗等。这其中不乏能达到根治效果的治疗方法，患者及其家属应持有积极的治疗心态，及早、及时进行治疗，争取早日康复。

9. 中医对治疗大肠癌有哪些方法

大肠癌在中医属于全身性疾病，其辨病机制主要集中在"虚""湿""痰""毒""瘀""滞"，临床用药主要为扶正祛邪，采取"不断扶正""适时祛邪"的基本策略，也可以按照疾病不同阶段进行辨证施治灵活用药，以求阴阳平衡，带瘤生存。

五十一、胃癌

1. 什么是胃癌

胃癌是胃部最常见的恶性肿瘤，发病存在地域和家族聚集现象，感染、饮食、遗传等多种因素均与胃癌的发生、发展密切相关。男性发病率高于女性，主要见于中、老年人群。

2. 胃癌的症状有哪些

早期胃癌无明显不适感或腹部异常，小部分患者可出现厌食、腹胀、反酸等不适。随着病情进展，可出现明显的上腹胀痛、食欲差、消瘦、乏力、恶心呕吐、腹泻、呕血、黑便、贫血、发热等症状，有时还会出现吞咽困难、食物反流，还可触及上腹部肿块，压之可有疼痛感，还可出现颈部淋巴结肿大、腹水，甚至腹膜炎等，但是不同部位胃癌之间的临床表现差别较大。

3. 如何诊断胃癌

胃癌的确诊需要通过胃镜取黏膜做病理学诊断。如果出现厌食、乏力，特别是突然出现体重减轻和上腹痛等症状时，应及早到能行胃镜检查的医院就医，医师会根据诊断需要选择适当的检查方法，如超声内镜、肿瘤标志物、X线、钡餐造影等。

4. 胃癌有哪些类型

胃癌主要发生于胃黏膜上皮，绝大多数为腺癌。胃癌的大体病理类型主要有早期胃癌和进展期胃癌。胃癌的组织学分型因分类依据而异，目前最多用的是 WHO 分型，其主要类型为腺癌，包括乳头状腺癌、管状腺癌、黏液腺癌和印戒细胞癌，并且根据癌细胞分化程度可分为高、中、低分化三大类。不同病理类型的胃癌预后可能存在明显差别。

5. 胃癌的流行趋势

胃癌是消化系统最常见的恶性肿瘤之一，由于经济发展、生活习惯以及膳食结构的改变，近年来胃癌的发病率呈明显下降趋势，在全球的发病率居全部恶性肿瘤的第 6 位。但是胃癌呈现明显地区分布差异，在我国的发病率仍居全部恶性肿瘤的第 2 位，农村胃癌发病率明显高于城市，城市地区发病率居全部恶性肿瘤的第四位，而在农村地区的发病率却居全部恶性肿瘤的第 2 位。

6. 哪些人易患胃癌

幽门螺杆菌感染者患胃癌风险较未感染者高 3~6 倍；喜食腊肉、咸菜等高盐及腌制食品，经常不洁饮食者易发胃癌；慢性萎缩性胃炎、胃息肉、胃溃疡、残胃炎、巨大肥厚性胃炎等疾病患者，以及具有胃癌家族史者应警惕胃癌的发生。

7. 如何预防胃癌

避免幽门螺杆菌感染，要积极治疗胃部良性疾病或病变，定期做胃镜和胃蛋白酶原检查，并改正自身不良的生活习惯。定期健康咨询并养成以下好习惯：①饭前便后洗手；②三餐规律，清淡饮食；③戒烟、控制饮酒，不吃霉变食物、隔夜剩菜，少食腌制、油炸、熏制食品和烧烤食品；④要讲究饮食及水源，注重饮食卫生和食物新鲜程度；⑤多吃蔬果；⑥遵循医师推荐的生活注意事项。

8. 如何治疗胃癌

外科手术仍是胃癌的主要治疗手段。早期胃癌无淋巴结转移时，可采取内镜治疗；进展期胃癌在无全身转移时，可行手术治疗；肿瘤切除后，应尽可能清除残胃的幽门螺杆菌感染。目前除手术外，放疗、化疗、靶向治疗、生物治疗、中医药治疗等治疗方法在胃癌的综合治疗中均有应用或研究。这其中不乏已取得相当可观治疗效果的治疗方法，患者及其家属应持有积极的治疗心态，及早、及时地进行治疗，争取早日康复。

9. 中医对治疗胃癌有哪些方法

在中医辨证施治方面，不同体质的胃癌患者有着不同的治疗方法。瘀毒内阻型体质（晚期），中医主要采用失笑散加味进行治疗。痰湿凝结型体质，中医主要采用海藻玉壶汤、二陈汤加减进行治疗。气血两亏型体质，中医主要采用十全大补汤加减进行治疗。脾胃虚胃型，中医主要采用附子理中汤加减进行治疗。饮食方面：痰瘀互结者忌醇酒厚味、助火生痰之品，饮食宜清淡、富有营养；脾胃虚寒者饮食以温补为主；便秘者应多食蔬果；痰湿壅盛者饮食宜清淡不滋腻，可食用薏苡仁粥祛湿解毒。要少食多餐，忌大热、大寒之物，宜食用补益元气的血肉之品以益气养血。

五十二、过敏性皮炎

1. 什么是过敏性皮炎

过敏性皮炎也称变态反应性皮炎，是指过敏原（变应原）通过变态反应机制引起的皮炎，是由许多因素导致的皮肤炎症反应。过敏性皮炎是皮肤科最常见的皮肤病之一，随着现代化进程和环境的改变，人们接触化学物质的机会越来越多，这使得人们患过敏性皮炎的机会也明显增多。临床常见的过敏性皮炎包括接触性皮炎、染发皮炎、湿疹等。不同致病因素所致的过敏反应也不同。

2. 过敏性皮炎的病因是什么

过敏性皮炎的病因很复杂，其发病与内在和外在的多种因素有关。

内在因素就是患者本身具有"过敏体质"，即对外界各种刺激非常敏感，这在过敏性皮炎的发病中起主导作用，患者有时不能耐受对正常人来说是无害的刺激；内在环境的不稳定如慢性消化系统疾病、精神紧张、失眠、过度疲劳、情绪变化等精神改变，以及感染病灶、新陈代谢障碍和内分泌功能失调等，均可诱发或加重过敏性皮炎的病情。

外在因素也有很多，包括饮食、吸入物、气候、接触过敏物等。其中食用海鲜、辛辣食品、酒，吸入花粉、接触尘螨、寒冷天气，接触化学物品、肥皂、洗涤剂等都是过敏性皮炎最常见的诱因。由于如此复杂的原因，使得过敏性皮炎因众多的发病原因和诱发因素交织在一起而导致病情反复发作。

3. 过敏性皮炎的共同特点

（1）根本特点：过敏性皮炎是致病因素通过人体免疫系统的变态反应在皮肤上产生的损害。

（2）有致敏过程：从刺激因素即致敏原作用于人体，到皮肤出现皮损要有一段时间，多数患者第一次时不发病，第二次以后才发病，这是免疫系统酝酿变态反应的结果。

（3）有家族遗传特点：家族中有荨麻疹、哮喘或过敏性鼻炎等遗传过敏史的患者，发生过敏性皮炎的比例较高。如双亲均有遗传过敏史，其子女发生过敏性皮炎的概率更高。所以，发现孩子有皮炎时，应查一查家族中的过敏病史。

（4）有反复发作的特点：多数过敏性皮炎会在接触致敏原后复发，但有时致敏原却并不明显，要仔细追查。

4. 常见过敏性皮炎的症状和临床表现

（1）接触性皮炎：是由于皮肤黏膜接触某些物质后，在接触部位发生的急性或慢性皮肤炎症反应。自觉症状为瘙痒，偶尔也有烧灼感或疼痛感，全身症状不明显。其发生原因可分为原发性刺激和变态反应两种。临床表现为红斑、丘疹、丘疱疹、水疱、糜烂、渗出、结痂甚至坏死、溃疡等，皮损部位及范围与接触物接触的部位一致，边界清楚，病程有自限性。去除接触物后，损害可消退，若再接触，皮炎可再次发生。

（2）湿疹：是一种由多种内、外因素引起的具有明显渗出倾向的皮肤炎症性疾病，病因复杂，一般不易寻找，临床经过多呈慢性、好转和加重交替。湿疹的皮疹形态呈多样性，急性期表现为红斑、丘疹、丘疱疹，伴有水肿，严重者可以出现水疱并渗出，可有抓痕、结痂；慢性者则有局限性浸润和肥厚，瘙痒剧烈，易复发。按其临床表现分为急性、亚急性、慢性3种。

5. 得了过敏性皮炎怎么办

尽快控制皮肤炎症，缓解瘙痒，通过延缓和减轻发作，改善和提高患者的生活质量。建议到医院就诊，在医师指导下采用内用药物和外用药物治疗，轻者可口服抗组胺类药，重者选用类固醇皮质激素。外用疗法应遵照外用药物的治疗原则，合理选用医用3%硼酸溶液、糖皮质激素药膏、外用免疫调节剂及外用抗菌药物等。

6. 过敏性皮炎的心理治疗

由于许多慢性过敏性皮炎患者病情会反复发作，容易对治疗丧失信心，造成烦恼、郁闷等不良情绪，进而加重病情和影响疗效。故对于慢性湿疹、疗效不好的患者应给予包括心理疗法在内的综合性治疗。

7. 如何预防过敏性皮炎

（1）减少诱发加重的因素及刺激因素，如机械因素（搔抓、摩擦等）、物理化学因素（热水洗烫、高温、低湿度、刺激性药物等）、生物因素（动植物、微生物感染等）、精神紧张或情绪低落、消化功能紊乱。

（2）远离致敏因素，这是预防过敏性皮炎最根本的办法。应尽可能减少环境中的变应原，如吸入性过敏原（凡是能够经呼吸道吸入的物质都是潜在的过敏原），包括尘土、尘螨、棉絮、花粉（春季、夏季和秋季）、动物毛发、真菌、昆虫和烟雾等；食物过敏原（是指通过食入引起过敏反应的过敏原），包括鱼、虾、蟹、牛肉、羊肉、鸡蛋、牛奶、花生、黄豆和坚果等；接触性过敏原（通过与皮肤或黏膜接触引发过敏的过敏原），包括衣物、染料、化妆品、首饰、外用药、漆胶、有机溶剂、染发剂和消毒剂等。创造健康卫生的环境，需保持室内卫生、经常开窗通风、保持适宜的温度和湿度、不随便使用消毒剂等；春季应尽量少让孩子接触花粉；夏季应避免阳光直射；家里尽量不要养宠物，尤其不能在室内养；少用地毯，勤吸尘；不用电热毯；避免使用刺激性强的化妆品等。

（3）呵护皮肤，科学、合理地洗澡，选择酸碱度（pH）中性、无刺激性的香皂；不可乱用护肤产品，内衣要选择柔软的棉织品，不宜穿羊毛、化纤织物，这些织物较粗糙，且对皮肤有刺激性，容易引发皮炎、湿疹。

（4）注意饮食调理，均衡营养，多吃水果、蔬菜等含维生素丰富的食物,维生素 C 是天然的抗组胺剂,每天应该从饮食中进行摄取。少吃鱼、虾、牛肉、羊肉和油腻、高糖及刺激性食物。

8. 中医对治疗过敏性皮炎有哪些办法

中医根据接触性皮炎不同的病因分别称为"漆疮""马桶癣""膏药风""粉花疮"等。认为系禀赋不耐、外感毒邪所致。若皮疹鲜红、灼热、肿胀、瘙痒,属热毒证,治宜清热凉血解毒,方用化斑汤加减;若水肿明显、溃水糜烂,属湿毒证,治宜清热除湿解毒,方用龙胆泻肝汤加减,每日 1 剂,早晚水煎服,药渣可再煎汤,放凉后湿敷患处;日久形成的慢性皮炎,可服二妙丸、当归饮子。根据湿疹发病部位和形态的不同,分别称为"浸淫疮""湿疮""四弯风""旋耳疮""疮""绣球风"等。常分 3 种证型论治:湿热并盛证、脾虚湿盛证、血虚风燥证,每种类型的治疗方法不同,辨证论治是关键,应寻求专业中医师辨证治疗。

五十三、淤积性皮炎

1. 什么是淤积性皮炎

淤积性皮炎又名静脉曲张性湿疹、重力性湿疹、低张力性皮炎。淤积性皮炎是一种下肢慢性潮红、鳞屑、瘙痒和肿胀(炎症)的皮肤病,常有深褐色皮肤色素沉着。易发生于下肢静脉功能不全、静脉曲张和水肿患者中。

2. 造成淤积性皮炎的原因有哪些

淤积性皮炎同长期的下肢静脉回流不畅有关,常是下肢静脉曲张的表现之一,久坐久站、重体力劳动工作者或怀孕后容易出现。人类是直立行走的动物,一般情况下,在站立或行走的过程中,下肢的静脉血液是逆着重力由下向上回流至心脏的。为了防止静脉血液受到重力的影响向下反流,静脉血管中有很多瓣膜,像一级一级的单向阀门一样,起到阻挡血液反流的作用,血液从下向上回流一级,瓣膜就会关闭一级,从而一级一级将血液送回心脏。但是受基因影响,有些中老年人会出现静脉瓣膜关闭不全的现象,或者由于长期站立、腹部压力增高或静脉内血栓的影响，静脉内的瓣膜被破坏，导致静脉血无法完全回流，进而造成大量带有代谢废物的静脉血淤积在腿部或足部，引起肿胀。血流淤积也会导致局部毛细血管扩张，细胞间隙加宽使纤维蛋白渗入到细胞间隙，称为静脉淤血。淤积的血液会造成局部皮肤组织缺氧和营养不良，诱发炎症，引起瘙痒或感觉异常，如果局部皮肤搔抓后破损，则很难愈合，进而形成静脉性溃疡。

3. 淤积性皮炎的症状有哪些

淤积性皮炎常发生在足踝部。最初皮肤出现瘙痒、红斑、轻度鳞屑，几周或几个月后皮肤呈深褐色，可能伴随水肿和感染，最终引起静脉性溃疡。一般起病缓慢，开始先在小腿下三分之一出现轻度水肿，休息后可消退，站立或行走时间长又会重复出现。逐渐出现圆形红斑或褐红色斑片，有时可呈紫癜样，自觉瘙痒明显，常被抓破导致糜烂和结痂等。日久皮肤逐渐粗糙、脱屑、增厚、皲裂，呈苔藓化样损害，局部变硬。症状迁延不愈，逐渐加重。

查体视诊可发现下肢迂曲团块，皮肤色素沉着，可能伴随皮肤脱屑、破溃、渗出，可通过触诊检查下肢条索感、局部压痛、硬化、可呈凹性肿胀等。

4. 哪些人易患淤积性皮炎

（1）相较于男性，女性患淤积性皮炎的概率相对较高。

（2）50岁以上的人群，随着年龄的增加发病率亦有所增加。

（3）有淤积性皮炎家族史。

（4）患心脏疾病，如充血性心力衰竭等。

（5）体重超重者。

（6）妊娠。

（7）活动受限者。

5. 淤积性皮炎需要做哪些检查

发现下肢淤滞性皮炎，常规需要做下肢静脉超声和静脉容积描记，评价下肢深静脉、浅静脉功能。根据病史，部分患者还需要检查髂静脉超声、下腔静脉超声、下肢静脉CT造影或下肢静脉造影。全面评估下肢静脉曲张或者堵塞的范围以及程度后，给予进一步药物治疗或手术治疗。如果考虑患者炎症较重或有静脉内血栓，还需要增加化验检查，如血常规和凝血功能，以辅助判断病情。

6. 如何治疗下肢静脉 CT 造影性皮炎

（1）一般治疗：首先要控制静脉高压，休息时抬高患肢，避免长久站立或从事重体力劳动。静脉超声发现静脉功能不全、静脉反流的患者，应在日常生活中穿医用弹力袜或使用弹力绷带进行包扎。注意避免搔抓或浸泡，避免继发感染，尽量不穿高跟鞋，尽量不用高温热水或带有刺激性物质的水泡脚。

（2）药物疗法：由于大部分淤积性皮炎是由于静脉功能不全导致的，因此可口服促进静脉回流的药物进行治疗，包括迈之灵、地奥司明片、羟苯磺酸钙等。局部可应用抗生素或抗真菌药和糖皮质激素的复合药物进行外敷治疗。如果患者有静脉溃疡，需要局部应用碘附或抗生素类药物进行换药治疗，局部感染较重者需要口服或静脉输入抗生素。合并足部真菌感染的患者，需要同时应用足部抗真菌药外敷。合并静脉血栓的患者需要在医生指导下，根据血栓累及的范围、时间和程度，应用足量、足疗程的抗血栓治疗，并需规律复查，有部分血栓患者需要通过手术取出血栓。

（3）手术治疗：淤积性皮炎合并静脉曲张的患者需要行静脉曲张手术治疗。现有的静脉曲张手术方案大多数为微创手术方案，取出曲张的浅静脉可以从病因上根治静脉反流。在手术治疗后，患者的淤积性皮炎造成的肿胀、瘙痒等症状可能得到逆转，同时色素沉着会减轻。

五十四、急性腰扭伤

1. 什么是急性腰扭伤

急性腰扭伤是腰部肌肉、筋膜、韧带等软组织因外力作用，突然受到过度牵拉而引起的急性撕裂伤，常发生于搬抬重物、腰部肌肉强力收缩时。急性腰扭伤可使腰骶部肌肉的附着点、骨膜、筋膜和韧带等组织撕裂。男性发病多于女性。

2. 急性腰扭伤的症状有哪些

（1）被迫体位：由于患侧肌纤维痉挛而使患者胸腰段及腰椎前凸消失，并呈现向患侧屈曲的被迫体位。腰部活动受限，不能挺直，俯、仰、扭转动作时感到困难，咳嗽、喷嚏、大小便时可使疼痛加剧。站立时往往需用手扶住腰部，坐位时需用双手撑于椅子，以减轻疼痛。

（2）疼痛：患者伤后一侧或两侧立即出现腰部疼痛，呈持续性剧痛，次日可因局部出血、肿胀，使腰痛更为严重；也有的只是轻微扭转了一下腰部，当时并无明显痛感，但次日却感到腰部疼痛；静止时疼痛稍轻、活动或咳嗽时疼痛加重。

（3）肌肉痉挛：检查时局部肌肉紧张、压痛及牵引痛明显，但无淤血现象。

3. 造成急性腰扭伤原因有哪些

（1）在无准备活动的情况下，若突然开始加重脊柱负载量，易引起扭伤及韧带撕裂，严重者甚至可发生骨折（以横突骨折多见）。

（2）在日常劳动中，尤其是在平日较少进行重体力劳动者或脑力劳动者，当有重物体需搬动时，若姿势不当，很易将腰、背部扭伤。

（3）除由于不同劳动条件所造成的被迫劳动体位而难以纠正外，某些劳动者不能自行掌握正确的劳动方式，例如操纵接送患者的推车时，如果不是采用"推"而是采用"拉"的方式，则由于椎旁纵向肌群用力较大而易引起腰背部扭伤。

（4）其他自高处跌下、平地滑倒、交通意外或生活意外等均可引起腰、背部扭伤。

4. 哪些人易患急性腰扭伤

（1）强壮年和体力劳动者。

（2）平时疏于锻炼，偶然劳作者。

（3）腰肌萎缩或腰部力量较弱以及慢性消耗性疾病的患者。

5. 急性腰扭伤发作时有什么缓解的办法

（1）急性腰扭伤发作时，卧床休息可以防止病情进一步发展，严重者应绝对卧床2~3周，原则上应不少于7~10天。休息体位能使疼痛缓解，感觉舒适即可，不必太过强求侧躺、俯卧还是仰卧。

（2）各种促进局部血液循环及清除创伤代谢产物淤积的疗法均有一定疗效。

（3）局部可涂抹扶他林软膏等外用药物，甚至可以在痛点注射0.5%普鲁卡因做封闭治疗。

（4）选用适当的物理治疗，包括超声波、高频电疗、离子透入、电动按摩及红外线照射等，通过声、光、电、热等作用于人体，可起到改善局部肌肉血液循环、减轻炎性反应的作用。

6. 急性腰扭伤跟急性腰椎间盘突出症是一回事吗

两者是不一样的。虽然都是引起腰痛的主要原因，但性质不一样。急性腰扭伤病变主要在肌肉、筋膜、韧带及小关节层面，而腰椎间盘突出症病变主要在椎间盘纤维环破裂髓核突出。

7. 急性腰扭伤后能长期佩戴腰围保护吗

在急性发作期可以佩戴护腰以降低肌肉负荷来减轻疼痛，但不建议长期佩戴护腰，容易引起腰背部肌肉失用性萎缩，进一步削弱腰部力量。

8. 为什么无准备活动或久坐的人易发生急性腰扭伤

在无准备活动的情况下突然开始加重脊柱负载量，易引起扭伤及韧带撕裂，严重者甚至可发生骨折（以横突骨折多见），特别是在平日无暇进行体力劳动及体育锻炼者。

9. 什么是搬运重物的正确姿势

（1）在搬运时，人要靠近重物站好，双脚分开同肩宽，一只脚稍向前，站立平衡。

（2）膝部弯曲（而不是腰部弯曲）蹲下，下颚收拢保持背部尽可能直立。

（3）在搬运重物之前，确认已牢牢抓住物品。

（4）开始慢慢地提起重物，用腿部力量而不是背部力量，将重物搬动，并且调整重物的位置，在这个过程中千万不要扭转身体。

（5）一旦提起重物，需保持重物尽可能地紧贴身体，否则会因背部尤其是腰部的压力剧增而使搬运者受到影响。

（6）搬运中，一旦站立起来，就只能依靠脚来调整方向，同时转身的时候需要全身转动。千万要避免仅扭转腰部。放下重物时，应按照前面的方法调转顺序，反过来用。

10. 急性腰扭伤的患者还能进行体育运动吗

急性疼痛发作时应停止或减轻活动量。在非急性期可以进行游泳、慢跑等运动，进行身体对抗性强的活动如踢足球、打篮球等时，需要加强腰部保护、做好运动前热身，运动后还需拉伸恢复。

11. 平时生活需要注意什么

（1）应防止因潮湿、寒冷而使腰部受凉。不要随意睡在潮湿的地方，根据气候的变化增添衣服，出汗及雨淋之后要及时更换湿衣或擦干身体。

（2）急性腰扭伤应积极治疗、安心休息，以防止病症转成慢性损伤。经正规治疗后，95% 以上的患者可完全康复。治疗不当时，则易转为慢性劳损性腰背痛，主要是由于撕裂伤处愈合不良、瘢痕过多及肌肉松弛等因素引起。

（3）在进行体育运动或剧烈活动前要做好准备活动。

（4）需纠正不良的工作姿势，掌握正确的劳动方式，防止过劳，注意劳逸结合。

（5）避免使用过软的床垫，因其不能保持脊柱的正常生理曲度而导致腰肌劳损。可使用硬板床或者较硬的床垫。

（6）肥胖是诱发急性腰扭伤的潜在因素之一，积极通过饮食控制来减轻体重，可以有效减轻腰椎的负荷，降低扭伤风险。

（7）坚持适当锻炼，通过腰腹部核心肌群的训练来提高腰椎稳定性以及腰肌的支撑、保护力量，可以有效预防腰扭伤。

12. 中医对治疗急性腰扭伤有哪些方法

中医把腰肌劳损分 4 种类型：寒湿证、湿热证、瘀血证、肾虚证。每种类型的治疗方法不同，辨证论治是关键，应寻求专业中医师辨证治疗，以避免发生不必要的风险。还可以通过推拿、针灸、拔罐、中药熏蒸等多种方法舒筋活络、改善症状、改善生活质量。

第二节　常见症状的鉴别

一、发热

1. 人的正常体温是多少

健康人在清晨安静状态下，一般腋下温度为 36~37℃，口腔温度为 36.3~37.2℃，肛表温度为 36.5~37.7℃。正常体温在不同个体存在差异，并受昼夜、年龄、性别、活动程度、药物、情绪和环境等因素的影响而变动。在 24 小时内，下午的体温会略高于早晨的体温，进行剧烈活动、劳动或进餐后体温也可升高，一般波动范围不超过 1℃。

2. 体温测量方法

使用水银温度计时，将消毒后的温度计水银柱甩至 35℃ 以下，之后进行以下操作。

（1）测量腋温时，应擦干患者腋窝汗液，将体温计水银端放在患者腋窝深处，并嘱患者用上臂将温度计夹紧，放置 10 分钟后读数。这种方法较安全、方便，不易发生交叉感染。但需要注意，如患者腋下有创伤、做过手术、有炎症、出汗较多以及患者极度消瘦不宜测腋温。

（2）测量肛温时，应在肛表水银端涂以润滑剂，徐徐插入患者肛门，深度需达肛表的一半为止，放置 5 分钟后读数。此法主要用于小儿及意识不清者。

（3）测量口温时，应将水银端置于患者舌下，让其紧闭口唇、不用口腔呼吸，以免冷空气进入口腔，影响口腔内的温度，测量 5 分钟后读数。婴幼儿和意识障碍者不宜用此法。

3. 如何诊断发热

通常认为腋温超过 37℃、口温高于 37.3℃、肛温高于 37.7℃，或者一日体温变动超过 1.2℃ 即判定为发热。

4. 关注体温的意义

发热主要是因为机体在各种原因下产热增加、散热减少，导致体温高出正常范围。但退热治疗本身不能改善预后，重点在于要明确导致发热的病因以便对症治疗。

5. 引起发热的原因是什么

（1）感染性发热：占到医院就诊患者的大多数。见于各种病原体，如病毒、细菌、支原体、真菌等导致的急、慢性感染；常见的急性感染性发热包括感冒、上呼吸道感染、肺炎、泌尿系感染、胆道感染、皮肤软组织感染等；慢性感染性发热常见于结核病等。

（2）非感染性发热：内出血、心肌梗死、恶性肿瘤、风湿热、甲状腺功能亢进症、中暑等均可导致发热。不同疾病导致发热的持续时间、最高温度、伴随症状等均不相同，因此可以根据发热的不同特点来进行疾病的诊断与治疗。

6. 哪些情况下的发热尤其需要注意

高热（体温大于40℃）、高龄（年龄大于70岁），伴有头痛、意识模糊、嗜睡、烦躁、少尿或呼吸急促、心率加快及四肢抽搐等症状，发热持续3周以上。如出现上述情况，应及时到医院发热门诊就诊，必要时可拨打120求助。

7. 对于小儿急性发热的处理

小儿高热易发生惊厥、过度消耗等，应积极采取退热处理，在家中或者入院前可采取以下措施降温。

（1）对于年龄不足3月龄或者低热而无明显不适的患儿，建议采用物理降温法，如温水擦浴、退热贴、头枕冰袋、冷湿敷等。

（2）对于年龄大于3月龄，体温高于38.5℃和/或出现明显不适的患儿，可采取退热剂降温，常用药物有对乙酰氨基酚、布洛芬。

（3）对于出现高热的患儿，建议退热剂和物理降温联合退热，并及时去医院就诊。

8. 在发热期间需要注意什么

注意充分休息，避免交叉感染；保持室内温度、湿度适宜，空气流通；饮食宜清淡易消化，少量多次饮水；监测体温，观察病情变化，不适时及时就诊。

9. 中医对发热的认识有哪些

中医认为发热主要有外感和内伤两方面原因。外邪侵袭，正邪相搏导致外感发热；在内则可由久病体虚、饮食劳倦、情志失调、外伤出血等而致脏腑功能失调，气、血、阴、阳失衡而发热。每种证型的治疗方法不同，首先应当分清外感和内伤，辨证论治是关键。

对于发热，中医可有中药处方及中成药、中药注射剂、药浴法、中药灌肠法、刺络放血疗法、针刺疗法、推拿等多种治疗方法，但应寻求专业中医师进行治疗，不可道听途说随便吃药或采取不合适的治疗方法，避免发生不必要的风险。

二、头痛

1. 头痛是不是一种疾病

头痛是我们日常生活中比较常见的一个症状，引起头痛的原因很多，涉及神经内科、耳鼻喉科、眼科、骨科与内科等多个科室。

2. 头痛的简单分类

依据国际头痛学会的分类，头痛可以分为原发性头痛、继发性头痛和神经性头痛三大类。临床上以原发性头痛为主，而其中偏头痛、紧张性头痛和丛集性头痛最为常见。

3. 常见头痛类型的临床表现有哪些

（1）偏头痛：多数是一侧剧烈的搏动性头痛，但也可以累及双侧。患者可能会对声音、气味和光线比较敏感，不喜欢嘈杂的环境，喜欢安静休息。头痛时经常伴有恶心、呕吐，会反复发作，每次持续时间在 6 小时到 3 天不等。发作频率可以从每周数次到一年一次不等。

（2）紧张性头痛：紧张性头痛是一种广泛的束带样头痛，疼痛强度并不剧烈，往往伴有颈部紧张感。在这类患者中，压力、焦虑和抑郁都是常见的触发因素，甚至有的人因缺乏运动、睡眠不好、不良姿势、眼睛疲劳等也可以触发。

（3）丛集性头痛：集中在一侧眼眶周围强烈灼痛或刺痛感，伴明显流泪、鼻塞、眼睑肿胀，对光或者声音敏感，出现烦躁不安或激动。持续时间约 20 分钟到 2 小时不等。患者每天可经历数次发作，但经常集中在同一时间发作（如晚上经常发生），因此称为丛集性头痛。

4. 头痛的高发人群有哪些

（1）性格内向、人际关系紧张或工作压力大者，易患紧张性头痛，且大多集中在 30~40 岁之间。

（2）初潮后的女孩、有睡眠障碍的女性及先天性心脏病患者易患偏头痛，且偏头痛的发生率多随着年龄的增长而增加，但在 40 岁之后发生率会有明显的下降趋势。

（3）儿童在 11 岁之后头痛发生率逐步上升，而小孩和老年人头痛发生率稍低。

（4）止痛药的过度使用、心理疾病、吸烟、睡眠障碍、头颈部损伤史及女性更易使头痛转变成慢性头痛。

5. 什么情况下出现的头痛要引起特别重视

（1）突然出现的剧烈头痛。

（2）年龄超过 50 岁的头痛患者。

（3）妊娠或产后出现头痛的患者。

（4）逐渐加重，没有减轻或好转的倾向。

（5）伴有精神症状、癫痫、发热或神经科体征。

以上情况的患者需要做进一步的检查（如血、尿、便常规、脑电图、脑脊液、颅脑 CT 及 MRI 等检查），排除严重的神经科疾病，如原发性脑肿瘤、脑转移瘤、脑脓肿、硬膜下血肿、脑出血、蛛网膜下腔出血和脑膜炎等。

6. 头痛的主要治疗药物有哪些

非甾体抗炎药（阿司匹林、吲哚美辛及对乙酰氨基酚等），止痛作用较弱，但无成瘾性；弱阿片类镇痛药（曲马朵），止痛作用较非甾体抗炎药强，很少成瘾；阿片类镇痛药（吗啡、哌替啶），止痛作用很强，反复使用容易成瘾；复方制剂（主要成分包括对乙酰氨基酚、苯巴比妥、咖啡因及氨基比林），止痛作用类似非甾体抗炎药或者稍强，但因不良反应较大而禁止单独使用。需要注意的是，各类头痛患者都要在医生的指导下用药，不能随意购买和服用止痛类药物。

7. 如何预防头痛

（1）自我调节：自我调整情绪，防止抑郁和焦虑，不要过度疲劳和紧张。

（2）注意饮食：少吃含酪胺的食物（如奶酪、蘑菇、动物肝脏），戒烟、限酒。

（3）积极锻炼：每天坚持体育锻炼，做好工作和活动计划，保持固定的休息时间，养成良好的睡眠习惯。

（4）注意对高血压患者（尤其是中老年人）的血压监测，高血压可引起或加重偏头痛发作；同时女性在月经期应注意饮食和生活习惯上的诱发因素。

8. 中医对治疗头痛有哪些方法

头痛这个症状属于中医"头痛"范畴。分为外感头痛和内伤头痛两个类型，外感头痛又分为风寒头痛、风热头痛、风湿头痛3种证型，内伤头痛分为肝阳头痛、痰浊头痛、瘀血头痛、气虚头痛、血虚头痛、肾虚头痛6种证型。中医治病讲究辨证论治，每种证型的治法和方药是有区别的，因此采用中医中药治疗，需要去医院寻求专业的中医师辨证施治。还可以通过针灸、推拿、按摩、电疗及磁疗等多种方法改善症状，避免不良后果的发生发展。

三、胸痛

1. 胸痛的特征表现是什么

胸痛即胸部的疼痛不适，它是由多种原因引发的一种常见症状，因疾病不同，表现不一。按部位看，疼痛可弥漫整个胸部，也可有较固定的位置，如心前区、胸骨后；部分疾病可有固定的反射区，如放射至左肩。按性质看，可表现为闷痛、灼痛、刺痛、酸痛等，可伴随压迫感、窒息感。按发作时的持续时间看，可分为持续性、阵发性，有的能够自行缓解，突发的剧烈疼痛也可导致患者出现晕厥，甚至危及生命。

2. 引起胸痛的常见原因及如何进行简单鉴别

能够引起胸痛的疾病有很多，需要配合详细的检查才能够明确原因，根据疼痛的特征，可将常见疾病进行简单区分。

（1）心脏及主动脉疾病：胸痛是心血管疾病的典型表现之一，也最易危及生命。不同疾病之间存在症状差异，如心绞痛常表现为劳作、受刺激后突然出现的胸骨后疼痛，伴有窒息感、甚至濒死感，可放射至左肩部或上肢，舌下含服硝酸甘油可缓解。不稳定型心绞痛和心肌梗死的患者也会具备上述特征，但其持续时间更长，含服硝酸甘油不易缓解，可伴有口唇发紫、出汗、恶心等症状。而心包炎的疼痛可能来自于颈、肩、背部，持续或间歇发作，咳嗽、深吸气、举臂时可加剧。主动脉夹层则通常会引发突然而剧烈的撕裂样疼痛，部位在前胸，可放射至两肩胛骨之间。

（2）肺部及胸膜疾病：若胸痛伴咳嗽、咳痰以及呼吸道症状则很可能由肺部疾病引起。肺栓塞发作的疼痛往往出现在单侧，常伴随呼吸急促、困难。肺动脉高压的疼痛常有压迫感，部位在胸骨后，可伴有呼吸困难、下肢水肿、颈静脉怒张等表现。而肺炎和胸膜炎可出现局部尖锐、针刺样疼痛，呼吸及咳嗽后可加重。

（3）消化道疾病：胃酸反流、消化性溃疡引起的胸痛常具有烧灼感，大多位于上腹部及胸骨后，用抑酸药物后可减轻。食管痉挛的疼痛表现可能类似于心绞痛，有紧缩感、烧灼感。胆道疾病、胰腺炎也可产生胸部疼痛不适的症状，因胆囊炎导致的疼痛常发生在餐后。

（4）神经肌肉骨骼疾病：肌肉骨骼疾病引起的疼痛一般在活动后加重。颈椎间盘疾病压迫神经根后也可产生胸痛。带状疱疹所产生的神经痛，可在发病前或伴随皮损出现，沿某一周围神经呈带状分布，多发生在身体的一侧，常伴剧烈烧灼感。

（5）情感和精神性疾病：这类原因也会引起胸痛，然而其个体差异较大，可通过详细的病史进行判断，如胸痛发作前经历过巨大的恐惧、焦虑等，也可通过辅助检查排除其他原因。

3. 警惕胸痛的意义

在临床上，胸痛往往是对一些严重疾病的提示，尤其是心血管疾病。

快速、准确、有效地处理引发胸痛的原因，对我们的生命安全有一定的保障作用。同时我们不能忽视气喘、憋闷或难以用语言描述的胸部不适感，这可能是发生胸痛的预兆，以及部分疾病的隐匿表现。

4. 发生胸痛时该怎么办

胸痛发生时，首先必须考虑是否有心脏疾病的可能，对于有明确冠心病史的中老年患者，若发生心前区疼痛应马上休息，可舌下含服硝酸甘油尝试缓解并及时就医（硝酸甘油最多含服 3 片，间隔至少 5 分钟，并应采用坐姿或者是半卧姿势服药）。一旦发生严重胸痛，应立即在最短时间内前往就近医院的急诊，或拨打120急救电话。由于引起胸痛的原因较为复杂，入院后首要问题就是明确诊断，然后根据不同病因进行相应的治疗，不可盲目止痛。而慢性的、偶发性的胸痛，或常有憋闷、不适感时，也不能忽视，需及时进行检查，以免贻误病情。

5. 如何预防胸痛

（1）保持规律的饮食作息习惯是预防大多数疾病的良方，应避免暴饮暴食或过度节食。

（2）避免长期熬夜，坚持适当的运动锻炼；不可酗酒、抽烟。

（3）要学会调节情绪，保持心情舒畅。

（4）定期进行体检，控制好血糖、血压、血脂。有明确心脏病史的患者，家中可备硝酸甘油、速效救心丸等药物，谨遵医嘱，按时复查。

6. 中医对治疗胸痛有哪些方法

中医将胸部闷痛，甚至胸痛彻背、喘息不得卧为主症的疾病称为"胸痹心痛"。其多与饮食不节、劳逸失调、寒邪内侵、情志失调、年老体虚有关。主要病机为心脉痹阻，主要分为 7 种证型：心脉瘀阻、气滞心胸、痰浊闭阻、寒凝心脉、气阴两虚、心肾阴虚、胸阳不振。中医的治疗辨证论治是关键，如果不对症可能带来不必要的风险。应寻求专业中医师辨证治疗，不要盲目使用偏方，胡乱吃药。也可通过食疗、针灸、推拿等多种方法调理身体，进行预防，达到"未病先治"的目的。

四、关节痛

1. 什么是关节痛

生活中有关节痛经历的人不在少数，想知道什么是关节痛，就要先了解什么是关节。通俗来说，关节就是两个骨头骨端的连结，它的组成主要包括软骨、关节囊和关节腔3部分。关节痛是关节局部、邻近组织病变或全身疾患累及关节出现的疼痛症状。

2. 导致关节痛的常见原因有哪些

（1）外伤：分急性损伤和慢性损伤，急性损伤是因外力碰撞关节或使关节过度伸展扭曲，造成关节脱位或骨折，导致血管破裂、组织液渗出，使得关节肿胀、疼痛。慢性损伤是因持续的慢性机械损伤（关节长期负重，使关节软骨及关节面破坏）或急性外伤后关节面破损留下粗糙瘢痕，使关节润滑作用消失，造成关节慢性损伤。

（2）感染细菌直接侵入关节内：常见有外伤后细菌侵入关节，关节邻近骨髓炎、软组织炎、脓肿蔓延至关节内，关节穿刺时消毒不严格将关节外细菌带入关节内。

（3）变态反应和自身免疫：此关节病变多是全身性损害之一，是关节滑膜充血水肿，软骨进行性破坏，形成骨关节畸形的关节病变。

（4）退行性关节病：多见于中老年肥胖、有基础病、有家族史的人群，因关节软骨退化变薄、骨关节边缘有骨赘形成导致的关节病变。

（5）代谢性骨病：机体各种代谢障碍所致的关节病，如维生素D代谢障碍造成的骨质软化性骨关节病，脂质代谢障碍造成的高脂血症性关节病，嘌呤代谢障碍造成的痛风。

（6）药物性关节病：口服利尿剂或促尿酸排泄药物激发痛风，关节内反复注射皮质激素可引起关节软骨破坏性改变，长期大剂量应用皮质激素诱发股骨头坏死，产生髋关节疼痛。

（7）骨关节肿瘤：有良性和恶性之分，尽管不多见，但也不要忽视。

3. 常见疾病导致关节痛的临床特点

（1）外伤性关节痛：急性关节痛常在外伤后即出现受损关节疼痛、肿胀和功能障碍。慢性关节痛有明确的外伤史，反复出现关节痛，有明确诱因（过度活动、负重、气候），药物及物理治疗后可缓解。

（2）化脓性关节炎：起病急，早期易出现畏寒、寒战、高热症状；病变关节红肿热痛，疼痛呈持续性，功能严重障碍。

（3）结核性关节炎：儿童和青壮年多见，最常见部位为脊柱，其次为髋、膝关节。活动期常有疲劳低热、盗汗及食欲下降，病变关节肿胀疼痛，但较化脓性关节炎轻，活动后疼痛加重。

（4）风湿性关节炎：起病急剧，常在链球菌感染后出现，以膝、踝、肩和髋关节多见。病变关节出现红肿热痛，呈游走性，肿胀时间短消失快，常在1~6周内会自然消退，不留下关节僵直和畸形改变。

（5）类风湿性关节炎：以指间关节等小关节疼痛为首发，且呈对称性，关节呈梭形肿胀，伴有晨僵现象，晚期关节畸形。

（6）退行性关节炎：早期疼痛受步行、久站及天气影响，休息后可缓解；晚期病变关节疼痛加重，呈放射性，关节有摩擦感，活动时有响声。

（7）痛风：常在饮酒、劳累及高嘌呤饮食后出现关节剧痛，局部皮肤红肿灼热，常于夜间痛醒。跖趾关节多见，病变呈自限性，有时在1~2周内自行消退，但经常复发。

4. 关节痛怎么办

有些人置之不理，有些人自行用药，这些都不可取。唯一正确的方法就是去正规医院找专科的医生诊治，骨科、风湿科、运动医学科等都可以选择。如果你的关节痛不是他们的专业诊治范围，他们会建议你转到相关科室进一步治疗。

5. 什么样的关节痛需要手术呢

其实，在临床上只有少部分关节痛的患者才需要手术治疗。如关节痛时间长、诊断不清者，手术的目的就是为了明确诊断；韧带、半月板等关节结构的损伤也常常需要手术，手术的目的是修复损伤的结构组织；色素沉着绒毛结节性滑膜炎等也需要手术，手术的目的是切除病变的组织等。

6. 如何来预防和保健

（1）适度的体育锻炼，增强身体素质。

（2）注意保暖，避免受风、受潮。

（3）劳逸结合，避免过度劳累。

（4）保持良好心态，避免精神刺激。

（5）预防和控制感染。

（6）遵照医嘱，调理饮食。

7. 中医对治疗关节痛有哪些方法

关节痛归属于中医"痹证"疾病范畴。经脉闭阻，不通则痛是痹证的基本病机。该病包括风寒湿痹、风湿热痹、痰瘀痹阻、寒热错杂、气血虚痹、肝肾虚痹6个证型。辨证论治是中医治病的基本原则，证型与方药是相对应的，所以选用中医药治疗，应去正规医院寻求专业的中医师辨证施治。还可以通过针灸、推拿、按摩、贴敷、理疗、药浴等多种方法改善症状，控制不良后果的发生、发展。

五、咳嗽

1. 什么是咳嗽

咳嗽是声门迅速打开，通过快速气流将呼吸道内分泌物或渗出物排出口腔外的动作，是临床上最常见的症状之一。机体通过咳嗽来清除呼吸道内分泌物及气道内异物，在本质上属于人体一种反射性防御动作。

2. 咳嗽的简单分类

咳嗽通常按持续时间分为3类：急性咳嗽、亚急性咳嗽和慢性咳嗽。急性咳嗽持续时间一般少于3周，慢性咳嗽持续时间一般多于8周，亚急性咳嗽介于两者之间。有时我们也把咳嗽未伴有分泌物或咳痰称为"干咳"，伴有分泌物及咳痰的称为"湿咳"。

3. 造成咳嗽的原因有哪些

（1）急性、亚急性咳嗽：急性咳嗽最常见的病因是上呼吸道感染，多为病毒感染，即我们常说的普通感冒；亚急性咳嗽最常见的病因是感染后咳嗽，感染后咳嗽往往继发于之前的呼吸道感染，与普通感冒一样，通常具有自限性，即无须用药也可自行缓解。因为多数的急性及亚急性咳嗽并不是由细菌感染引起的，所以多数情况下，没有必要立刻使用抗生素治疗。

（2）慢性咳嗽：最常见的病因分别是咳嗽变异性哮喘、嗜酸性粒细胞性支气管炎、上气道咳嗽综合征和胃食管反流病。对于这四大病因导致的慢性咳嗽，抗生素的治疗都不是主要治疗措施，甚至治疗中根本不需要抗生素。因此，在咳嗽的治疗中，一定要避免抗生素的滥用。

4. 哪些人是咳嗽的易感人群

有慢性鼻炎、咽炎、扁桃体炎等上呼吸道慢性炎症者，有吸烟史者，接触烟雾、粉尘职业者，过敏体质者，老年人及儿童，有"中风"后遗症导致反复进食呛咳者等。

5. 什么情况下出现的咳嗽要引起我们的重视

（1）长期剧烈咳嗽会影响到工作、生活。

（2）咳出粉红色血痰或黄绿色及铁锈色痰。

（3）持续咳嗽并伴有气短、喘息、胸痛、胸闷、高热、头痛、皮疹、体重减轻等症状时。

有以上情况的患者需要做进一步的检查（如血常规、尿常规、痰涂片、痰培养、血气分析、心电图、胸部 X 线及 CT、肺功能、支气管镜等），以明确病因，排除严重的呼吸道疾病、胸膜疾病、心血管疾病及中枢神经系统疾病等。

6. 咳嗽或易感咳嗽的人群日常生活中应该注意什么

（1）参加适当的体育锻炼，增强体质，减少感冒的发生。尽量避免长时间处于过热、过冷、过干燥、过湿等环境。

（2）防止互相传染，易感人群在公共场所时可佩戴口罩。

（3）如果存在过敏症状，应积极找出过敏原，并尽可能减少接触。

（4）及时治疗上呼吸道，如鼻、咽部出现问题导致咳嗽的疾病。

（5）多饮水、进食清淡食物，平衡饮食并保持大便通畅。

（6）有吸烟饮酒史者，戒除烟酒等不良嗜好。

7. 中医对治疗咳嗽有哪些方法

临床上咳嗽属于中医"咳嗽"疾病范畴。主要病变部位在肺，与肝、脾有关，久则及肾。主要病机为邪犯于肺，肺气上逆。分为外感咳嗽和内伤咳嗽两大类，外感咳嗽又分为风寒袭肺、风热犯肺、风燥伤肺3种证型；内伤咳嗽分为肝火犯肺、痰湿蕴肺、痰热郁肺、肺阴亏耗4种证型。中医治病讲究辨证论治，每种证型的治法和方药是有区别的，因此选取中医中药治疗，需要去正规医院寻求专业的中医师辨证施治，不要道听途说随便吃药，避免发生不必要的风险。还可以通过针灸、推拿、饮食调理、吃药膳、喝药茶及运动等多种方法改善症状，控制不良后果的发生、发展。

六、哮喘

1. 什么是哮喘

哮喘又名支气管哮喘。哮喘是由多种细胞及细胞组分参与的慢性气道炎症。哮喘主要特征为：气道反应性增高，反复发作的喘息、气促、胸闷和/或咳嗽，多发生于夜间和/或凌晨，多伴有广泛而多变的气流阻塞，可以自行或通过治疗而逆转。

2. 哮喘的临床症状有哪些

哮喘的典型症状就是发作时伴有哮鸣音的呼气性呼吸困难。症状发生迅速，可持续数小时至数天，经平喘药物治疗后缓解或自行缓解。夜间或凌晨发作或加重是哮喘的重要临床特征。

此外，有些青少年患者的哮喘症状是在运动时出现的，称为运动性哮喘。对以咳嗽为唯一症状的不典型哮喘称为咳嗽变异性哮喘。对以胸闷为唯一症状的不典型哮喘称为胸闷变异性哮喘。

3. 哮喘发作的诱因有哪些

（1）呼吸道感染：多种病毒感染及细菌感染均可诱发。

（2）吸入过敏原：环境中的过敏原是诱发哮喘的重要因素，主要包括尘螨、宠物皮毛、花粉及真菌等。

（3）吸烟：吸烟与哮喘发作密切相关，可以加速哮喘患者肺功能恶化速度，降低对吸入及全身糖皮质激素治疗的反应。

（4）天气变化和空气污染：冷空气、空气湿度、气压变化及空气中的污染物均可诱发哮喘。

（5）运动：是哮喘常见的诱发因素，其机制可能与过度通气诱发支气管痉挛有关。

（6）药物：常见的有阿司匹林等非甾体消炎药、青霉素、磺胺类抗菌药及造影剂。

（7）食物或食品添加剂：包括面粉、鸡蛋、牛奶、鱼、虾、蟹、豆制品、肉制品及坚果等。

（8）精神心理因素：焦虑及剧烈的情绪变化也可诱发哮喘。

（9）遗传因素：哮喘发病具有家族聚集现象，亲缘关系越近，患病率越高。

4. 支气管哮喘患者如何自己监测病情

支气管哮喘患者要学会识别哮喘发作的先兆表现和病情加重的征象，同时患者可以学会利用峰流速仪来监测自己的最大呼气峰流（PEFR），以便简单了解自己的肺功能。

首先把浮标打到零点，将峰流速仪放到嘴边，先吸气然后用最大的力量吹气，要求用同样的方法检查 3 次，间隔 1~2 分钟。如果 PEFR 经常有规律地保持在 80%~100%，为安全区，说明哮喘控制理想；如果 PEFR 在 50%~80%，为警告区，说明哮喘加重，需及时调整治疗方案；如 PEFR<50%，为危险区，说明哮喘严重，需立即到医院就诊。

5. 如何治疗哮喘

针对病情的不同阶段及不同程度，所选用的治疗方案也有所差异。但不管采用何种治疗手段，其目的均在于控制症状，减少哮喘发作，防止病情恶化，避免出现并发症，提高患者生活质量。因此，哮喘发作患者应及时就医，以免贻误病情。

6. 哮喘患者如何进行日常护理

（1）注意休息，不熬夜，避免过度劳累。

（2）关注气候变化，及时增添衣服，注意保暖，避免遭遇冷空气侵袭，加重病情。

（3）避免再次接触过敏原，包括本次致使发病的物质和一些常见的过敏原，如牛奶、花生、尘螨及花粉等。

（4）适当活动，坚持锻炼，增强体质，提高机体免疫力。

（5）经常开窗通风，保持室内空气清新通畅。

（6）可尝试进行腹式呼吸，保持呼吸道通畅，增加肺活量，减少哮喘发作。

（7）饮食应规律、营养、清淡、易消化，可多吃一些新鲜的蔬菜、水果，尽量少吃或不吃鱼、虾等海产品，忌生冷、油腻、辛辣等刺激性食物，禁烟、酒、浓茶及咖啡等。

7. 哮喘发作时如何紧急救护

（1）打开门窗，保持空气清新，让患者尽快离开致敏环境。

（2）保持镇定，应安慰患者，帮助其缓解紧张情绪。

（3）协助患者调整坐姿，半卧或坐下休息，以缓解缺氧状况。

（4）帮助患者使用气喘喷雾剂等快速平喘药，以尽快缓解症状，给患者拍背，帮助其排痰。

（5）如呼吸困难未能缓解或症状加重，应立即拨打急救电话，将患者送至医院救治。

8. 中医对治疗哮喘有哪些方法

哮喘属于中医"哮证"疾病范畴。其病理因素以痰为主，哮证发作期的病因病理关键是外邪侵袭，触动伏痰；发作的病理关键是痰气相搏，气道被阻，肺气宣降失常。哮证分为发作期和缓解期，发作期又分为冷哮、热哮、寒包热哮、风痰哮、虚哮5个证型；而缓解期又分为脾气虚证、肺肾两虚证两个证型。辨证论治是中医治病的基本原则，证型与方药相对应，需根据患者症状辨证施治，不可盲目用药。还可通过针灸、穴位贴敷、理疗、药浴等多种方法改善症状，以控制不良后果的发生、发展。

七、腹痛

1. 什么是腹痛

腹部疼痛是一种主观感受，是腹部神经受到局部或全身理化因素刺激后，所引起的一系列保护性防御反应的警戒信号。多因腹腔器官（含实质或空腔）的器质性病变或功能失调所致，也可由腹外及全身性疾病引起。所以腹痛并不单纯由腹部病变所致。

2. 腹痛的分类

临床上根据发病的缓急一般将腹痛分为急性腹痛与慢性腹痛。急性腹痛有发病急、病情重、变化快的特点，内科、外科、妇产科与儿科疾病均可引起急性腹痛，其中属于外科范围者，习惯称之为"急腹症"。急腹症病情变化快，须紧急处理。慢性腹痛起病缓慢而病程较长，可由急性起病后转变为迁延性腹痛。

3. 引起腹痛的常见疾病

（1）腹部疾病

腹膜炎：由胃、肠穿孔引起者最常见。疼痛一般位于炎症所在部位，常因加压、改变体位而加剧，呈持续性锐痛，病变部位有压痛、反跳痛与腹肌紧张，肠鸣音减弱或消失。

腹腔脏器炎症：一般疼痛部位与病变脏器的体表投影相符。

空腔脏器梗阻或扩张：腹痛常为阵发性剧烈绞痛。

脏器扭转或破裂：剧烈的绞痛或持续性疼痛。

腹腔或脏器包膜牵张：如手术后或炎症后腹膜粘连。

化学性刺激：消化性溃疡因胃酸刺激而发生刺痛或灼痛。

肿瘤压迫与浸润：多见于演进中的腹腔恶性肿瘤压迫或浸润感觉神经引起。

（2）腹外邻近器官的病变

胸腔病变：如肺炎常有上腹部牵涉痛；冠状动脉供血不足常有胸骨后、剑突下疼痛，并可放射至左臂。

盆腔病变：如输尿管结石的疼痛常在腰部的两侧，向后腰及腹股沟放射。

胸腰椎病变：有时疼痛在上腹部，可因增加脊柱的屈曲度而加重。

（3）全身性疾病：如尿毒症时毒素刺激腹腔浆膜引起腹痛；少数糖尿病酮症酸中毒可引起腹痛，酷似急腹症；铅中毒时引起肠绞痛等。

（4）其他原因：如功能性腹痛，包括中空脏器的痉挛、肠运动功能失调及精神性腹痛等。

4. 腹痛需警惕急性心肌梗死

少数急性心肌梗死患者仅表现为上腹部疼痛，可伴有恶心、呕吐，甚至可有腹肌紧张、上腹压痛等症状。这类患者极易误诊，因此对老年人，尤其是患有高血压、动脉粥样硬化或过去有心绞痛发作史者，如出现腹痛应高度重视，及时就医。

5. 腹痛的常见部位及可能对应的疾病

一般来说，腹痛的部位常与投影于该部位的腹腔脏器病变一致。

右季肋部疼痛：急性胆囊炎、右肾结石。

上腹部疼痛：急性胃炎、胃痉挛、急性胰腺炎、胃十二指肠溃疡、急性心肌梗死等。

左季肋部疼痛：左肾结石。

腰部疼痛：泌尿系结石。

右髂部疼痛：急性阑尾炎。

下腹部疼痛：泌尿系感染、盆腔炎、宫外孕等。

左髂部疼痛：缺血性肠病、结肠疾病等。

中腹部疼痛：急性肠炎、肠痉挛等。

弥漫性或部位不固定的疼痛：肠道蛔虫、腹膜炎、肠梗阻等。

值得注意的是，临床有些疼痛部位与疾病发生的脏器不是绝对一致的，所以需要请医生诊断，不能盲目服药止疼。

6. 腹痛的分级

可通过直观模拟定量划分腹痛等级。如以一直尺显示 0cm 为不痛、10cm 为极度疼痛，让腹痛者指出腹痛相当的刻度。参考视觉模拟评分法（VAS）分级标准：0~2cm 为轻度疼痛，3~5cm 为中度疼痛，6~8cm 为重度疼痛，9~10cm 为剧痛。

7. 生活中腹痛如何处理

生活中出现腹痛，应视腹痛的严重程度及时正确处理。如腹痛剧烈，且伴有呕吐、高热、血便时，应迅速送往医院治疗，不宜留在家中以免耽误病情，且不论何种原因引起的急性腹痛，发作时都要禁食禁水，切忌给腹痛患者服用止痛药、布桂嗪（强痛定）、吗啡、哌替啶（杜冷丁）等，并禁用泻药。若是暴饮暴食所致的腹痛，可用桐油按摩腹部，往往可起一定的止痛效果；若是运动中出现腹痛，常为胃肠痉挛所致，可减慢运动速度，加深呼吸，按压疼痛部位，若腹痛不止，可停止运动，适当治疗。生活中要避免饭后过早运动、空腹锻炼、准备活动不够或开始运动速度过快等。

8. 中医对腹痛的认识有哪些

中医认为腹痛指的是中脘以下，耻骨以上，腹部疼痛的病症。分为寒邪内阻、湿热积滞、饮食停滞、气机郁滞、瘀血阻滞、中虚脏寒等证，需专业中医师根据患者表现辨证施治，不可盲目用药。

腹痛的预防和调护主要是节饮食、适寒温、调情志。寒痛者要注意保温；虚痛者宜进食易消化的食物；热痛者忌食肥甘厚味和醇酒辛辣；食积者节饮食；气滞者要保持心情舒畅。

八、贫血

1. 什么是贫血

因各种原因引起的外周血单位体积内血红蛋白、红细胞计数低于本地区相同年龄、性别人群平均参考值下限的一种现象。

2. 如何诊断贫血

（1）男性：血常规血红蛋白低于120g/L 或红细胞计数小于 4×10^{12}/L。

（2）女性：血常规血红蛋白低于110g/L 或红细胞计数小于 3.5×10^{12}/L。

年龄、性别、地区不同，血红蛋白值不同。血红蛋白随海拔高度而改变，海拔每升高1 000m，血红蛋白升高约4%。

3. 贫血程度的划分

根据血红蛋白值划分为：①轻度贫血：90g/L 至小于120g/L（男性）或110g/L（女性）；②中度贫血：60~90g/L；③重度贫血：30~60g/L；④极重度贫血：小于30g/L。

4. 贫血的症状有哪些

（1）一般表现：皮肤、黏膜苍白，疲倦、乏力。

（2）呼吸及循环系统：心悸、气促、心率加快、呼吸加深，严重者可有心脏增大、呼吸困难。

（3）消化系统：食欲不振、腹胀、恶心、呕吐、消化不良、腹泻、便秘。

（4）神经系统：头痛、头晕、畏寒、精神不振、嗜睡、反应迟钝、耳鸣、眼花。

（5）其他：多尿、蛋白尿、月经不调等。

5. 按发病原因贫血可分为哪几类

常见贫血的原因主要有三类。第一类属于血液的造血功能不好或是造血原料的缺乏；第二类属于红细胞的破坏增多，由于红细胞寿命缩短，破坏过度出现贫血，主要以溶血性贫血为主；第三类是失血性贫血，临床多见女性月经过多或是子宫肌瘤出血过多。

6. 居民贫血患病率情况

我国6岁及以上居民贫血患病率为9.7%，缺铁性贫血占一半左右。其中，儿童约占50%，成年男性约占10%，女性约占20%（孕妇40%）。过去贫血的主要原因是营养不良，近年来因减肥而造成的营养失调是形成贫血的又一原因。

7. 长期贫血的危害有哪些

长期贫血的危害主要表现为精神行为异常，如烦躁、易怒、注意力不集中；乏力、困倦、头痛、眼花、耳鸣、活动后气短；易感染；儿童生长发育迟缓、智力低下；毛发干枯、脱落；皮肤干燥、皱缩等。

8. 什么是缺铁性贫血

缺铁性贫血是由于身体内的储存铁缺乏，低于正常水平以后引起的一种贫血，是所有贫血中最常见的类型之一，好发于儿童、生育期妇女以及一些老年人。

9. 如何诊断缺铁性贫血

对于缺铁性贫血的诊断，其诊断依据为血常规显示红细胞、血红蛋白低于正常，是一种小细胞低色素性贫血，而且缺铁性贫血一般有病史，如小孩到4月龄以后没有及时添加辅食、挑食，成人有慢性失血性疾病等，确诊时需要做的检查主要是血清铁检测等。

10. 如何治疗缺铁性贫血

（1）病因治疗：婴幼儿、青少年和妊娠妇女营养不足引起的贫血，应改善饮食。月经多引起的贫血应调理月经。寄生虫感染引起的贫血应驱虫治疗。恶性肿瘤引起的贫血，应手术或放、化疗；上消化道溃疡引起的贫血，应抑酸治疗等。

（2）补铁治疗：口服铁剂，如：硫酸亚铁或右旋糖酐铁。餐后服用胃肠道反应小且易耐受。铁剂治疗应在血红蛋白恢复正常后继续服用 2~3 个月，待铁蛋白恢复正常后停药。

（3）若口服铁剂不能耐受或胃肠道正常解剖部位发生改变而影响铁的吸收，可肌肉注射铁剂。

11. 中医对治疗贫血有哪些方法

目前，中医对贫血还没有一致的命名，暂归于"血虚证"范畴。分 5 种类型：气血两虚、脾胃气虚、心脾两虚、肝肾阴虚、脾肾阳虚。每种类型的治疗方法不同，辨证论治是关键，应寻求专业中医师辨证治疗。还可以通过食疗药膳等方法协助改善患者症状。

12. 缺铁性贫血患者如何进行膳食调养

贫血的人要多食用含铁质丰富的食物，如动物内脏、蛋黄、瘦肉和豆类等均含有较丰富的铁质；蔬菜中的芹菜、鲜豆角、菠菜、豆芽菜等含铁量较多；水果中的山楂、杏、桃、葡萄、红枣、龙眼等含铁量也高。同时机体要摄入充足的蛋白质和各种维生素。偏食可引起某些营养成分的不足。故患者食谱必须广泛，这样才有利于身体的康复。进食谷类、乳类和饮茶可能会抑制铁剂的吸收。

九、水肿

1. 什么是水肿

因皮下组织的间隙内有过量的液体积蓄而引起身体的一部分或周身肿胀的症状。心、肝、肾脏等疾病均会引起该症状，通称水肿。

2. 水肿的分类

水肿按波及的范围可分为全身性水肿和局部性水肿。当过多液体在体内组织间隙呈弥散性分布时，称为全身性水肿；当液体积聚在局部组织间隙时，称为局部性水肿。按有无凹陷分为凹陷性水肿和非凹陷性水肿。按水肿的皮肤特点分为隐性水肿和显性水肿。

3. 造成水肿的原因有哪些

全身性水肿主要病种发病原因，包括以下内容。

（1）心源性水肿：多见于慢性心功能不全，特别是右心衰。起始于双下肢，很少出现颜面水肿。

（2）肾源性水肿：由各种肾炎、肾病综合征及其他类型的肾脏疾病造成。多以颜面部和眼睑水肿起始，晨起较重，发展迅速。

（3）肝源性水肿：肝硬化失代偿期因蛋白合成功能障碍，会引起门静脉高压、肝静脉回流障碍、全身低蛋白血症等症状，从而引起水肿，临床以腹水为主要表现。

（4）营养不良性水肿：各种原因导致的营养不良造成低蛋白血症性全身水肿，以双下肢、足部、踝部为主，逐渐蔓延全身，常见于老年人、患肿瘤等慢性消耗性疾病的患者。

（5）药物性水肿：任何引起水钠潴留、毛细血管通透性增强、肾脏损害、内分泌紊乱等的药物，都可能引起水肿，多为颜面或下肢水肿，一般停药后会缓解。

（6）黏液性水肿：甲状腺功能异常、腺垂体功能减退等引起组织间隙亲水物质增加、黏蛋白和粘多糖沉积，导致组织水肿。呈非凹陷性水肿。

局部性水肿多见于组织炎症、静脉和淋巴回流受阻、血管神经性水肿等。

4. 水肿的分度

水肿分为轻、中、重度。

（1）轻度水肿：仅见于眼睑、眶下软组织、胫前、踝部皮下组织水肿，按压后轻度下陷，平复较快。

（2）中度水肿：全身组织均见明显水肿，按压后凹陷明显，平复缓慢。

（3）重度水肿：全身组织严重水肿，身体低位皮肤紧绷发亮，甚至可有液体渗出，外阴亦可严重水肿。

5. 水肿与肥胖的区别

生活中当短期内体重出现明显增加时，一定要明确是水肿所致还是体重增加。可以按压小腿前侧或者脚面，如果有明显的凹陷，而且不容易弹起，就是水肿，往往还会伴有皮肤肌肉触碰时缺乏弹性、腿上血丝或血管比较明显、腿容易感到酸痛等，这时一定要引起重视，及时就医，以免贻误病情。

6. 如何治疗水肿

生活中如果发现组织明显水肿应及时就医，首先排除病理性水肿，以免发生不良后果。如果是生理性水肿，患者应注意日常生活的调护，选择含有丰富蛋白质、维生素及无机盐的食物，饮食应以低脂肪、低胆固醇、少糖、少盐为原则，可以多吃一些芹菜、萝卜、菠菜、水果及豆制品等食物；避免久坐、久站，经常活动双下肢，并注意经常抬高双下肢；保持良好的睡眠，起居规律；保持乐观情绪，长期坚持锻炼，以增强体质，提高适应能力。

7. 中医对治疗水肿有哪些方法

中医将水肿辨证分为阴水和阳水，阴水起病缓、病程长，按之凹陷不易恢复，治疗以温阳益气、健脾、益肾为主；阳水起病急、病程短，按之凹陷即起，治疗以发汗、利小便为主。在调摄上，应特别注意水肿时忌盐，预防外感，避免过劳等。水肿消退后，还要通过健脾益肾来进一步巩固，以防复发。

此外，中医药浴、中药熏蒸等方法治疗水肿亦有较好疗效，但需在专业中医师指导下使用，不可随意尝试。

十、血尿

1. 什么是血尿

尿液中红细胞异常增多，称之为血尿。正常人一般情况下尿中不会出现或偶然出现微量红细胞。在剧烈活动、劳累、久站或喝水量少而出汗多的情况下，尿液中可暂时出现微量红细胞，都属于正常范围。

2. 血尿的类型有哪些

（1）肉眼血尿：尿液中有大量红细胞，尿液呈鲜红色或洗肉水样，肉眼即可识别。

（2）镜下血尿：肉眼无法观察出尿中带血，但高倍显微镜下可发现红细胞。

3. 血尿可以做哪些辅助检查

（1）尿液检查：包括尿常规检查、尿三杯试验、尿红细胞形态检查、尿培养、尿蛋白定性或定量测试、尿脱落细胞检查等。

（2）血液检查：包括血常规、血沉、肝肾功能检查等。

（3）无创辅助检查：腹部超声、腹部 X 线检查、CT 等。

（4）有创辅助检查：膀胱镜、肾动脉和静脉造影、肾穿刺活检等。

4. 引起血尿的原因有哪些

引起血尿的病因有很多，大致包括以下几点。

（1）泌尿系疾病：如泌尿系炎症及感染、结石、肿瘤、外伤、药物损伤、先天畸形等。

（2）全身性疾病：如出血性疾病、结缔组织病、感染性疾病、心血管疾病、内分泌疾病等均可引起血尿。

（3）邻近器官疾病：如急性阑尾炎、盆腔炎、子宫阴道或直肠的肿瘤侵及尿道。

（4）物理化学因素：食物过敏、放射线照射、药物、毒物等。

5. 如何根据血尿初步判断病变部位

将全程尿分段观察颜色，用 3 个清洁玻璃杯分别留起始段、中段和终末段尿观察，即尿三杯试验。若起始段血尿提示病变多在前尿道；终末段血尿提示病变部位在膀胱三角区、膀胱颈部或后尿道的前列腺和精囊腺；全程血尿（三段尿均呈红色）提示血尿来自肾脏或输尿管。

6. 如何根据伴随症状判断所患疾病的可能性

血尿的原因可以从其是否伴有其他症状进行分析。无症状血尿患者，应首先考虑泌尿系肿瘤的可能性；血尿伴有疼痛，尤其是伴有绞痛的患者，应考虑尿路结石；伴有尿痛及尿流中断的患者，应考虑膀胱结石；伴有明显的膀胱刺激症状的患者，则以尿路感染、泌尿系结核以及膀胱肿瘤等多见。此外，应结合病史、年龄、血尿的色泽、程度等对血尿的原因进行综合判断。

7. 发现血尿怎么办

发现肉眼血尿后，首先要分清是真性血尿还是假性血尿，排除尿液被月经或痔疮血污染的情况。此外，有些药物也可以引起红色尿，如氨基比林、苯妥英钠、利福平、酚红等。

8. 如何治疗血尿

血尿患者须卧床休息，尽量减少剧烈的活动。血尿病因复杂，并且有的病情很严重。因此，出现血尿应尽早去正规医院做检查，以明确病因，做到早治疗。

9. 如何预防血尿

（1）平时养成多饮水的习惯。

（2）少抽烟或不抽烟，少吃刺激性食物。

（3）积极治疗泌尿系统疾病。

（4）尽量不要使膀胱高度充盈，感觉到有尿意应立即排尿，以减少尿液在膀胱的存留时间。

（5）注意劳逸结合，避免剧烈运动。

总之，当发现血尿，应及早检查、确诊、及时治疗，切不可满足于一时症状的改善或滥用止血药，以防延误诊断和治疗。

10. 中医对治疗血尿有哪些方法

血尿这个症状归属于中医"血证"疾病范畴。火热熏蒸、迫血妄行或气虚不摄、血溢脉外是尿血证的基本病机。尿血症包括下焦湿热、肾虚火旺、脾不统血、肾气不固 4 个证型。辨证论治是中医治病的基本原则，证型与方药是相对应的，若运用中医药治疗，应去医院寻求专业的中医师辨证施治。还可以通过针灸、理疗、药浴等多种方法改善症状，控制疾病的发生、发展。

第二章

常见传染病防治

一、流行性感冒

1. 什么是流行性感冒

流行性感冒（简称为流感），是一种由流感病毒引起的急性呼吸道传染性疾病。以突发高热、恶寒乏力、头痛、咳嗽、全身肌肉酸痛等症状为主，而呼吸道症状如喷嚏、鼻塞、咽痛等相对较轻。

2. 流感病毒分哪些类型

人类流感病毒分甲（A）型和乙（B）型。在我国甲型流感最常见，其中又以 H1N1 亚型最多，其次为 H3N2 亚型。乙型流感则是由 B 型流感病毒引起的，不同类型的流感症状、治疗方法都有所不同。

3. 流感是如何传染的

流感病毒通过打喷嚏和咳嗽等飞沫传播，直接或间接接触患者或感染者以及他们污染的物品都可发生传染。由于流感病毒容易发生变异，传染性强，传播速度快，间隔一段时间就会造成大规模流行。

4. 普通感冒与流感的区别

普通感冒又称"伤风"或"鼻感冒"，是由鼻病毒、副流感病毒、呼吸道合胞病毒、冠状病毒、腺病毒等感染引起，症状较流感轻，多局限于上呼吸道，表现为鼻塞、喷嚏、流涕、咽痒等。大多散发，不会出现大流行。

5. 禽流感与流感有什么不同

与人类流感不同，禽流感是主要在家禽中传播流行的病毒性疾病，但某些亚型可以通过病禽与人类的接触而感染人类，其中高致病性禽流感病毒如 H7N9 亚型等感染可引起严重的呼吸道疾病，病死率较流感高，目前也缺乏有效的疫苗。但禽流感在人与人之间传染性小，不会造成大流行。

6. 如何诊断流感

凡于流感流行期间发病，或有流感患者接触史，出现发热、乏力、全身酸痛、咽痛、咳嗽等症状，需及时去发热门诊就诊。取鼻咽分泌物做流感病毒抗原检测，若结果呈阳性则高度怀疑流感。需进一步检测病毒核酸，这不仅能帮助确定流感诊断，还能鉴定是哪种流感病毒类型。

7. 重症流感的症状有哪些

流感发热一般会持续 4~7 天，少数情况下咳嗽会持续数周时间。有些流感患者短期内症状会迅速加重，出现高热、咳嗽、呼吸困难、胸痛等重症肺炎表现。病毒侵犯神经系统会出现意识障碍、头痛、呕吐等脑膜炎表现。病毒侵犯心脏，可能出现胸闷、胸痛。儿童患者还会有肌肉疼痛、无力等肌炎表现。若病情进一步加重会出现呼吸衰竭以及心肝肾等多器官功能衰竭而危及生命。

8. 哪些人患流感容易重症化

（1）5 岁以下的儿童。

（2）65 岁以上的老年人。

（3）慢性病患者：患有慢性肺病、心脏病、肾病、肝病、血液系统疾病、免疫功能抑制（使用免疫抑制剂或 HIV 感染所致的免疫低下）疾病的患者。

（4）肥胖（体重指数大于 30）。

（5）妊娠及围产期妇女。

9. 如何治疗一般轻症流感

流感大多数比较轻，可以居家隔离，避免与他人接触。保持房间通风，卧床休息，多饮水，饮食宜为高热量、高维生素，且易消化的食物。高热时以物理降温为主，药物降温为辅。儿童应避免服用阿司匹林，否则易诱发瑞氏综合征（一种脑、肝损害极大的严重药物不良反应）。咳嗽、咳痰症状明显时，可服用止咳祛痰药物，还可服用连花清瘟胶囊等中成药减轻症状。如果居家期间症状加重，应及时到医院就诊，听从医嘱进行检查和治疗。

10. 哪些人患流感需要住院

妊娠中晚期及围产期妇女；原有基础疾病（如慢性阻塞性肺病、糖尿病、慢性心功能不全、慢性肾功能不全、肝硬化等）明显加重者；符合重症或危重症流感诊断标准者；伴有器官功能障碍者。

11. 抗流感病毒药物怎么用

抗流感病毒的有效药物有口服奥司他韦（胶囊或颗粒）、扎那米韦（吸入剂）、帕拉米韦（静脉注射液）。重症或有重症流感高危因素的患者要在 48 小时内尽早开始抗病毒治疗。重症或需住院治疗的流感，如果发病超过

48 小时，病毒检测仍为阳性，也要进行抗病毒药物治疗。疗程为 5 天，重者可延长。

12. 流感流行期间应该注意哪些问题

（1）保持室内空气流通，流行高峰期避免去人群聚集的场所。

（2）咳嗽、打喷嚏时应使用纸巾等捂住口鼻，避免飞沫传播。

（3）经常彻底洗手，避免脏手接触口、眼、鼻。

（4）如出现流感样症状及时就医，并减少接触他人，尽量居家休息。

（5）流感患者应呼吸道隔离 1 周或至主要症状消失。

（6）患者用具及分泌物要彻底消毒。

13. 流感如何进行疫苗预防

接种疫苗是最有效的预防和控制流感的措施。除了 6 月龄以下婴儿不推荐以外，其他任何年龄的人群都可以接种。重点推荐孕妇、婴幼儿、老年人、慢性基础性疾病患者和医务人员接种。在流感流行高峰前 1~2 个月接种流感疫苗，能更有效地发挥疫苗的保护作用。对于没有接种疫苗或接种后尚未获得免疫力的重症流感高危人群，可以考虑奥司他韦等药物作为紧急临时预防措施。

二、乙型病毒性肝炎

1. 什么是乙型病毒性肝炎（乙肝）

乙肝是由乙型肝炎病毒（HBV）感染引起的以肝脏炎性病变为主，并可引起多器官损害的一种传染病。

2. 乙肝需要检查哪些项目

乙肝确诊需检查乙肝五项，即乙肝表面抗原（HBsAg）、乙肝表面抗体（HBsAb）、乙肝核心抗体（HBcAb）、乙肝 e 抗原（HBeAg）、乙肝 e 抗体（HBeAb）。

3. 如何诊断乙肝

以下任何一项阳性，可诊断为现症 HBV 感染：血清 HBsAg、乙肝病毒的脱氧核糖核酸（HBV-DNA）、抗 HBc-IgM 及肝组织 HBcAg 和 / 或

HBsAg、HBV-DNA。

4. 什么是乙肝"大三阳"

HBsAg（+），HBsAb（-），HBeAg（+），HBeAb（-），HBcAb（+）俗称"大三阳"，说明患有急性或慢性乙肝，传染性较强。

5. 什么是乙肝"小三阳"

HBsAg（+）、HBsAb（-）、HBeAg（-）、HBeAb（+）、HBcAb（+）俗称"小三阳"，说明急性乙肝病毒感染趋向恢复，或为慢性乙肝表面抗原携带者。

6. 乙肝的传播途径有哪些

乙肝主要的传播途径有血液或体液传播（如使用乙肝病毒污染的血液或血液制品，与乙肝患者共用注射器或针头）、性传播和母婴传播。

7. 如何预防乙型肝炎病毒感染

接种乙肝疫苗是预防乙肝最有效的手段。

8. 哪些人群需要接种乙肝疫苗

（1）所有新生儿。

（2）高危人群：接受输血及血制品者（尤其是血友病患者），静脉注射吸毒者，血液透析及肾移植患者，需要外科手术或其他创伤性行为者（包括美容、口腔手术等），乙肝家庭内接触者（尤其是配偶），有不正当性行为或同性恋者，乙肝孕妇所生的婴儿，医务人员及实验室工作人员，处理血或血制品者，到乙肝携带率高发区旅游的人群。

（3）健康成年人：若乙肝五项全阴性（HBsAg、HBsAb、HBcAb、HBeAg、HBeAb）或仅核心抗体（HBcAb）阳性，建议接种乙肝疫苗。

9. 哪些人需要进行抗病毒治疗

对检测 HBV-DNA 阳性且肝功能异常，并达到下述治疗标准的人群，需要进行抗病毒治疗。

（1）HBV-DNA 水平：HBeAg 阳性患者；HBV-DNA≥20 000IU/ml（相当于 105 拷贝/ml）；HBeAg 阴性患者；HBV-DNA≥2 000IU/ml（相当于 104 拷贝/ml）。

（2）谷丙转氨酶（ALT）水平：一般要求 ALT 持续升高≥2×ULN（最高上限的两倍）；如用干扰素治疗，一般情况下 ALT 应≤10×ULN，血清

总胆红素应 <2×ULN。

对持续 HBV-DNA 阳性、但达不到上述治疗标准，有以下情形之一者，亦应考虑给予抗病毒治疗。

（1）存在明显的肝脏炎症（2级以上）或纤维化，特别是肝纤维化2级以上。

（2）ALT 持续处于1~2×ULN，特别是年龄大于30岁者，建议行肝活组织检查或无创性检查，若明确肝脏炎症或纤维化，则给予抗病毒治疗。

（3）ALT 持续正常（每3个月检查1次），年龄大于30岁，伴有肝硬化或肝细胞癌家族史，建议行肝活组织检查或无创性检查，若明确肝脏炎症或纤维化，则给予抗病毒治疗。

（4）存在肝硬化的客观依据时，无论 ALT 和 HBeAg 情况，均建议积极抗病毒治疗。

10. 乙肝妈妈可以母乳喂养新生儿吗

通常应鼓励母乳喂养。对于为预防母婴传播而服用抗病毒药物的孕妇，需在分娩后停药，停药后即可母乳喂养。

母婴传播主要是指孕妇在妊娠期或分娩过程中将 HBV 传染给新生儿，与母乳喂养并无明确关联。相反，母乳对婴儿的健康十分重要，为防止将 HBV 传染给新生儿，应当在新生儿出生12小时内注射乙肝免疫球蛋白，然后再正常哺乳。

11. 什么情况下乙肝妈妈不能哺乳

需要注意的是，正在服用抗病毒药物期间，暂时不建议母乳喂养；母乳喂养期间，母亲出现乙肝活动并开始抗病毒治疗，需停止母乳喂养；如果婴儿口腔、消化道等处有破损、溃疡，应暂停母乳喂养；母亲乳头有皲裂出血者，也应暂停哺乳。

三、肺结核

1. 什么是肺结核

结核病是由结核分枝杆菌引起的传染性疾病。可发生在全身多种脏器，其中以肺部最为常见。一般吸入带有结核分枝杆菌的飞沫即可能受到感染。但是，大多数人感染结核分枝杆菌后不会发病，只有身体抵抗力低的时候才会发病。感染结核分枝杆菌的人群，一生中发生结核病的概率约为10%。

2. 结核病的流行情况

据世界卫生组织（WHO）《2019年全球结核病报告》显示，2018年全球约1000万结核病患者，57%为成年男性，32%为成年女性，11%为儿童。其中，8个国家占全球新发感染病例的2/3，分别是印度（27%），中国（9%），印度尼西亚（8%），菲律宾（6%），巴基斯坦（6%），尼泊尔（4%），孟加拉国（4%）和南非（3%）。因此，结核病仍然是头号传染病杀手。中国是全球第2个结核病高负担国家，结核病防治工作仍面临诸多风险和挑战，延误诊断、缺乏治疗机会、出现耐药菌等问题也日益受到关注，形势依然严峻。

3. 肺结核的疑似症状有哪些，需要及时就医吗

咳嗽、咳痰症状超过2周，或痰中带血、咯血，或发热、盗汗、胸痛，或不明原因消瘦是肺结核可疑症状。若出现以上可疑症状，需要及时就医。

4. 肺结核的传播途径有哪些

肺结核主要通过呼吸道传播。

5. 如何诊断患肺结核

肺结核的诊断是以病原学（包括细菌学、分子生物学）检查为主，结合流行病史、临床表现、胸部影像、相关的辅助检查及鉴别诊断等，进行综合分析做出诊断。以病原学（痰涂片抗酸杆菌阳性）、病理学结果（符合结核病组织病理改变）作为确诊依据。儿童肺结核的诊断，除痰液病原学检查外，还要重视胃液病原学检查。

6. 如何预防结核病

（1）疫苗接种：世界卫生组织建议结核高负担国家的儿童接种卡介苗，可减少儿童重症结核病的发病率。

（2）健康教育：具体对象包括医务人员、结核病患者以及健康人群。

7. 如何对结核病患者进行健康教育

（1）知晓疾病传播途径：结核病是一种主要经呼吸道传播的传染病，

传染期患者尽量减少外出，必须外出或与健康人密切接触时应当佩戴外科口罩。

（2）疾病预后：经过正确治疗，大部分患者可以治愈，不规范治疗可演变为耐药结核病，有终身不能治愈的风险。

（3）认识规范治疗的重要性：按时服药、确保治疗不中断是治愈的重要保证。出现药物不良反应时，应当及时报告医生。

8. 如何对健康人群开展健康教育

（1）培养良好的卫生习惯，不随地吐痰，咳嗽、打喷嚏时掩口鼻，戴口罩可以减少肺结核的传播。

（2）形成健康的生活方式，保证充足的睡眠，合理膳食，加强体育锻炼，提高抵御疾病的能力。

（3）保持空气流通，教室、宿舍、图书馆等人群聚集场所需经常通风换气。

（4）了解结核病，早期识别肺结核可疑症状。

9. 如何治疗肺结核

肺结核治疗疗程一般大于 6 个月，耐药肺结核治疗全程为 18~24 个月。经过规范治疗，绝大多数肺结核患者都可以治愈。肺结核患者如果不规范治疗，容易产生耐药肺结核。患者一旦耐药，治愈率低，治疗费用高，社会危害大。因此，一旦诊断为结核病，请严格遵医嘱进行治疗。

10. 国家如何对肺结核患者进行健康管理

2013 年开始，国家将肺结核患者纳入到国家基本公共卫生服务项目，由各地的基层医疗卫生服务机构免费管理明确诊断的肺结核患者。管理内容包括：筛查及推介转诊、入户随访、督导服药和随访管理，患者治愈与否要结案评估。

四、艾滋病

1. 什么是艾滋病

艾滋病，即获得性免疫缺陷综合征（acquired immune deficiency

syndrome，AIDS），是因感染人类免疫缺陷病毒（human immunodeficiency virus，HIV）后导致免疫缺陷，并发一系列机会性感染及肿瘤，严重者可导致死亡的综合征。

2. 为什么会得艾滋病

艾滋病是由 HIV 感染引起的性传播疾病。HIV 感染人体后主要侵犯和攻击的是 T 淋巴细胞，引起人细胞免疫严重受损，继而发生条件致病菌感染、恶性肿瘤等。

3. 哪些人易感染艾滋病

男同性恋者、性生活混乱者、静脉药物依赖者、多次接受输血或血液制品者，发生艾滋病的概率较其他人群高。

4. 艾滋病的流行趋势

AIDS 已成为一种全球性流行病。据 2019 年 7 月 16 日联合国艾滋病规划署发布的最新报告显示：截至 2018 年，全球估计有 3 790 万人携带艾滋病病毒，当年新发 HIV 感染者约为 170 万人。截至 2018 年底，我国存在 HIV 感染者约 125 万例，每年新发感染者 8 万例左右。其发展趋势正从高危人群转向传统意识中的低危人群，而大学生正在成为受威胁的人群之一。在全国艾滋病感染报告病例中，大学生感染者的人数持续上升，国内 15~24 岁的青年学生感染者占全部艾滋病感染者的比例，已由 2008 年的 0.9% 上升到 2012 年的 1.7%，95% 的学生感染者为男生，其中 70% 的感染途径为男男性行为。

5. 艾滋病是如何传染的

HIV 主要存在于传染源的血液、精液、阴道分泌物、胸腹水、脑脊液、羊水和乳汁等体液中。它的传染途径主要是性接触（包括同性、异性和双性性接触）、血液及血液制品接触（包括共用针具静脉吸毒、介入性医疗操作、纹身等）和母婴垂直传播（包括经胎盘、分娩时和哺乳传播）。

6. 什么是艾滋病的窗口期

HIV 感染人体后，HIV 抗体要在数周后才出现，这段时期就是窗口期。因此，刚感染 HIV 后去检测血液可能抗体还是阴性的。

7. 艾滋病会有什么表现

艾滋病是一种慢性传染病，其过程包括急性期、无症状期和艾滋病期。

（1）急性期：通常发生在HIV感染后2~4周。大多数患者临床症状轻微，可有发热、咽痛、盗汗、恶心、呕吐、腹泻、皮疹、关节疼痛、淋巴结肿大等症状，持续1~3周后缓解。

（2）无症状期：也称临床潜伏期，发生在急性期好转后，这个阶段可持续数月到数十年。

（3）艾滋病期：为HIV感染后的最终阶段。此期主要表现为HIV相关症状、各种机会性感染和肿瘤。HIV相关症状指持续1个月以上的发热、盗汗、腹泻、体重减轻10%以上等。各种机会性感染指肺孢子菌、结核菌、隐球菌、念珠菌、带状疱疹病毒、巨细胞病毒感染等，肿瘤指恶性淋巴瘤、卡波西肉瘤等。

8. 怀疑自己患上艾滋病该怎么办

首先，建议问问自己是否存在以下情况：是否有危险的性行为？是否有与他人共用注射器？是否与他人共用剃须刀、文身器具等？是否输过没有保障的血液制品？是否被诊断患有性传播疾病？是否被诊断患有结核病或肝炎？配偶是否有艾滋病？是否曾遭遇过性侵？

确定有以上情况，或者只是想确定自己是否患艾滋病者，可以前往正规医疗机构，如前往各级疾病预防控制中心或县级以上医院检测HIV抗体。一般正规医院的门诊均可检测。

9. 已经确诊患艾滋病了怎么办

如果已经确诊患艾滋病则需及时治疗，因为HIV感染后，人体的免疫系统遭到破坏，严重时普通感冒都可能导致死亡。目前在全球范围内，仍缺乏有效治愈艾滋病的方法，但在有效的抗病毒治疗下，病人可以达到长期存活的目标。

10. 如何预防艾滋病

HIV主要通过血液和体液（精液、阴道分泌物和直肠分泌物等）传播。因此，只需要避免接触有HIV污染的此类液体即可防止感染。具体措施包括以下内容。

（1）树立健康的性观念，正确使用安全套，采取安全性行为。

（2）不吸毒，不与他人共用针具。

（3）对于感染HIV风险高的人群，如性工作者，或与HIV阳性者有密切接触的人，可以通过每天服用预防感染的药物进行暴露前预防。

（4）对于可能感染者，可在暴露后 72 小时内及早就医，进行暴露后预防。

五、感染性腹泻

1. 什么是腹泻

腹泻指排便次数增多，粪质稀薄或带有黏液、脓血、未消化的食物。每日排便次数 3 次以上，或每日粪便重量大于 200g，粪便含水量大于 85%。

2. 什么是感染性腹泻

感染性腹泻是由多种病原体引起的肠道感染，以腹泻为主要的临床特征。感染性腹泻多为急性，症状超过 3 周者属慢性。

3. 导致感染性腹泻的病原体有哪些

引起感染性腹泻的病原体有细菌、病毒、真菌或寄生虫等，以细菌或病毒较为常见。主要致病细菌为大肠埃希菌、霍乱弧菌、空肠弯曲菌等，主要致病病毒为轮状病毒、诺如病毒和星状病毒等。其中病毒性腹泻已成为许多国家有症状感染性腹泻最常见的病因。

4. 感染性腹泻的流行特征

以消化道传播为主，也就是所谓的"病从口入"。也可经接触传播和呼吸道传播等。全年均可发病，以夏、秋两季多见。呈世界性流行，但某些疾病有一定地域特征。

5. 感染性腹泻的症状有哪些

腹泻是最主要症状，可伴不同程度的腹痛、里急后重（总想排便，但又无法排尽）、呕吐等。主要分为两类，即分泌性腹泻和侵袭性腹泻，具体区分见下表 2-5-1。

6. 如何诊断感染性腹泻

根据腹泻、腹痛等症状和流行病学资料，可以做出临床诊断。粪便常规检查和致病菌培养在急性感染性腹泻的诊断中具有重要意义，病原学检

表 2-5-1　两类感染性腹泻的比较

项目	分泌性腹泻	侵袭性腹泻
病变部位	小肠为主	结肠为主
病原体	病毒/细菌毒素	细菌
粪便性状	水样便或稀便	黏液脓血便
腹泻次数	每日数次	频繁、次数多
其他表现	脱水重,里急后重轻	里急后重明显,脱水较轻

查也有助于确诊。群体性发病的感染性腹泻,应与疾病预防控制部门一起进行详细的流行病学调查,以明确感染源。

7. 如何预防感染性腹泻

(1)管理传染源:设立肠道专科门诊,对患者进行肠道传染病隔离,正规治疗直至症状消失后 2 周,或至粪便培养连续 3 次阴性后;对餐饮行业从业者定期进行带菌检查,以便发现慢性带菌者。查出带菌者,要及时调离岗位并予以彻底治疗。

(2)切断传播途径:严格医院感染控制;广泛开展卫生宣教,改善饮食、饮水卫生,加强粪便管理;灭蟑、灭蝇,消灭苍蝇滋生地,保持良好的环境卫生;养成饭前、便后洗手等良好个人卫生习惯。这是预防发病的重点。

(3)保护易感人群:病原体众多,且多数患者痊愈后不能获得持久保护性免疫,因此,人群对感染性腹泻的病原体普遍易感。但各种人群的易感性存在差异,如真菌性肠道感染主要见于免疫力低下、糖尿病、长期服用广谱抗菌药物的患者。

8. 已经患了感染性腹泻怎么办

首先需要明确病原体,针对病原体进行病原学治疗,例如细菌感染者,进行抗菌治疗。严重腹泻患者体液会大量流失,适当补液可有效纠正脱水、酸中毒和电解质紊乱。轻度脱水可选用口服补液(ORS),中、重度脱水或口服补液难以纠正时,应静脉补液。腹泻可使病原体和毒素从肠道中清除,一般无需止泻治疗,腹泻特别严重者,可在积极抗感染和补液的基础上酌量服用蒙脱石。口服肠道微生态制剂,有助于恢复肠道正常菌群平衡和功能。

9. 感染性腹泻患者的饮食要注意什么

能进食者鼓励进食易消化的流质或半流质食物，频繁呕吐患者宜禁食 8~12 小时后再逐渐恢复饮食。母乳免疫球蛋白 A（IgA）有助于增加患儿的抵抗力，1 岁以内的婴儿应坚持母乳喂养。

10. 中医对治疗感染性腹泻有哪些方法

以运脾化湿作为基本原则，采用辨证论治的方法，分为虚泻、实泻等，给予不同症型患者不同的治疗药方，可与补液、抗感染治疗等西医治疗方法相互补充，提高临床疗效。除给予中医汤药治疗外，还配合推拿及针灸等方法，刺激胃肠道神经功能，以达到减少肠道分泌，减轻腹泻症状的作用。

第三章

家庭安全与急救常识

第一节　家庭安全

一、家庭应急问题的处理

1. 怎样拨打医疗急救电话

（1）保持镇静，讲话要清晰、简练、易懂；必须说清需要急救者的年龄、性别、病情，便于准确派车；要说清现场地点及等车地点，便于急救车辆确定行车路线；同时还说清来电人员的姓名和联系电话，并保持电话畅通，以便于救护人员和你保持联系。

（2）约定救护车到达的具体地点后，要做好准备接应救护车，最好选择该地点附近的路口、公交车站、高大建筑物等有明显标志的地方，见到救护车时主动挥手示意。

（3）切记，在等待救护车时，不要急于将伤、病者搀扶或搬、抬出来，以防止对伤病者产生二次伤害或加重病情，影响救治。

2. 燃气中毒时应采取哪些急救措施

（1）一旦发现有人燃气中毒，切勿惊慌失措。抢救人员如需进入燃气浓度较高的事故现场，可用湿布、湿毛巾等捂住口鼻，减少一氧化碳的吸入；不要穿鞋底带钉的鞋子，以防走动时产生火花而引起爆炸。

（2）应立即打开门窗，通风换气。把中毒者移到室外或其他空气流通好的安全区域，并帮中毒者解开领口，使其衣物保持宽松。

（3）如果中毒者神志不清，应立即拨打急救电话，同时使中毒者保持侧卧位，以保持其呼吸道通畅，便于呕吐物排出。

（4）如果中毒者呼吸、心跳停止，应立即将其平放，实施心肺复苏术。

3. 发现触电者应采取哪些应急措施

（1）迅速切断电源。无法切断电源时，对于普通电压的电线，可用绝缘的物品（如干木棍、竹竿等）将触电者与电线或连接物分离；电源不明时，施救者不要用手直接接触触电者，要在确定触电者不带电的情况下再立即对其实施救护。

（2）在浴室或潮湿的地方，施救者要穿绝缘胶鞋、戴胶皮手套或站在干燥木板上以保护自身安全。

（3）紧急呼救，并立即拨打急救电话。

（4）如发现触电者出现心搏骤停，应立即对其实施心肺复苏术。

二、老年人居家安全

1. 如何预防老年人跌倒

（1）谨防地板打滑：家中有老年人的家庭，在装修时，应注重选择表面摩擦力较大的防滑地板，并应及时擦干地板上面的水或油渍，同时老人在家里应尽量穿防滑的拖鞋，还可以铺上地毯，并把地毯粘牢，以防止滑动。另外，老年人不宜坐过高或过低的椅子/床，过高的椅子/床不方便老年人就坐，过低的椅子/床尤其是沙发，易使老年人因起身不便而致跌倒，对于老年人来说，最适宜的椅子/床高度是46cm。

（2）谨防浴室内打滑：要保持浴室内地面干燥，安装防滑砖，在浴缸中放置防滑垫或贴上防滑贴。在洗澡间为老人配备一个防滑小板凳，让老人坐着洗澡，既节省体力，又不担心摔倒。对老年人及患有站立不稳疾病的患者，应在马桶及浴缸周围安装能够支撑身体重量的扶手，以避免滑倒。

（3）谨防光线不足：老年人随着年龄的增长，视力也随之减弱，因此要保持室内有良好的光线，以防止老人因看不清而发生跌倒。家中的物品应摆放整齐，不使用容易给老人造成视觉误导、眼花缭乱的装饰；还应安装便于老年人开关的夜灯，方便老年人夜间起夜使用，以减少因光线不足而造成跌倒摔伤的危险。

（4）老年人活动不宜着急或过快：老年人随着年龄的增加，身体内不少器官功能会衰退，例如血管运动中枢功能减退、小脑萎缩、视力较弱等，会造成肢体反应迟缓、腿脚不灵活、对身体平衡的反应较为迟缓，这些都是造成老年人跌倒的潜在危险因素。因此，在日常生活中家人应告诉和引导老人，做事情不着急，凡事慢半拍，每个动作后可暂停片刻，以防止眩晕和身体不稳定。

（5）坚持长期规律运动：长期规律的运动可以增强老年人下肢肌力，改善平衡。建议老年人要坚持锻炼，打太极拳是一项非常好的锻炼方式，每周还可以至少做2次平衡操和柔软操，但每次活动时间不宜太长，以不感觉到累为宜。通过长期有规律的运动，重点训练腰部、腹部及下肢这三大肌肉群，减少老人跌倒的发生。

2. 如何预防卧床老年人产生压疮

（1）勤翻身：对于卧床老人来说，勤翻身是预防压疮最简单、最有效的方法。勤翻身可以预防因长时间压迫身体某一个固定部位而引起的压疮，家人应帮助卧床老人每2小时左右翻一次身，同时需在骨隆突处放置软枕等支撑物，条件允许的家庭还可以购置防褥疮充气床垫、褥疮翻身垫等专业护理用具。翻身时，要先将老人的身体轻轻抬起，再帮助其挪动身体的位置，千万不要拖、拉、推，以防止将老人皮肤擦破、感染病菌。

（2）勤擦洗：要保持卧床老人的皮肤，特别是被压迫皮肤的清洁。可用热毛巾每隔2~3小时擦洗1次，以促进皮肤血液循环。遇老人大小便失禁、出汗较多时，要随时清理和擦洗。擦洗时，动作要轻柔，对于皮肤干燥的老人，可以在擦洗后涂抹润肤乳，在腋窝、腹股沟等容易出汗的部位擦拭爽身粉。

（3）勤按摩：对于长期卧床不起或者乘坐轮椅的老年人，每次应在协助老人翻身和擦洗后，再进行按摩。重点要按摩骨隆突处，从而保持关节的活动性和肌肉张力，以促进血液循环，减少压疮的发生。

（4）勤更换：要经常性地给卧床老人更换床上用品及衣物，保持老人使用的床单、被罩及衣物干净、整洁、干燥，要做到随湿随换。应为老人更换透气性好、柔软的纯棉的床上用品，更换后要保持床上用品及衣物平整，以免皱褶处压伤皮肤。

（5）加强营养：通过科学合理的膳食，应给卧床老年人多补充高蛋白、高热量、高纤维素、易消化的食物，多吃蔬菜和水果，保证营养和水分的供给，从而增强机体抵抗力，减少压疮的发生。

3. 如何预防老年人噎呛

老人进食、饮水时应尽量采取坐位或半卧位，卧床老人应侧卧并抬高床头。老年人的食物要做到少、细、精、软，既营养丰富又容易消化，避免食用过于干燥、粗糙的食物，避免进食粉状食物，对于进食稀食容易呛咳的老人，应将食物加工成糊状。老人进食时，要缓慢、小口进食，细嚼慢咽，进食期间注意力要集中，还要准备好水或饮料，以防止噎呛。

4. 老年人发生噎呛时，应采取哪些急救措施

（1）拍背法：救护者站立在患者的侧后位，一只手放置于患者胸部以作围扶，另一手掌根部对准患者肩胛区的脊柱，用力给予连续 4~6 次急促拍击。拍击时应注意患者头部应保持在胸部水平或低于胸部水平，充分利用重力作用使异物排出。

（2）腹部冲击法：对于意识尚清醒的老年人，可采用立位或坐位，救护者站在老年人背后，双臂环抱老年人，一手握拳，拳眼置于老人肚脐上两横指的位置，另一只手的手掌压在拳头上，连续快速向腹部后上方冲击 5~6 次（注意不要伤及肋骨），直至异物排出；对于昏迷倒地的老年人，可采用仰卧位，救护者骑跨在老年人髋部，将一只手的手掌根部置于老人脐上两横指的正中部位，另一手重叠于第一只手上，并连续、快速、用力地向老人上腹部的后上方冲击。每冲击 5 次后，检查一次老人口腔内是否有异物。如有异物，应立即清理出来，如未排出，可重复进行上述动作（图3-1-1）。如老人出现呼吸心搏骤停，应立即实施心肺复苏术。

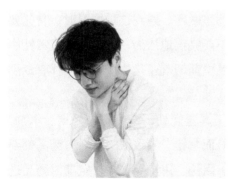
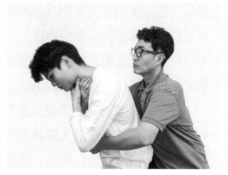

图 3-1-1　气道异物堵塞腹部冲击法

5. 老年人安全用药应该注意哪些事项

（1）避免不必要的用药：需用药者一定要遵从医嘱，不能滥用药物。有些疾病可以通过调整饮食和生活方式以及纠正吸烟等不良习惯，来达到减少病痛、延缓衰老的目的。防病于未然胜过吃药，可通过适当的户外活动、保持乐观心态等方式，预防疾病的发生，远离服用药物。

（2）避免多种药物合用：老年人因肝肾功能减退，对药物的代谢能力减退，因此，老年人一定要在医生指导下用药，并坚持少而精的原则，尽量避免重复用药对身体带来的危害。要根据老年人病情的轻重缓急合理用药，多种慢性病综合治疗时，用药品种应少而精，一般不超过5种。

（3）严格掌握用药剂量：老年人的用药剂量一定要在医生指导下根据年龄、体重和体质情况而定。由于老年人对药物代谢能力及耐受力差、个体差异大、使药物半衰期延长，因此，对于老年人的用药剂量必须十分慎重。60岁以上老年人的用药剂量应为成年人的3/4，而中枢神经系统抑制类药物应当以成年人剂量的1/2或3/4作为起始剂量。为慎重起见，对老年人的用药最好从小剂量开始，如能进行血药浓度监测，则可更准确地根据个体差异调整用药剂量。

（4）不要自行滥用药物：不要擅自吃药、迷信药物小广告、偏信民间"神医"和民间偏方，要到正规的医院，找专业医生作出检查、诊断，做到安全准确用药。

（5）严格观察药物不良反应：用药特别是使用新药的过程中，如果出现与所患疾病无关的新的症状，很可能是药物引起的不良反应，一定要引起重视。即便是已经用过一段时间的药物，出现了新的病症时也应考虑到是否是用药过量引起的蓄积反应和药物过敏等。遇到这种情况时，首先要停止用药，咨询医生，查明原因。而不要错误地认为，中药无毒或毒性小就忽视对不良反应的观察，其实无论是中药汤剂还是中成药，同样有毒副作用发生的可能。

（6）正确保管药品：药柜应放在干燥避光处，按内服、外用、水剂、片剂等分类放置，以免老人因视力不好而拿错，导致误服。所有药品都要用标签注明药品的名称、规格、作用、用法、用量等，并要定期对药品进行清理，发现药物过期、变质或药品标签脱落时，应立刻丢弃，及时补充。

三、儿童居家安全

1. 如何预防婴幼儿坠床

（1）应为宝宝准备合适的婴儿床。婴儿床的护栏可以对睡觉的宝宝起到预防坠床的作用。但是，护栏不能保证100%安全，可以在床的四周设上围栏，当宝宝睡觉或玩耍时，应拉上床栏。床栏的插销安装在宝宝够不着的地方，以避免宝宝在玩耍时，无意将插销打开而坠床。

（2）确保婴儿床稳当、牢固，高度最好小于50cm，这样宝宝即使掉下来，也不至于摔得太重。家长还可以在床边的地面上铺些具有缓冲作用的保护品，如海绵垫、棉垫、厚毯等，即便宝宝坠床了，也不会出现严重损伤。

（3）家长要认真做好监护工作，宝宝在床上要在家长的视线内玩耍，如果家长有事需暂时离开，最好将宝宝移至地面上玩耍。千万不能存有侥幸心理，不要认为自己只是离开一小会儿，宝宝不会发生意外。

2. 婴幼儿坠床怎么办

（1）固定伤处：宝宝从床上掉下后，必须先确认其是否骨折。如果宝宝跌落后剧烈哭闹或失去意识，且手脚不能活动，首先需要怀疑是否是颈椎受到伤害、脑震荡或出现颅内出血。无论是骨折还是颈椎受伤，都应该立刻将受伤部位进行固定，并不要移动受伤儿童。如果家人不知道如何固定受伤部位，就必须等急救人员来操作，以免因为处理不当而造成更严重的伤害。

（2）紧急止血：宝宝掉下床后如果发生出血的状况，可先进行止血处理，最简单有效的方法就是直接加压止血法。可拿一块干净的纱布放在伤口上直接用手指或手掌加压，直到出血停止。如果宝宝流鼻血，可以用手压住其鼻子上方（鼻根的地方）以帮助其止血，但不要把宝宝的头仰起，以免血液反流到胃部引起刺激性呕吐。

（3）立即送医：如果确定宝宝是头部着地，尤其是后脑先着地时，家长需特别重视。发现宝宝出现高声哭叫、昏迷不醒、呕吐、非常兴奋、四肢肌肉紧张、牙关紧闭、眼斜视等任何一个表现时，都须立即送往医院，以明确是否存在颅脑损伤。

3. 如何预防儿童误吸

（1）对于新生儿尤其是早产儿，由于其胃肠道动力不成熟，特别容易发生胃食管反流，主要表现是溢乳。建议喂奶时，应将婴幼儿头部高位抱于左臂上，并面向母亲，使婴幼儿的身体与水平面的角度及婴幼儿左前斜位的角度约为45°~60°，并且在喂奶后保持这种体位30~60分钟。

（2）应培养儿童良好的饮食习惯，比如告诉孩子吃东西时不要说话，不要口含食物哭闹、嬉笑、跑跳，要注意细嚼慢咽。还应为孩子创造安静、舒适的进食环境。

（3）避免儿童食用不安全的食品，对于一些容易引起误吞的食物，尽量不要给孩子吃。比如不要给婴幼儿喂食果冻、软糖、豆子、花生、瓜子、葡萄等不易咀嚼且易导致窒息的食物，给婴幼儿吃带籽核的瓜果时，应先将籽和核抠出再让孩子食用。尤其是软糖、果冻等食品多含明胶，且有弹性，在胃内消化慢，不易溶化变形，误吞后容易在气管或消化道内嵌顿，造成气管、咽喉或消化道堵塞。

（4）注意整理收纳，避免在婴幼儿活动范围内存放小物品，如纽扣、钱币、小球等，以防止出现意外。为3岁以下的宝宝购买玩具时，要特别留意玩具盒里有没有小零件，是否可以拆卸；孩子玩一些小物件玩具时，家长必须从旁随时看好，以防孩子吞食；在宝宝爬行之前，应先检查地面是否有纽扣、大头针、曲别针等小物品，有的话要及时清理干净。

4. 如何处理误吸

（1）首先要判断是食管异物，还是气管异物。最简单的判断方法是观察孩子是否能发声说话，如果无法发声，则可能完全阻塞气管，应立即采用急救法，帮助其排出异物；若还能说话，表示异物在食管或是部分阻塞气管，此时虽然情况不是那么危急，不过也要尽快送往医院治疗。

（2）现场急救方法

拍背法：使孩子（小于1岁）身体俯卧在救护者的前臂上，头部向下。救护者用一只手支撑孩子的下颌及胸部，用另一只手的掌根在孩子背部的两肩胛骨之间快速拍击5次。如果异物未被排出，可采取胸部冲击法。

胸部冲击法：使孩子（小于1岁）身体仰卧在救护者的前臂上，头部向下，脸朝上。救护者用一只手支撑孩子的头部及颈部，用另一只手两指在孩子的胸部正中两乳头连线下方连续按压5次后，检查口腔，如果可见异物，用手取出。如果无效，应在送往医院抢救的途中继续重复进行。

海姆立克急救法：如果孩子年龄较大，则可施行海姆立克急救术，即救护者站在孩子的背后，采取弓步，一脚置于孩子两脚间，另一腿在后伸直；同时双臂环抱患者腰腹部，一手握拳，拳眼置于肚脐上两横指的位置，另一手固定拳头，并突然连续用力向患者上腹部的后上方快速冲击，直至气道内异物排出，如患者意识丧失应立即判断呼吸心跳，如无呼吸心跳，立即实施心肺复苏术。

5. 儿童误服药物、毒物怎么办

（1）误服后，可进行压舌催吐。到卫生间内，用手指、筷子等伸入儿童咽喉部位向下压催吐，以最大限度地减少药物与毒物的吸收。催吐后要立即送医院进行洗胃和解毒等对症处理。

（2）怀疑食物中毒时，应保留食物样品。有剩余食品时，要保留少许；如果没有，可将少量呕吐物保留在塑料袋内，并将样品交给医生。

（3）对意识不清者，要使其保持侧卧位，不要催吐，立即拨打急救电话。

6. 如何预防儿童烫烧伤

（1）使用安全的烹饪和烧水方式：永远不要将开水壶留在炉子上而无人看管，热饮要放在儿童无法触及的地方。监督或限制儿童使用炉灶、烤箱、微波炉。如有必要，可以加装厨房安全设施。

（2）关注家庭用水温度：家庭恒温器的水温不要设置太高，给儿童洗澡时应先放凉水再放热水，让儿童学会测试水龙头的温度。

（3）处理好电热类仪器：确保所有电线和发热电器（饮水机、卷发器、熨斗等）均放在儿童不能触及的地方，儿童能触及的插线板要进行一定的保护措施。

7. 儿童烫烧伤的应急处理方式

（1）应立即用自来水（15~25℃）持续冲洗或浸泡伤处降温15分钟左右。避免用冰块长时间直接冷敷，特别是在烧伤面积较大时。同时应及时拨打急救电话，或尽快将孩子送往附近医院抢救。

（2）应迅速剪开并取下伤处的衣、裤、袜类，切不可强行剥脱；还应取下受伤处的饰物。

（3）皮肤表面无破损时，可涂外用烧烫伤药膏。

（4）有水疱时，不要将其刺破。如皮肤有破损，不要在创面上涂任何物质，应用清洁的敷料、纱巾、毛巾等或保鲜膜覆盖受伤部位，以保护创面，防止感染，并立即将伤者送往医院。

8. 如何防止儿童溺水

首先，家长要熟练掌握防溺水的知识。家长要做到对儿童进行有效的看护，应采取将家中和家周围的水体与儿童隔离开的措施，教授学龄儿童基本的游泳和水上安全技能，带儿童去安全的场所游泳或戏水，划船时为孩子佩戴安全装备，从小培养儿童防溺水的知识和意识。另外，还应叮嘱孩子如果发现他人溺水，应积极呼救，绝不能擅自下水救人。

9. 儿童溺水如何自救

（1）首先不要惊慌，调整呼吸，尽量将头后仰，口向上，使鼻子露出水面后进行呼吸，努力拍水呼救。

（2）如果脚抽筋，可用手反向拉伸抽筋部位的肌肉，让其伸展或松弛。

（3）双手划动，抓住救生物品并迅速靠近。当施救者游到自己身边时，不要惊慌抓抱施救者，而是要听从指挥，配合施救者。

（4）发生淹溺后保存体力，甩脱鞋子和重物。

10. 发现有人溺水怎么办

（1）发现有人淹溺时，应立即拨打报警电话和急救电话，向淹溺者扔救生圈、木板等漂浮物，无论是否会游泳，未成年人不可下水救人，应呼叫其他人加入救援。

（2）将淹溺者救上岸后，如无呼吸、心跳，应立即对其实施心肺复苏术，不要轻易放弃抢救，要坚持到急救人员到达。

（3）为淹溺者保暖。

四、家庭急救包及防灾包

1. 为什么家庭要配备家庭急救包和防灾包

家人突发疾病，或遭遇一些突发事件如火灾、地震等时，除了掌握必要的急救措施，家里还应配备家庭急救包和防灾包，用于抗灾减灾、自救互救，保证家人安全。要将急救包和防灾包放在便于拿取的地方，以备遇到紧急情况时，可以在5~10分钟内实施自救。

2. 家庭急救包及防灾包应配备哪些应急用品

（1）应急食品：这些食品主要用于储备，所以首先要保证食品的保质期要长，这是最重要的。其次，应当是具有高能量、高营养的食品。如可以保存4年的军用食品，单兵自热食品、军用能量棒、压缩食品及军用罐头；可以保存3年的应急淡水，能有效地为机体利用，延缓人体对水的需求（普通固体食品和瓶装水也可以，但要注意定期更换）。

（2）应急卫生用品及药品：应急卫生用品主要包括消毒纱布、三角巾、医用弹性绷带、胶布、止血带、创可贴、酒精棉片、安全别针、剪刀、镊子、医用手套、一次性口罩、体温表以及酒精、碘附等用于包扎、止血、固定、伤口处理的基本工具。应急药品主要包括日常退烧药、消炎药、止泻药、云南白药气雾剂、维生素片等。尤其是止泻药，在灾难发生被困后，因为生存条件恶劣，极易引起腹泻，在食物补给有限的情况下，腹泻脱水是很危险的事情。其次是各种维生素，不同家庭应根据自身情况适当增加所需药品。

（3）自救工具：主要包括棉质毛巾（火灾发生时可用水将毛巾打湿、捂住口鼻，可防止吸入烟尘）、具备收音机功能的手摇充电电筒（可为手机充电、FM自动搜台、按键可发出报警声音）、呼吸面罩、便携式灭火器、防火毯、魔术领巾（可以保护脸颈部避免灰烬灼伤）、保温毯（维持体温、抵御寒冷）、长明蜡烛、破窗锥（打开逃生通道）、9芯伞绳、防磨手套、割绳器、多功能小刀等。

（4）求救工具：主要是指能发出光和声音的应急物资，包括救生哨（3 000赫兹高频口哨、求救信号SOS，三声短三声长三声短）、手摇/强光电筒（照明、闪光发送求救信号、金属锯齿具有破窗功能）、反光衣等。

（5）家庭应急卡：家庭应急卡应正面附上家庭成员照片、血型、常见病及用药情况，反面附上家庭成员住址、家属联系方式和紧急联络人的联系方式。紧急情况下，将为抢救伤员赢得宝贵时间。

（6）重要文件资料：重要财务资料，如适量现金、银行卡或存折、房屋使用权证书、股票债券等；重要证件的复印件，如身份证复印件、保险单复印件、存折复印件等。

第二节　紧急救护与心肺复苏

一、心肺复苏现场救护

1. 什么是心脏骤停

心脏骤停是指各种原因引起的心脏突然停止跳动，有效泵血功能消失，引起全身严重缺氧、缺血，临床表现为无法触及大动脉搏动和心音消失，继之意识丧失、呼吸停止、瞳孔散大，若不及时抢救可导致死亡。

2. 心脏骤停如何抢救

整个抢救过程可以称为一个"生存链"：判断心搏骤停→立即呼救→实施徒手心肺复苏→尽早除颤→高级生命支持→入院治疗（图3-2-1）。

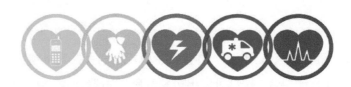

图 3-2-1　生存链

3. 心肺复苏操作注意事项

（1）判断意识：双手轻拍伤员的双肩，附耳大声呼喊"你怎么啦"，如果没有任何反应就是没有意识了。

（2）判断大动脉（颈动脉）搏动：触摸颈动脉或股动脉有无搏动，如果在5~8秒内无搏动，则说明大动脉搏动消失。

（3）检查呼吸：仔细观察患者的胸廓有无起伏（5~10秒），如无起伏，则说明患者没有呼吸。

（4）呼救求助：拨打急救电话。

（5）摆正伤员体位：将伤员翻转成仰卧位，放在坚硬的平面上。

（6）胸外心脏按压：按压时上半身前倾，双肩正对患者胸骨上方，一只手的掌根放在两乳头连线的中点，然后两手掌根重叠，十指相扣，双臂伸直，以髋关节为轴，借助上半身的重力垂直向下按压，每次抬起时掌根不要离开胸壁。如患者是成人，按压频率为100~120次/分钟，按压深度为5~6cm。

（7）开放气道：用一只手按压伤病员的前额，使头部后仰，同时另一只手的示指及中指置于下颌骨部分并向上抬起额部，使患者鼻孔朝天。

（8）口对口人工呼吸：用按于前额手的示指和拇指捏紧患者鼻孔，吹气前把患者的嘴全部包住，向患者口内吹气持续1秒钟，使患者的胸廓抬起，然后抬头换气，松开患者口鼻，再以同样的方法吹第二口气。吹气时暂停胸外心脏按压，胸外心脏按压和吹气比例为30：2。5个按压-通气周期后，再次检查和评价，如仍未恢复心跳和呼吸，继续进行心肺复苏（图3-2-2）。

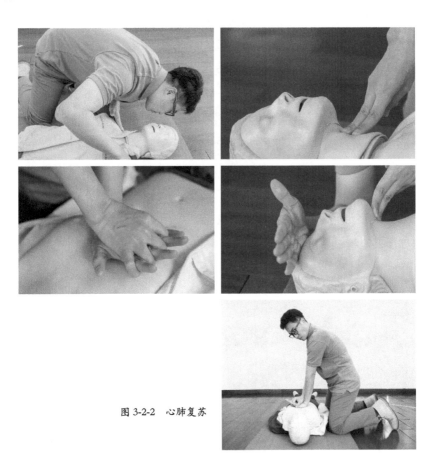

图3-2-2　心肺复苏

二、创伤包扎

1. 包扎常用的材料及要求

包扎常用的材料有三角巾、弹力绷带、纱布垫等。包扎材料要清洁、柔软、吸水力强。包扎时尽量选择医用包扎材料，如果没有医用包扎材料，可以就地取材，使用干净的毛巾、手绢、床单、衣物、口罩及领带等作为临时包扎材料。

2. 常用的包扎方法

常用的包扎方法有：用绷带螺旋包扎、人字形包扎、8字形包扎和用三角巾包扎等。

（1）简单螺旋包扎因操作简便，最为常用。用绷带螺旋包扎的方法适用于包扎患者的四肢。操作步骤如下：在受伤处覆盖一块无菌或干净的敷料（纱布垫或布垫），从受伤肢体的远端开始，从远心端向近心端包扎。先将绷带环形缠绕两圈固定，再将绷带在敷料的下方由下向上缠绕。从第三圈开始，每向上缠绕一圈，绷带应遮盖前一圈绷带的2/3，前一圈绷带应露出1/3。把敷料完全遮盖后，将绷带重复缠绕一圈，在肢体外侧（上肢大拇指为外侧，下肢小脚趾为外侧）打结或用胶布粘贴固定（图3-2-3）。

（2）人字形包扎用于能弯曲的关节，如肘部、膝部、还有手和脚跟，方法如下：先将绷带在患者肢体关节中央处缠绕一圈做固定，然后绕一圈

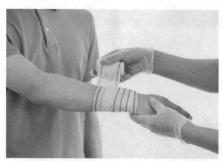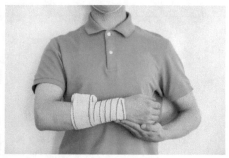

图 3-2-3　螺旋包扎

向下，再绕一圈向上，反复向下向上缠绕。包扎结束时，在关节的上方重复缠绕一圈固定（图 3-2-4）。

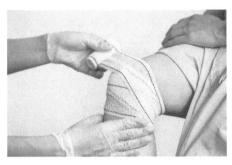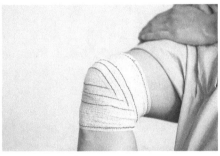

图 3-2-4 人字形包扎

（3）8 字形包扎用于包扎手 / 足部，用无菌或干净的敷料覆盖伤口，将绷带在手腕 / 足踝处先环形缠绕两圈后做固定，然后 8 字形缠绕手 / 足部，直至绷带将敷料完全覆盖，结束时在手腕 / 足踝处重复缠绕做固定（图 3-2-5 ）。

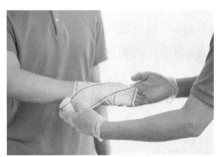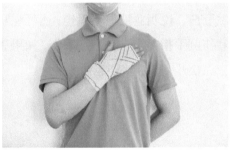

图 3-2-5 8 字形包扎

（4）用三角巾包扎头部操作步骤如下：让患者坐下，在受伤处盖一块敷料。将三角巾的底边折叠成两横指宽，折叠的边缘置于患者前额齐眉处，顶角向后。把三角巾的两底角经两耳上方拉向头后部枕骨下方交叉并压住顶角，然后绕回前额齐眉处交叉打结。最后将头后部的三角巾的顶角拉紧，折叠后掖入头后部交叉处内（图 3-2-6）。

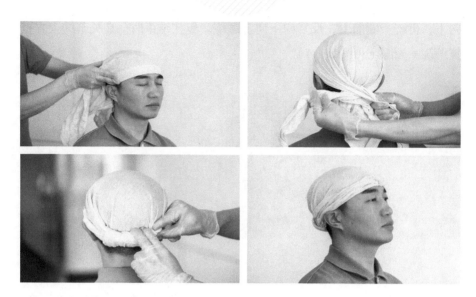

图 3-2-6　三角巾包扎头

3. 如何检查包扎是否合格

包扎完成后，必须检查肢体血液循环的状况。检查的方法为：按压手指／脚趾甲，放开手后 2 秒钟内，手指／脚趾甲如不能迅速恢复红润，仍然苍白，说明血液循环不佳；还可观察伤肢远端的皮肤是否苍白，询问患者伤侧手指／脚趾尖是否麻木，如果苍白或麻木，说明血液循环不佳，则应该松开绷带，重新包扎。

三、急救患者搬运

1. 正确搬运的重要性

合理、及时的搬运对患者的治疗非常重要。如果搬运方法不当，容易对患者造成二次伤害，轻则会加重患者的痛苦及骨折等病情，严重时会造成患者瘫痪，甚至危及生命。所以，意外伤害发生后，要根据现场情况选择是否搬运，并掌握正确的搬运方法，搬运时做到轻和快。

2. 常用的搬运方法有哪些

（1）扶行法：适合于运送处于清醒状态、一侧腿或脚受伤，在别人的帮助下能自己行走的患者。

（2）背负法：适合于运送处于清醒状态、体型小、身体轻、没有脊柱损伤的患者。

（3）拖行法：适合于下肢受伤、体型较大且体型较重、不适合采用其他徒手方法搬运的患者（图3-2-7）。

（4）爬行法：适合于在空间狭窄或有浓烟环境中的患者（图3-2-8）。

（5）手抱法：适合于年幼体轻、伤势较轻的患者。对脊柱损伤者禁用此法。

（6）椅子搬运法：让患者坐在椅子上，用宽布带把患者的上身和椅子

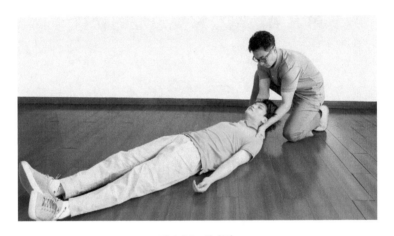

图 3-2-7　拖行法

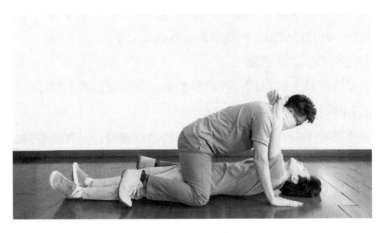

图 3-2-8　爬行法

的靠背固定在一起。由两个人搬运，一人抓住椅子背，另一人抓住椅子腿，把椅子倾斜约45°，两人一起抬起椅子运送患者，注意行走时要保持平衡。

（7）毛毯、床单搬运：适合于空间狭小、担架不容易通过的地方。搬运时将结实的毛毯或床单铺在地上或床上，将患者搬运到毛毯或床单上，救护者各自抓紧毛毯或床单的角，抬起搬运患者。

对于脊柱（颈椎）损伤者的搬运，为避免二次损伤，须等待专业人员进行运送。

第三节　家庭常见急症的处置

一、休克

1. 什么是休克

休克是机体受到各种有害因子作用后出现的急性血液循环障碍。发生休克时，患者常出现血压下降、血流减慢、皮肤湿冷、脉搏快而微弱、嗜睡甚至昏迷。休克会导致脑和身体重要器官缺氧，危及生命。

2. 哪些原因会导致休克

休克可以由很多原因引起，如急性心肌梗死、严重感染、严重创伤、大面积烧伤、开放性骨折、严重腹泻及过敏反应等。

3. 休克的紧急救护措施

（1）尽快拨打急救电话，呼叫救护车，并检查患者的呼吸、脉搏等，有外伤出血时要立即止血。

（2）让患者平卧，并将其双脚垫高使之高过胸，以利于静脉血回流、增加脑部的血液供应，有条件时可给患者吸氧。对于休克患者，因其体温低、怕冷，要注意给患者盖上毯子或被子帮助保暖。

（3）应监测并记录休克患者的血压，直到救护车到达。

二、昏迷

1. 什么是昏迷

昏迷就是持续的意识丧失。当人脑的正常功能受到严重干扰时，往往会陷入无知觉的状态，大声喊叫或刺激均不能使其醒来，这就是昏迷。昏迷是临床上的危重症，需引起重视。

2. 昏迷患者的正确处理措施

（1）立即拨打急救电话，呼叫救护车。

（2）检查患者的呼吸、脉搏。如果呼吸、脉搏消失，说明患者已经发生心搏骤停，应立即呼救，同时实施心肺复苏术；对于有呼吸、心跳的患者，应解开患者的领口及胸前的衣扣，使衣物保持宽松，及时清理气道异物，保持其呼吸道通畅，然后将患者摆成侧卧位，并紧急呼救。

（3）对于跌倒的患者要检查其有无外伤，如果有外伤，要及时进行简单的包扎、止血，在急救车到来前，不宜自行变动外伤后昏迷者的体位。

三、晕厥

1. 什么是晕厥

晕厥又称昏厥，是患者突然发生严重的、一过性的脑供血障碍，从而导致的短暂意识丧失，常引起摔倒。患者通常可以很快恢复知觉，意识丧失时间很少超过 20~30 秒。

2. 晕厥的现场处理方法

患者晕厥前出现恶心、出冷汗、浑身无力等症状时，应立即蹲下或坐下，以免摔伤。如果发现他人出现晕厥时，应解开患者的领口及胸前的衣扣，让患者平卧位头偏向一侧，将患者的下肢抬高增加脑血流量，在患者的面部及颈部进行冷湿敷，如果患者体温较低，还要加盖毛毯或被褥帮助保暖。如在室内，应及时开窗通风、保持室内空气清新。即使患者的症状完全缓解，也要拨打急救电话，将患者送至医院检查晕厥的原因。

四、癫痫

1. 什么是癫痫

癫痫，俗称"羊角风"，是由短暂的脑功能失调引起的，常不定期反复发作。大发作前常有头疼、烦躁不安，接着会突然意识丧失、跌倒在地，常出现四肢僵硬、全身抽搐、口吐白沫或血沫、瞳孔散大、甚至大小便失禁，一般持续几分钟。

2. 如何预防癫痫复发

我们可以通过规律生活、充足睡眠、健康饮食、定期诊治等方面来预防癫痫病的复发。

3. 癫痫发作时，应采取怎样的措施

当患者发作将要倒地时，在周围人员较多的情况下可将其扶至床上，如人员少或来不及时，可顺势让其慢慢躺倒，迅速移开周围的硬物、锐器，以免跌伤、扎伤。当患者抽搐痉挛停止后，应松解患者的领口、胸前的衣扣及腰带，使其保持呼吸通畅（避免将毛巾、手绢等易堵塞呼吸道的物品塞入患者口中），要将患者的头转向一侧，防止呕吐物引起患者呛咳、窒息。患者抽搐期间，不要强制性按压其肢体，会增加患者的痛苦。癫痫发作一般在5分钟之内可自行缓解，如果连续发作或频繁发作时，应迅速拨打急救电话，将患者送至医院救治。

五、异物堵塞

1. 造成呼吸道异物阻塞的常见原因

脑血管病的后遗症等疾病和不良的进食习惯（如进食时说笑、吃大块食物、吃饭速度太快、小孩边跑边吃糖或果冻）等，是造成呼吸道异物阻塞的常见原因。不完全阻塞危害较轻，完全阻塞则会危及生命，患者会不

由自主地手呈"V"字状紧贴于颈前喉部,面色青紫,不能说话、咳嗽、呼吸,严重时会发生窒息、失去知觉、呼吸和心跳停止。

2. 抢救方法有哪些

（1）大声呼叫,呼喊其他人前来帮忙,并拨打急救电话。

（2）如果患者能呼吸,能用力咳嗽,应尽量鼓励其用力咳嗽,并让其弯腰,拍打他的背部,力争将异物自行咳出。注意不可自行将手指伸进口腔咽喉处抠取异物,这样做不仅无效,反而会使异物更加深入呼吸道。

（3）如果患者呼吸困难、难以发声,但神志清醒、能站立或坐稳,可采取上腹部冲击法解救,即患者弯腰前倾,抢救者站在其背后,双臂抱其腰部,一手握空心拳,用拇指侧顶住患者腹部正中线肚脐上方两横指处,另一手紧握在握拳之手上,两手用力向后上方挤压冲击患者腹部,约每秒挤压一次,可连续5~6次,每次的挤压动作要明显分开。患者也可采取此法自救,一手握拳头,另一只手抓住该手,快速冲击腹部;或用圆角的物品或椅背快速挤压腹部,连续向腹部后上方冲击5~6次,直到异物排出为止。

3. 特殊人群应该如何处理

（1）如果患者是孕妇或肥胖者,则不适宜采用腹部冲击法,应采取胸部冲击法。即抢救者站在患者背后,双臂从患者腋下环绕其胸部。一手握空心拳,用拇指侧顶住患者胸骨中部,注意避开肋骨缘及剑突,另一手握紧此拳头快速向内、向上挤压冲击患者的胸部,约每秒一次,直至异物排出。

（2）如果患者心跳、呼吸停止,应立即拨打急救电话,并对患者进行现场心肺复苏抢救。

六、婴幼儿窒息

1. 造成婴幼儿呼吸道堵塞的常见原因

（1）俯卧时被毯子、枕头堵住口鼻。

（2）脑袋钻进塑料袋里被蒙住口鼻。

（3）异物误入气管等。

当发生上述情况,如不及时解救,很可能会使儿童发生窒息。

2. 如何预防婴幼儿窒息

（1）3月龄以内的婴儿不可以俯卧睡觉，以免因口鼻被枕头、被褥等物品堵住，自己又翻不了身而发生窒息。

（2）刚会翻身的孩子睡觉时，成人要加强监护，如孩子俯卧睡觉，则不要束缚他的双臂，使孩子可以抬头、动肩或双手支撑，避免发生窒息。

（3）不要给孩子玩塑料袋等对孩子有危险的物品。

3. 如何紧急处理婴幼儿窒息

如果发现婴儿把异物误吸入气管引起窒息，可采用拍背、胸部快速按压法解救。将婴儿面朝下放在前臂上，用手托住婴儿的头部和下颌，用另一只手掌根拍击婴儿肩胛骨之间的区域5次。如果拍击5次后异物仍未排出，则将婴儿翻转为面朝上，用手托住头部，另一只手的两根手指按压婴儿胸骨中部5次，反复拍击背部和按压胸部，直至婴儿恢复呼吸、咳嗽或啼哭。

第四章

常用体检和就诊知识

第一节　定期体检

健康管理是以现代健康概念和新的医学模式以及中医"治未病"思想为指导，通过采用现代医学和现代管理学的理论、技术、方法和手段，对个体或群体的整体健康状况及其影响健康的危险因素进行全面检测、评估、有效干预与连续跟踪服务的医学行为及过程。其目的是以最小的投入获取最大的健康效益。健康管理有"三步曲"，第一步：收集信息（年龄、性别、职业、生活习惯、既往史等）；第二步：风险评估（身体状态、未来慢病发病风险评估）；第三步：进行干预（对于风险进行系统性的干预，来防止或延缓慢病的发生和发展）。我们今天所提倡的健康体检，就是通过定期的身体检查，及早发现身体隐患，对疾病做到早发现、早诊断、早治疗，实现健康管理"三步曲"。

一、如何选择体检项目

1. 常规的健康体检项目包括哪些

常规体检项目有血尿便常规、肝肾功能、血糖、血脂、腹部超声、胸片、心电图、内科、外科、耳鼻喉科及妇科等检查。并可依据体检者的需求，补充甲状腺功能、心肌酶谱、血同型半胱氨酸、糖化血红蛋白、肿瘤标记物、肺功能、子宫附件超声、前列腺超声、甲状腺超声、乳腺超声、颈动脉超声、心脏超声、骨密度、体脂分析、胃幽门螺杆菌筛查、四肢动脉硬化检测、中医-心理联合体检项目、低剂量胸部 CT 及颅脑磁共振等检查。

2. 选择体检项目前应向医生提供哪些信息

受检者不仅要向医生提供性别、年龄、职业、工作环境、家族史、既往史、危险暴露史、饮食习惯及运动习惯等信息，还应告知本人的经济承受能力、心理预期、时间要求等。如自身处于特殊时期，如孕期、哺乳期、经期、术后等，应避免进行有创、有辐射的检查，确需检查的，应得到专业医生的现场评估。

3. 制定体检方案应考虑哪些因素

制定体检方案主要考虑下几个方面。

（1）年龄：随着年龄增大，心脑血管、肿瘤、代谢性疾病的发病率也将逐渐增高，所以在体检套餐的制定时，应考虑到年龄因素，不同年龄应选择不同的体检套餐。

（2）家族史：对于有高血压、糖尿病及肿瘤家族史的受检者，应当充分考虑后再制定体检方案。

（3）疾病既往史：既往史能给体检项目的选择提供依据，如既往有肝炎、肝硬化病史的受检者，在制定方案时应重视肝癌筛查。

（4）现有症状：如自觉胸痛、胸闷的受检者应进行心、肺相关的检查；近期有头晕、呕吐的受检者应建议进行颅脑磁共振检查；有胃痛、胃胀、反酸症状的受检者建议进行胃镜检查；有大便习惯和性状改变，如出现腹泻和便秘交替、里急后重、肛门坠胀的受检者，建议做肠镜检查。

（5）职业种类：对长期伏案工作的受检者，应在制定体检方案时增加颈椎 X 线检查以筛查颈椎疾病；煤矿工人及长期接触粉尘的受检者，建议进行低剂量胸部 CT 检查。

此外，制定体检方案时还应考虑受检者的生活常驻地、运动习惯、心理压力状态等其他影响因素。

综上所述，体检方案会受到受检者自身诸多因素的影响，常规体检难以满足个人的健康需求，必须补充一些有针对性、有深度的体检项目，才能真正实现早发现、早诊断、早治疗。因此，除了常规体检项目外，针对不同人群、不同需求，制定个性化的体检套餐将成为未来发展的必然趋势。

4. 哪些人需要进行肿瘤筛查

肿瘤标记物能够在一定程度上提示发生相关肿瘤的可能性，但是其敏感性与特异性较差，仅可作为肿瘤普通筛查的选择项目。应通过年龄、性别、既往病史、既往体检资料、家族史、生育史、自觉症状等因素，确定受检者是否属于各种肿瘤的高风险人群，有针对性地进行相关肿瘤的筛查。

（1）肺癌高危因素：吸烟史（吸烟年限、吸烟量、是否戒烟、戒烟时长等）、职业暴露（接触石棉、铍、铀、氡等）、是否患有慢性阻塞性肺病及慢性肺纤维化等疾病。

（2）乳腺癌高危因素：乳腺癌家族史、月经初潮时间早及绝经时间晚、绝经后肥胖、长期处于情绪低落状态、长期雌激素替代治疗或口服避孕药、乳腺肿物及乳头溢液及既往乳腺体检结果有明显异常等。

（3）肝癌的高危因素：感染肝炎病毒、肝硬化、酒精性肝病等。

（4）胃癌高危因素：幽门螺杆菌感染、胃癌家族史、慢性胃炎及胃溃疡等消化道疾病、高盐及腌制食品饮食习惯、不明原因的贫血、便潜血阳性等。

（5）结直肠癌高危因素：结直肠癌家族史、饮食习惯不良、慢性结肠炎、结肠息肉及便潜血阳性。

（6）宫颈癌高危因素：HPV 感染、性伴侣过多、性生活比较早（如 16 岁以前发生性关系）及患有感染性传播疾病（如淋病、衣原体感染等）。

5. 哪些人需要进行心脑血管疾病检查

血压、血脂、血糖及血尿酸等检查均涵盖在常规体检项目中，但对于具有高龄、血脂异常、吸烟、糖尿病、肥胖及相关家族史等心脑血管疾病危险因素的受检者，建议根据个人实际情况完善颈动脉超声、心脏超声、颅脑磁共振等相关检查。

6. 该不该做放射类检查

常规体检中有一些项目具有一定的辐射，主要包括 X 线和低剂量胸部 CT。但这些项目是筛检肺结核、肺部肿瘤、胸水、气胸及支气管扩张等胸部疾病的有效手段。胸片对肺部的检查具有一定的局限性，肺部有 1/4 的部位被心脏、纵隔、肋骨等挡住，且很难发现直径 <5mm 的病变，与 X 线胸片相比，胸部 CT 可提供更多关于肺结节的内部结构及边缘特征等信息，因此可克服胸片的不足。因此，对于具有肺癌高危因素受检者，建议进行低剂量胸部螺旋 CT 检查，以便更精准、更早期地发现病变。

特定人群应尽量避免具有辐射性的检查，比如孕妇、哺乳期妇女及半年内有生育计划的人群。同时，筛查骨质疏松、骨量减少的双能 X 线骨密度检测也存在一定量的辐射，以上人群也不建议进行。

当受检者想选择超过两项含辐射检查时，请务必咨询医生，医生将根据其身体情况进行评估。

二、如何阅读体检报告

1. 什么是体检报告

体检报告也叫主检报告或总检报告，是体检后主检医师根据受检者的各项检验、检查结果最终形成的结论和建议。查看体检报告时，要注意每一条结论后面的健康建议和健康指导。体检报告通常不会直接作出疾病诊断，而是汇总体检中发现的异常结果，作出是否需要复查或就诊的建议。

2. 正确认识体检报告的临床价值

体检的目的是早发现、早诊断、早治疗。但任何"早"都有一个度，换句话说，所谓的"早"是会受到技术方法和设备精确度限制的。在健康体检中，受检者本人的主诉、提供的病史相对患者去医院看病要简单很多，且体检的检查项目也受到受检者本人主观选择体检套餐种类的影响，因此一次体检并不意味着一定就能发现身体内的所有的疾病。

3. 主检医师会如何传达体检中发现的重要问题

如果体检结果发现非常紧急、需要立刻就诊，或者短期内需要及时就诊否则会延误诊治的问题，主检医师会直接联系受检者。在体检报告中，主检医生也会把紧急、重要的问题写在前面。如果报告中出现"请及时就诊""请您关注"等字样，说明医生在传达非常重要的信息。

4. 如何理解"建议复查""建议定期复查""建议进一步检查"

健康体检是对受检者身体状况的初步筛查。与到医院就诊不同，主检医师既没有和受检者进行一对一问诊，也没有查阅受检者既往的病历资料，并针对其身体情况开具相应的化验检查单。所以，主检医师往往无法通过一次的异常体检结果就判定受检者患了某种疾病，而且疾病的诊断还可能需要重复检测，并结合其他化验检查结果进行综合判断。因此，对于体检报告中的一些异常指标，为区分不同情况，主检医生会分别给出下面的建议。

（1）建议复查：一些化验指标容易受到身体状况的影响而出现异常，例如体检之前剧烈运动可能会导致尿蛋白阳性，女性经期附近时期的尿检中会出现红细胞，尿酸和甘油三酯升高可能是体检前一天饮酒和油腻饮食引起。因此应当在您身体状况平稳时复查。

（2）建议定期复查：有些指标异常需要用定期监测来观察其变化，例如超声发现的甲状腺结节、胸部低剂量 CT 发现的肺部结节、血脂升高、尿酸升高及肝功能异常等。

（3）建议进一步检查：体检结果中的一些异常指标可能是发现受检者患有某种疾病的重要线索，但是不能仅凭这项检查做出明确判断。例如胸部 X 线片中发现肺部"阴影"，需要再通过胸部 CT 检查才能看到这个病变的细节；腹部超声发现肝脏占位性病变且无法明确判断这个病变的性质，需要再进一步做腹部增强 CT 检查；化验发现空腹血糖轻度升高，需要到内分泌科就诊，再进一步做口服糖耐量试验、化验糖化血红蛋白来判断是否可以诊断为糖尿病等。

5. 怎么看待体重指数

体重指数（BMI）是判断体重正常、消瘦或肥胖的初步指标。体重指数 = 体重（kg）/ 身高的平方（m²）。判断标准，详见表 4-1-1。

表 4-1-1　体重指数表

项目	体重过低	正常	超重	肥胖
体重指数	<18.5	18.5~23.9	24.0~27.9	≥28.0

可以看出，在同样身高的情况之下，体重越重的人就越接近肥胖，这一判断对于大多数人是可行的，但是对于肌肉非常发达的运动员、孕期妇女、身体肌肉含量少而腹部脂肪多的人来说，是不准确的。这时可以通过腰臀比、人体成分分析等更为准确的方法进行评估。

6. 尿常规检查中出现尿蛋白阳性是怎么回事

原发于肾脏本身的疾病以及高血压、糖尿病等造成的肾损害等疾病都可以导致尿蛋白阳性，而感冒发热、剧烈运动等身体状况异常时，尿蛋白也可以出现轻度阳性。因此，应该在身体状况平稳时进行复查，如果多次检查尿蛋白均呈阳性，则应当到肾内科就诊，做进一步检查。

7. 为什么要重视便潜血阳性

便潜血阳性的结果能为消化道严重疾病（如胃、十二指肠溃疡出血）提供重要线索，因其经济性好、操作简便易行、结果可靠，也被用作消化道肿瘤的筛查指标。因此，当体检报告中发现便潜血阳性时，受检者应到消化内科复查。

8. 超声检查中甲状腺结节的分级是什么意思

目前甲状腺结节的超声检出率逐渐升高，超声科医生会根据结节的结构、形态、钙化特征等对其恶性风险进行 TI-RADS 分级判断，具体如下。

1 级：恶性风险 0，正常甲状腺。

2 级：恶性风险 0，良性结节。

3 级：可能良性，恶性肿瘤风险为 1.7%。

4 级：4a　恶性风险 3.3%。

　　　 4b　恶性风险 9.2%。

　　　 4c　恶性风险 44.4%~74.4%。

5 级：提示癌的可能性很大，恶性风险 87.5%。

因此，如果甲状腺超声检查报告中出现甲状腺结节 3 级及以上分级，受检者应当到医院内分泌科或甲状腺外科就诊。对于 1 级和 2 级应当定期随访复查。

9. 胸部 CT 发现肺部结节怎么办

近年来胸部低剂量 CT 检查逐渐普及，主要应用于高危人群的早期肺癌筛查。若体检发现肺部结节时，不必过于惊慌，因为肺部结节中早期肺癌的比例仅为 10%~30%。若首次发现肺部结节，受检者应到专业科室就诊，医生会根据其年龄、吸烟史以及结节的大小、形态、内部结构等综合评估结节性质，决定是否进一步检查或多久后进行复查。

10. 体检发现肝囊肿、肝血管瘤、肾囊肿是严重的问题吗

肝囊肿、肝血管瘤、肾囊肿均是健康体检中腹部超声检查常见的良性病变。较小的肝肾囊肿和肝血管瘤只需定期复查，观察其大小变化即可。对于较大的肝肾囊肿和肝血管瘤，如已出现器官压迫症状，则需要进行治疗。在体检报告当中，主检医生通常会根据具体情况给出相应的建议。

11. 发现胆囊息肉可以不管吗

胆囊息肉是腹部超声检查中经常发现的病变。绝大多数胆囊息肉属于良性病变，只需定期复查。但是对于直径大于 1cm 或者生长较快的息肉，要警惕其癌变的可能，应当到肝胆外科就诊，请专科医生进一步评估诊治。

12. 幽门螺杆菌抗体阳性一定是胃部感染了幽门螺杆菌吗

体检抽血检测幽门螺杆菌抗体阳性分为两种情况：①如果受检者以前没有接受过幽门螺杆菌的根治治疗，表明现在受到感染的可能性大；②如果受检者近期接受过幽门螺杆菌根治治疗，即便已经根除了此种细菌，抗体检测依然会呈现阳性，此时建议进行碳 13 或碳 14 呼气试验检查。

13. 怎样看待影像检查结果中的"钙化"或"钙化灶"

放射检查或超声检查中常常会发现器官中存在钙化或钙化灶。对于肺部钙化灶、肝脏钙化灶、肾脏钙化灶等，一般是由于既往的微生物感染引发机体的免疫反应形成钙质包绕微生物所致，不需要治疗。而对于甲状腺结节、乳腺结节中出现的钙化，则要具体分析钙化的形态，因为某些形态的钙化是恶性结节的特征，应当根据主检医生的建议到相关科室就诊评估。

14. 体检结果正常，身体就一定没有问题吗

不一定。体检是对受检者自身健康问题的筛查，各体检中心的体检套餐项目通常是综合考虑年龄、性别、身体基本情况等因素而设计的。其出发点是筛查该人群常见疾病的发病风险，对于个体而言，这些项目并不能筛查个体所有的健康问题。例如胸部 X 线不能用于准确发现肺部小结节，这是由于其成像原理所决定的；食管、胃、十二指肠和结肠疾病要通过胃肠镜检查才能准确发现，而对体检人群规模性开展此项检查并不具备实际条件。

15. 如何看待处于临界值附近的指标

如果指标数值比正常参考范围数值略高或略低，有可能是受检者处于某种疾病的边缘。例如，空腹血糖接近或达到正常值上限，说明受检者可能处于糖尿病前期，此时应当按照体检建议到内分泌科就诊，定期监测血糖变化，并进行生活方式干预以减轻患病风险。另外，一些影响身体状况的因素也会导致体检指标出现暂时异常，例如劳累、饮酒可使转氨酶轻度升高，睡眠不足、精神紧张会使血压升高等。受检者应当按照体检建议，

定期复查，监测相应指标的变化。

16. 体检报告中出现这些异常症状要紧吗

（1）增生：增生可以理解为组织细胞的过度生长，绝大多数增生属于良性病变，但应该定期复查。

（2）结节：结节属于X线、CT、超声等影像学检查的诊断范围，如肺部结节、甲状腺结节、乳腺结节等。形成此结节的疾病并不能通过影像检查完全明确，但影像科医生通常会根据结节的大小、形态、内部结构、钙化特征等作出良性或恶性的初步判断。对于良性结节，需要定期复查，对于有恶性风险的结节，应根据体检报告的建议，及时到相关临床科室就诊，进一步检查评估。

（3）囊肿：囊肿是常见的良性疾病，如肝囊肿、肾囊肿等。小的囊肿一般定期复查、观察其大小变化即可。

（4）息肉：息肉通常是良性病变，但其中一部分有恶变的倾向，应当根据体检报告的建议定期复查或到相关临床科室就诊。

（5）占位：影像学检查中会出现"占位性病变"一词。占位可以理解为正常器官组织中出现了异常的组织结构。囊性占位一般是良性病变，可以定期复查；实性占位中有良性病变也有恶性肿瘤。因此，对于不能确定是良性病变的实性占位，要高度重视，及时到相关临床科室就诊。

三、常用的检验、检查正常值

拿着体检报告单却看不懂？血常规、尿常规、肝功能、肿瘤标志物这些指标都是什么意思？出现升高或降低是不是就表示身体一定有问题？下面就简单教您看懂指标背后的健康信号，如发现异常情况还要及时就医。

1. 如何看血常规化验单

一旦化验结果异常，该项内容后面通常就会出现"↓"或者"L"，提示化验结果低于正常值；出现"↑"或"H"，提示化验结果高于正常值。但也有的化验单上没有提示性符号，需要对照右边的"参考范围"来判断。

血常规是体检基本项目之一，其中的指标多达20余项。这项检验结果可分为四大项，四大项中的关键指标分别为白细胞计数、红细胞计数、血红蛋白、血小板计数。如果这4个关键指标没有问题而下面的小项轻度异常，一般情况下不是疾病造成的，可以按照体检报告的相应建议进行复查；如果这4个关键指标出现异常，应当引起重视，可以按照主检医生的建议到相关临床科室就诊。

2. 血白细胞异常有何意义

白细胞（WBC）计数常被作为感染及血液系统疾病诊断和观察治疗效果的基本检查项目，同时也是监测放疗、化疗的常用指标。成人正常参考值：$4 \times 10^9/L \sim 10 \times 10^9/L$。如果发生血白细胞异常，一般有以下几种原因。

（1）生理性增多：多为一过性，不伴有白细胞质量的改变。

（2）病理性增多：常见于各种细菌性感染、烧烫伤、手术后、急性心肌梗死、急性大出血和严重溶血、急性中毒、代谢紊乱所致的代谢性中毒、各种类型的急性白血病、慢性白血病、传染性单核细胞增多症及其他恶性肿瘤等。

（3）减少：①常见于病毒感染性疾病、慢性消耗性疾病或恶性肿瘤晚期并发严重感染；②血液系统疾病，如再生障碍性贫血、中性粒细胞减少或缺乏症、骨髓增生异常综合征等；③自身免疫性疾病，如系统性红斑狼疮等；④药物影响等。

3. 淋巴细胞百分比异常提示什么

淋巴细胞百分比常被作为病毒感染及某些血液系统疾病诊断和观察治疗效果的基本检查项目。正常参考值为：20%~40%。

当淋巴细胞百分比增多时，可提示：①某些病毒或杆菌所致的急性传染病；②某些血液病，如淋巴细胞白血病、白血病淋巴肉瘤及肥大细胞增多症等；③毒性弥漫性甲状腺肿、自身免疫性甲状腺炎会造成甲状腺肿大和功能异常；④组织器官移植排斥反应期；⑤多数急性传染病的恢复期。

当淋巴细胞百分比减少时，可提示：①接触放射线及应用肾上腺皮质激素或促肾上腺皮质激素等；②传染病急性期；③粒细胞明显增多时，淋巴细胞相对减少；④长期化疗及免疫缺陷病等；⑤肾衰竭；⑥系统性红斑狼疮。

4. 血小板计数异常会有什么问题

血小板计数是用于判断机体有无出血倾向或有无止血能力。正常参考值为：100×10^9/L~300×10^9/L。当出现血小板增多时，常见于慢性粒细胞白血病、真性红细胞增多症、急性化脓性感染、急性出血后及脾切除手术后等；当血小板减少时，常见于急性白血病、再生障碍性贫血、某些药物影响、免疫性或继发性血小板减少性紫癜、脾功能亢进及弥散性血管内凝血等。

5. 血红蛋白低就一定是贫血吗

血红蛋白是用于评价是否贫血的一个重要和常用指标，但不是唯一指标。同时测定红细胞和血红蛋白，对贫血类型的鉴别有重要意义。正常参考值：成年男性 120~160g/L、成年女性 110~150g/L。

6. 如何看空腹血糖化验项目

血糖即血清葡萄糖（GLU），正常参考值：3.9~6.1mmol/L。当低于参考值时，提示可能为空腹时间较长。病理性降低原因有胰岛 β 细胞增生或肿瘤、腺垂体功能减退、甲状腺灰质功能减退及严重肝病的可能。当高于参考值时，则提示患有各种糖尿病、慢性胰腺炎、心肌梗死、甲亢、颅内出血及颅外伤的可能。

7. 如何看血脂化验单

血脂化验检查的主要指标有 4 项：总胆固醇、甘油三酯、低密度脂蛋白胆固醇和高密度脂蛋白胆固醇。

（1）总胆固醇（TCHO）：正常参考值为 2.6~5.18mmol/L。升高可见于高脂蛋白血症、梗阻性黄疸、肾病综合征、甲状腺功能低下、慢性肾功能衰竭及糖尿病等。降低可见于各种脂蛋白缺乏状态、肝硬化、恶性肿瘤、营养不良及巨细胞性贫血等。此外，女性经期时，TCHO 也可降低。

（2）甘油三酯（TG）：正常参考值为 0.36~1.70mmol/L。TG 升高可见于家族性高甘油三酯血症、家族性混合性高脂血症、冠心病、动脉粥样硬化、糖尿病、肾病综合征、甲状腺功能减退、胆道梗阻、糖原贮积症、妊娠、口服避孕药、酗酒及急性胰腺炎等。

（3）低密度脂蛋白胆固醇（LDL-C）：正常参考值为 0~3.37mmol/L。LDL-C 升高可见于家族性高胆固醇血症、混合性高脂血症、糖尿病、甲状腺功能低下、肾病综合征、梗阻性黄疸、慢性肾功能衰竭、妊娠、多发性肌瘤及某些药物的使用等。LDL-C 降低可见于家族性无 β 和低 β-脂蛋白血症、营养不良、甲状腺功能亢进、消化吸收不良、肝硬化、慢性消耗性疾病及恶性肿瘤等。

（4）高密度脂蛋白胆固醇（HDL-C）：正常参考值为 1.04~2.2mmol/L。HDL-C 降低提示易患心脑血管疾病。

8. 如何看肝功能检查化验单

肝功能的化验单一般包括丙氨酸氨基转移酶、天门冬氨酸氨基转移酶、血清胆红素等。

（1）丙氨酸氨基转移酶（ALT）、天门冬氨酸氨基转移酶（AST）这两项的检查有助于某些肝脏疾病（如病毒性肝炎，肝硬化等）和心脏疾病的诊断和治疗。急性轻中度肝细胞损伤时，ALT 升高较为显著，重度肝细胞损伤时则 AST 升高较为显著。ALT 正常参考值为 5~40U/L，AST 正常参考值为 8~45U/L，AST/ALT 正常参考值为 1.15（37℃）。检验报告单一般标有参考区间或参考值范围，符合即可。

ALT 升高常见于以下情况：①肝胆疾病，如病毒性肝炎、肝硬化活动期、肝癌、脂肪肝、细菌性肝脓肿、肝外阻塞性黄疸、胆石症及胆管炎等；②心血管疾病，如心肌梗死、心肌炎、心力衰竭时肝淤血及脑出血等；③骨骼肌疾病，如多发性肌炎、肌营养不良；④内分泌疾病，如重症糖尿病、甲状腺功能亢进；⑤服用能致 ALT 活动性升高的药物、酒精中毒。

AST 升高常见于以下情况：①急性心肌梗死，发病 6~8 小时内 AST 会显著升高，18~24 小时内达到峰值，4~5 天恢复正常；②肝胆疾病，如急性肝炎、慢性肝炎、肝硬化活动期等；③其他疾病，如胸膜炎、心肌炎、肾炎、皮肌炎及服用可致肝损害的药物等。

（2）血清胆红素（TBIL）和血清直接胆红素（DBIL）的化验有助于了解肝功能、鉴别黄疸的类型和判断病情的轻重与预后。正常参考值：TBIL 3.4~17.1μmol/L，DBIL 0~6.8μmol/L。

凡是胆红素生成过多或肝细胞对胆红素摄取、结合与排泌障碍，均可使血液中胆红素浓度升高，出现高胆红素血症或黄疸。检测血清总胆红素和结合胆红素与未结合胆红素浓度，对了解肝功能、鉴别黄疸的类型和判断病情轻重与预后有重要意义。**检测值升高：**有助于判断各种原因引起的黄疸，肝细胞损坏程度和预后，也可用于观察溶血性贫血、新生儿溶血症等溶血情况；**检测值降低：**有助于再生障碍性贫血以及各种继发性贫血的判断。

9. 尿蛋白阳性有什么临床意义

尿蛋白（PRO）定性化验常用于肾脏疾病的诊断和治疗效果的观察。正常参考值为阴性。出现阳性结果时，常见于以下情形。

（1）生理性蛋白尿：造成暂时性尿蛋白阳性，如妊娠、剧烈运动后、受寒、精神紧张、体位变化及处于青少年快速生长期等；如果尿液内混入了阴道分泌物或精子，或被一些其他物质污染也可造成假阳性，但一般不超过1个+，应注意复查和观察。

（2）病理性蛋白尿

肾前性蛋白尿：多为溢出性蛋白尿，如多发性骨髓瘤、轻链病和原发性巨球蛋白血症患者排出的本周蛋白尿；溶血性疾病患者的血红蛋白尿；骨骼肌严重损伤或急性大面积心肌梗死时的肌红蛋白尿。

肾性蛋白尿：①肾小球性蛋白尿，多见于急性肾小球肾炎、狼疮性肾炎、肾小球疾病、过敏性紫癜肾、糖尿病性肾病、肿瘤、肾动脉硬化及肾病综合征等；②肾小管性蛋白尿，多见于肾盂肾炎、肾间质损害（如金属盐类、有机溶剂、药物引起）及肾移植后排斥反应等；③混合性蛋白尿，多见于慢性肾功能不全、糖尿病、系统性红斑狼疮等；④组织性蛋白尿，多见于肾脏炎症、中毒等；⑤肾后性蛋白尿，见于发生肾盂、输尿管、膀胱及尿道的炎症和结石、肿瘤等疾病时出现的蛋白尿。

10. 尿常规中酮体阳性是表示得了糖尿病吗

尿酮体（KET）在临床中常应用于糖尿病患者的高血糖状态及饥饿脱水状态的判断。正常参考值：定性法为阴性。体检者中也不乏看到单纯的尿酮体阳性者，如果既往没有糖尿病病史或糖尿病家族史，空腹血糖及糖化血红蛋白正常时，看到尿酮体阳性不必太惊慌，有很多体检者因为空腹等候时间较长会出现尿酮体阳性。

11. 便常规有必要查吗

体检套餐中，最常见的项目是血常规、尿常规、便常规。血常规和尿常规较易为体检者接受，而便常规因操作不便，经常会发生弃检的情况。其实，小小的便常规检查可能会发现大问题。便常规结合粪便隐血试验（OBT 或 OB）常用于消化道各种出血性疾病的诊断，现在常作为消化道恶性肿瘤（如胃癌、大肠癌）、癌前病变（如大肠腺瘤）、有癌变倾向的疾病（如结直肠息肉直径 >2cm）等的早期筛查指标。消化道溃疡出血时粪便隐血试验呈间断性阳性，而消化道癌症出血时呈持续性阳性，阳性还见于肠结核、溃疡性结肠炎、结肠息肉、钩虫病、肾出血综合征等。

值得注意的是，取粪便标本时，如遇粪便标本有脓血，应当挑取脓血及黏液部分检查。粪便隐血检测，受检者应素食 3 天，并禁服铁剂及维生素 C，否则容易出现假阳性或假阴性的结果。

12. 各项肿瘤标志物的检测结果有什么意义

肿瘤标志物的检查一般会按照受检者的性别划分为如下检查项目，详见表 4-1-2。

表 4-1-2　常见肿瘤指标物

性别	肿瘤指标物
男性	CEA、AFP、CA19-9、CA72-4、降钙素，tPSA、fPSA
女性	CEA、AFP、CA19-9、CA72-4、降钙素，CA153、CA125

（1）甲胎蛋白（AFP）：临床主要用于原发性肝癌的普查、早期诊断及术后监测，还可用于产前筛查。正常参考值：血清 ≤7ng/ml。AFP 升高常见的原因包括：①原发性肝癌，一般 >400ng/ml；②转移性肝癌，主要为消化系统肿瘤的转移，如胃癌、胰腺癌，一般 <350ng/ml；③其他肿瘤如胃癌、胰腺癌、结肠癌、胆管细胞癌等，但一般 <300ng/ml；④轻度慢性肝炎 <100ng/ml，中度肝硬化一般 <400ng/ml；⑤妊娠妇女 12~14 周 AFP 开始升高，32~34 周达高峰，一般为 380~500ng/ml，然后下降；⑥异常妊娠如胎儿有脊柱裂、无脑儿、脑积水、十二指肠和食管闭锁、肾变性、胎儿宫内窒息、先兆流产和双胎妊娠等，均会使孕妇血液和羊水中的 AFP 升高。

注意事项：对于 AFP 阴性者，也不能完全排除肝癌；同样，对于 AFP 阳性者，也不一定均为肝癌。两种情况均需结合临床及其他检查综合分析而定。

（2）癌胚抗原（CEA）：临床主要用于消化道恶性肿瘤的辅助诊断，也可用于恶性肿瘤术后的疗效观察及预后判断。正常参考值：血清 <5ng/ml。CEA 升高常见于消化道恶性肿瘤尤其是肠癌，胆管癌、肺癌、胰腺癌等，也可见于某些良性疾病（如直肠息肉、肠梗阻、结肠炎、肝硬化、肝炎和肺部疾病等），部分吸烟者及老年人 CEA 也会升高。

注意事项：由于引起 CEA 升高的原因很多，所以是否为恶性肿瘤要结合临床和病理诊断进行判断。

（3）糖类抗原 72-4（CA72-4）：有助于诊断和监测上皮性肿瘤。正常参考值：血清 <6.7U/ml。CA72-4 升高最常见于消化道癌症，尤其是胃癌、大肠癌；其他恶性肿瘤如卵巢黏液癌、胰腺癌等也有升高。

（4）糖类抗原 19-9(CA19-9)：主要用于胰腺癌的辅助诊断和疗效观察。正常参考值：血清 <27U/ml。CA19-9 升高最常见于胰腺癌，也见于胆管癌和胆囊癌、壶腹癌和结肠癌、胃癌、肝癌、食管癌等，急性胰腺炎、肝炎、良性胰腺疾病时也会升高。

（5）糖类抗原 125（CA-125）：主要用于卵巢癌的辅助诊断及术后复发的监测。正常参考值：血清 <35U/ml。CA-125 升高最常见于卵巢癌（可高达 5 000U/ml），也见于其他肿瘤如宫颈癌、子宫内膜癌、输卵管癌等，良性卵巢瘤、子宫内膜异位症、腹膜炎、妊娠、非妊娠女性月经期时也会升高。

注意事项：卵巢癌中仅有 79% 会发生 CA-125 升高，因此 CA-125 正常并不代表无卵巢癌。某些良性疾病也可致 CA-125 升高，因此 CA-125 升高需结合临床多项检查综合分析，以免误诊与漏诊。

（6）糖类抗原 15-3（CA15-3）：主要用于乳腺癌疗效的观察及术后复发的监测。正常参考值：血清 ≤25U/ml。CA15-3 升高最常见于乳腺癌及转移性乳腺癌（但早期敏感性仅为 20%~30%），也见于其他肿瘤如肝、胆管、胰、肺及卵巢癌等，乳腺及肝脏良性疾病等时也会升高。

（7）前列腺特异抗原（PSA）：主要用于前列腺癌的早期诊断、临床分期、术后疗效观察及随访。正常参考值：血清总前列腺特异抗原（tPSA）<4ng/ml；游离前列腺特异抗原（fPSA）<0.93ng/ml；fPSA/tPSA>0.25。

tPSA 升高多提示为前列腺癌，但在某些前列腺炎、前列腺良性增生或前列腺创伤等时亦可升高，其升高幅度一般在 4~10ng/ml。同时，检测

fPSA、tPSA，并计算 fPSA/tPSA 比值，可以用于鉴别前列腺癌和良性前列腺增生：tPSA 在 4.2~20ng/ml 范围时，fPSA/tPSA>0.25 则癌的可能性极小，fPSA/tPSA<0.10 则癌的可能性极大，在 0.19~0.23 之间时应进行前列腺活检。

（8）降钙素（CT）：主要用于明确是否存在钙磷代谢紊乱，对于起源于滤泡旁细胞的甲状腺髓样癌的诊断、判断手术疗效和监测术后复发均有重要意义。正常参考值：10.1~120ng/L。

CT 升高主要见于甲状腺髓样癌，对判断手术疗效及术后复发有重要价值。非甲状腺肿瘤（如肺小细胞癌、乳腺癌、胰腺癌、子宫癌、前列腺癌、胃肠道恶性肿瘤、嗜铬细胞瘤及骨转移癌等）亦可出现 CT 升高。此外，当受检者存在原发性甲状旁腺功能亢进、异位内分泌综合征、肾性骨病、恶性贫血及酒精性肝硬化等疾病时，CT 水平也可升高。

CT 减低主要见于甲状腺手术切除、中度甲状腺功能亢进及绝经后骨质疏松症等。

13. 肿瘤标志物升高该怎么办

在目前的肿瘤诊断中，病理诊断仍然是肿瘤诊断的硬标准，但是由于肿瘤标志物检测简便易行，仅需要受检者的血液或者体液就可以检测到早期癌症的踪迹，因此已成为防癌体检中最常采用的检查项目之一。

那么，该如何正确看待肿瘤标志物升高呢？

（1）要了解吸烟、饮酒、睡眠不足、经期等因素都可能引起肿瘤标志物升高。

（2）需要进行动态随访。如果肿瘤标志物只是一次轻度升高或每次检查的结果没有大的变化，则不需过于担心；若数值异常升高或动态持续升高则需引起高度重视。

（3）单个肿瘤标志物的参考价值较低，需结合其他肿瘤标志物或影像学检查等；若多个肿瘤标志物升高，则需引起重视，应尽早筛查肿瘤。

（4）在必要时，应完善其他相关临床检查，如 B 超、CT、MRI、胃镜及肠镜等，要综合判断肿瘤标志物升高的原因。

总之，体检报告主要是将肿瘤标志物检测值和正常参考值做对比，如果有非常明显的增高，癌症的可疑度大，应该做进一步的检查。即使是轻微超标，也不能置之不理，为了彻底排除早期癌的可能，需要每隔 1~2 个月去医院进行复检。如果持续升高，要高度警惕，及时进一步检查以筛查相关肿瘤。

14. 有哪些情况会影响化验结果的准确性

体检的化验结果，并不是完全取决于医疗机构的检测设备，也与受检者本人的一些生活习惯密切相关，比如以下因素就会影响到化验结果的准确性。

（1）过度空腹：如空腹时间达到 18 小时以上，某些检验就会出现异常结果，如血清胆红素可能会因空腹时间增长而增加，血糖可因空腹时间过长而降低，还会出现尿酮体阳性。

（2）情绪波动：紧张、情绪激动可能会影响神经内分泌功能，致使血清非酯化脂肪酸、乳酸、血糖等升高。体检前要控制情绪，化验前保持心绪稳定，不要来回走动、吃冷饮或吸烟等。

（3）剧烈运动：运动会引起血液、体液成分的改变，以及内分泌激素水平含量的改变，还有可能导致磷酸肌酸激酶升高，因此体检前两天不宜做剧烈运动。

（4）油腻饮食：查血脂要求空腹 12 小时后进行，一般受检者须在体检前一日晚餐后，除饮水外，不要进食其他食物；受检前 3 天内少吃或不吃高脂食品，不要饮酒。

（5）生理期：女性经期前后不宜进行妇科检查、血常规检查、肝功能检查等。乳腺红外线检查也最好选择月经干净一周后再进行。

（6）盲目停药：采血要空腹，但对于需要服药的慢性病患者应区别对待。如有些高血压患者每天清晨服降压药，贸然停药或推迟服药会引起血压骤升，发生危险。因此，高血压患者晨起后可以饮用少量水（5~10ml）送服降压药，然后再体检。糖尿病患者在体检当日早晨不能服用降糖药和注射胰岛素，并须携带糖块体检以随时预防低血糖发生。

15. 抽血前要做哪些准备

抽血前一天晚上，应空腹 8~12 小时，最好清晨采血，体检前 3 天宜清淡饮食，不要喝酒，饭后不喝咖啡、浓茶。体检当日不吃早餐，尽可能不喝水、不做晨练。体检化验要求早上空腹采血，建议最迟不超过 10 点，太晚会因体内生理性内分泌激素的影响而使检测值失真。

16. 如何留取尿液标本

尿液检测一般要求留取中段尿。女性患者需要清洗尿道口及外阴，男性患者需要清洗尿道口及包皮后排尿，弃去前段尿，留取中段尿于专用的洁净容器中。

第二节　常用就诊知识

一、家庭医生签约服务

1. 什么是家庭医生式服务

家庭医生式服务是指借鉴先进的家庭医生服务理念，开展以家庭医生服务团队为核心，以居民管理为主要内容，在充分告知、自愿签约、自由选择、规范服务的原则下，家庭医生服务团队与居民建立相对稳定的服务关系，为居民提供主动、连续、综合的健康责任制管理服务。

2. 什么是家庭医生服务团队

家庭医生服务团队就是以维护居民健康为目的，主要由全科医生、预防保健科人员、乡村医生和护士组成的社区卫生服务基本工作单位。在团队长的统一领导下，通过分工协作，更好地整合卫生资源，为居民提供主动、连续、综合的健康责任制管理。

3. 家庭医生式服务的内容是什么

（1）健康状况早了解：为签约家庭医生式服务的慢性病患者建立慢性病健康档案，每年对其病情进行1次健康状况评估，并根据评估结果，量体制定个性化的健康规划。

（2）健康信息早知道：及时将健康教育材料发放到签约居民，及时将健康大课堂和健康教育讲座等健康活动信息告知签约居民。

（3）分类服务我主动：根据居民健康状况和需求，主动提供电话健康咨询和分类指导服务。

（4）贴心服务我上门：对空巢、行动不便并有需求的老年慢性病患者提供上门健康咨询和指导服务。

（5）转诊服务我提供：帮助诊治有困难的慢性病患者转诊到上级医院。

4. 家庭医生式服务有什么好处

（1）由一点对多点式服务，转变为一对一服务，即对于自身的多项问题，患者不必再迷茫该就诊于哪个科室，只要致电家庭医生，各项问题都会妥善解决。

（2）由多个一对一服务，转变为多点对一点服务，家庭不同成员的健康问题，只要致电一位家庭医生，就可以一起妥善解决多个人的问题。

（3）可以享受综合、全面、连续的基本医疗、预防保健、社区护理服务，更可以随时、随地进行咨询，享受便捷、快速转诊服务。

5. 必须签约才能拥有家庭医生吗

是的。因为只有您签约后，您的家庭医生才能利用信息化的手段掌握您及家人的整体健康状况，从而提供个性化的健康服务。

6. 签约服务免费吗

符合家庭医生签约条件的居民与家庭医生团队签约时，不收取任何签约费。家庭医生团队根据协议，为居民提供约定的服务中，所涉及的基本公共卫生服务向居民免费提供，基本医疗服务价格按照当地医疗服务价格管理的相关规定执行；医保报销按照当地医疗保险报销政策执行；符合医疗救助等政策的，按规定实施救助；家医团队向签约居民提供约定服务，除按规定收取相关服务费用外，不得另行收取其他费用。

7. 家庭医生是私人医生吗

不是。家庭医生来自社区卫生服务机构，按相关规定提供基本的医疗和公共卫生服务，一般1位家庭医生要向600~800户签约家庭提供服务，所以家庭医生并不是以提供上门和个性化服务为主的私人医生。

8. 家庭医生能否提供急诊、急救上门服务

不能。在遇到紧急情况时，建议您首先拨打急救电话或及时到综合性医院的急诊科就诊，以免延误抢救时机。

9. 什么是特色签约

特色签约就是指对重点人群进行的签约服务。为了优化签约服务内涵，在基本签约服务内容的基础上，根据差异化的居民健康状况、服务需求和

社区卫生服务发展水平，制定不同类型的个性化签约服务内容，推行新全科医疗预约诊疗方式，开展对签约患者的精细化健康管理。

10. 重点人群有哪些

家庭医生签约服务的对象是当地的常住居民，现阶段优先满足重点人群的签约需求，并逐步扩大到全人群。重点人群包括 65 岁以上老年人、孕产妇、儿童、残疾人等人群以及高血压、糖尿病、结核病等慢性疾病患者、严重精神障碍患者、农村贫困人口、计划生育特殊家庭。

11. 家庭医生签约服务由谁提供

家庭医生签约服务的主体为家庭医生及服务团队。现阶段，家庭医生主要包括基层医疗卫生机构注册的全科医生（含助理全科医生和中医类别全科医生），以及具备能力的社区卫生服务机构医师和乡村医生等。动员二、三级公立医院执业两年及以上的医师、中级及以上职称的退休临床医师，特别是内科、妇科、儿科、中医等专业医师在与社区卫生服务机构签订协议后，作为家庭医生在基层提供签约服务，同时接受定期考核和监督。

12. 具体服务有哪些

提供基本公共卫生服务：国家基本公共卫生服务项目中涉及的居民健康档案管理、健康教育、预防接种、0~6 岁儿童健康管理、孕产妇健康管理、老年人健康管理、慢性病患者健康管理、重性精神障碍患者管理、结核病患者健康管理、中医药健康管理、传染病及突发公共卫生事件报告和处理、卫生计生监督协管、免费提供避孕药具和健康素养促进等 14 项内容。2019 年起，国家将原重大公共卫生服务和计划生育项目中的医养结合等内容纳入基本公共卫生服务。

提供基本医疗服务：可获得社区卫生服务机构门诊预约优先就诊服务；在社区卫生服务机构就诊时，可获得签约医生优先服务；优先通过绿色通道向上级医院转诊等。

提供健康管理服务：与签约医生咨询互动，获得科学、权威的健康资讯；优先参加高血压、糖尿病、减重等俱乐部活动。

13. 可享受哪些便利

（1）全科预约诊疗：签约居民就诊时，可获得预约优先就诊等便利。

（2）预约转诊：根据病情需要，可获得医联体内二、三级医院预约挂号、转诊及专家会诊等便利。

（3）长处方服务：病情稳定期的高血压、糖尿病、冠心病和脑卒中签约患者，可享受最长两个月的长处方便利。

（4）用药指导：可获得签约医生为您提供的就医、用药指导等服务。

二、基本公共卫生服务

1. 什么是公共卫生

公共卫生是通过评价、政策发展和保障措施来预防疾病、延长人的寿命和促进人的身体健康的一门科学。

2. 什么是公共卫生服务

公共卫生服务是一种成本低、效果好的服务，又是一种社会效益回报周期相对较长的服务。

3. 什么是国家基本公共卫生服务项目

国家基本公共卫生服务项目是促进基本公共卫生服务逐步均等化的重要内容，是深化医药卫生体制改革的重要工作。是我国政府针对当前城乡居民存在的主要健康问题，以儿童、孕产妇、老年人、慢性疾病患者为重点人群，面向全体居民免费提供的最基本的公共卫生服务。开展服务项目所需资金主要由政府承担，城乡居民可直接受益。

4. 国家基本公共卫生服务项目包括哪些内容

国家基本公共卫生服务项目包括居民健康档案管理、健康教育、预防接种、0~6 岁儿童健康管理、孕产妇健康管理、老年人健康管理、慢性病患者健康管理（包括高血压患者健康管理和 2 型糖尿病患者健康管理）、重性精神障碍患者管理、结核病患者健康管理、中医药健康管理、传染病及突发公共卫生事件报告和处理、卫生计生监督协管、免费提供避孕药具和健康素养促进、医养结合等。

5. 国家基本公共卫生服务项目是如何确定的

国家根据经济社会发展状况和财政支持能力，先确定基本公共卫生服务项目经费补偿标准，在此基础上，梳理出对居民健康影响大、具有普遍性的主要公共卫生问题，根据居民的健康需求、实施健康干预措施的可行性及其效果等多种因素，选择和确定优先的国家基本公共卫生服务项目，努力做到把有限的资源应用到与居民健康关系最密切的问题上，使基本公共卫生项目工作取得最佳效果。

6. 国家基本公共卫生服务主要由哪些机构提供

基本公共卫生服务主要由乡镇卫生院、村卫生室、社区卫生服务中心或社区卫生服务站负责具体实施。村卫生室、社区卫生服务站分别接受乡镇卫生院和社区卫生服务中心的业务管理，合理承担基本公共卫生服务任务。其他基层医疗卫生机构也可以按照政府部门的要求来提供相应的服务。

7. 谁能享受基本公共卫生服务

凡是中华人民共和国的公民，无论是城市或农村、户籍或非户籍的常住人口，都能享受国家基本公共卫生服务。不同的服务项目有不同的服务对象，可分为：①面向所有人群的公共卫生服务，如统一建立居民健康档案、健康教育服务、传染病及突发公共卫生服务事件报告和处理，以及卫生监督协管服务；②面向特定年龄、性别等重点人群的公共卫生服务，如预防接种、孕产妇与儿童健康管理、老年人健康管理等；③面向重点疾病患者的公共卫生服务，如高血压、2型糖尿病、重性精神疾病患者、结核病患者健康管理等。

8. 居民享受国家基本公共卫生服务需要付费吗

基本公共卫生服务项目所规定的服务内容由国家为城乡居民免费提供，所需经费由中央和省市区各级政府承担，居民在接受服务项目内的服务时不需要再缴纳费用。

9. 基本公共卫生服务对居民有什么好处

基本公共卫生服务项目覆盖我国14亿人口，与人民群众的生活和健康息息相关。实施该项目可促进居民健康意识的提高和不良生活方式的改变，逐步树立起自我健康管理的理念；可减少主要健康危险因素，预防和控制传染病及慢性病的发生和流行；可提高公共卫生服务和突发公共卫生服务应急处置能力，建立起维护居民健康的第一道屏障，对于提高居民健康素质有重要的促进作用。

10. 如何实施基本公共卫生服务

要结合全科医生制度建设、分级诊疗制度建设和家庭医生签约服务等工作，不断改进和完善服务模式，积极采取签约服务的方式为居民提供基本公共卫生服务。

11. 什么是居民健康档案

居民健康档案是居民健康状况的资料库。健康档案是陪伴居民终身的全面、综合、连续性的健康资料，它翔实、完整地记录居民一生各个阶段的健康状况以及预防、医疗、保健、康复信息。

12. 哪些人可以建立居民健康档案

所有城乡居民，凡是在社区居住半年以上的，包括户籍及非户籍人口，都可以在居住地的乡镇卫生院、村卫生室或社区卫生服务中心 / 卫生服务站申请建立居民健康档案。

13. 建立居民健康档案有什么好处

对于居民个人，建立健康档案可以了解和掌握本人健康状况的动态变化情况。居民看病时，医务人员通过查看健康档案信息，可以了解居民的健康状况，存在的危险因素，所患疾病的检查、治疗及病情变化情况，从而对居民的健康状况做出综合评估，采取相应的治疗措施，进行有针对性的健康指导，更好地控制疾病的发生、发展。

14. 居民健康档案包括哪些内容

居民健康档案包括：①个人基本情况；②健康体检记录；③儿童、孕产妇、老年人与主要慢性病患者的健康管理记录；④患病就医时有关接诊、转诊、会诊及住院等医疗卫生服务的记录。

15. 个人健康档案的内容会被其他人得知吗

在档案建立和使用过程中，保护居民基本信息和健康信息等个人隐私是医务人员最基本的原则。建立电子健康档案的地区，要求保护好信息系统的数据安全。

16. 什么是健康教育服务

健康教育是有组织、有计划、有实施的教育活动，是通过信息传播和行为干预，帮助个体和群体掌握卫生保健知识、树立健康观念，自愿采纳有利于健康行为和生活方式的教育活动。

17. 健康教育服务的基本内容有哪些

（1）宣传、普及《中国公民健康素养——基本知识与技能（2015 版）》（简称健康素养 66 条），配合有关部门开展公民健康素养促进活动。

（2）对青少年、妇女、老年人、残疾人、0~6 岁儿童的家长、外来务工人员等人群进行健康教育。

（3）开展合理膳食、控制体重、适当运动、心理平衡、改善睡眠、限盐、戒烟限酒、控制药物依赖、戒毒等健康生活方式和可干预危险因素的健康教育。

（4）开展高血压、糖尿病、冠心病、哮喘、乳腺癌和宫颈癌、结核病、肝炎、艾滋病、流感、手足口病和狂犬病、布鲁菌病等重点疾病的健康教育。

（5）开展食品安全、职业卫生、放射卫生、环境卫生、饮水卫生、学校卫生、计划生育等公共卫生问题的健康教育。

（6）开展应对突发公共卫生事件的应急处置、防灾减灾、家庭急救等健康教育。

（7）宣传普及医疗卫生法律法规及相关政策。

18. 重点疾病患者的健康教育主要有哪些

（1）对于高血压、糖尿病、冠心病、哮喘、脑卒中（中风）后遗症等常见慢性病患者，从生活方式、合理用药、运动疗法等方面进行健康指导。

（2）对于乳腺癌和宫颈癌等妇科常见的肿瘤患者，从自我关注、参加普查、早期发现、早期诊断、积极治疗等方面进行健康教育。

（3）对结核病、肝炎、艾滋病、流感等常见传染病患者，主要从认识和防止疾病传播等方面进行健康教育。

19. 什么是预防接种

预防接种是把疫苗接种在健康人的体内，使人在不发病的情况下产生抵抗能力，从而得到对这种疾病的免疫。

20. 为什么要开展预防接种服务

通过给适宜的对象接种疫苗，使个体及群体获得并维持高度的免疫水平，逐渐建立一道免疫屏障，可达到预防和控制特定传染病发生和流行的目的。

21. 什么是国家免疫规划

免疫规划是指根据国家传染病防治规划，使用有效疫苗对易感人群进行预防接种所制定的规划。按照国家或者省、自治区、直辖市确定的疫苗品种、免疫程序或者接种方案，在人群中有计划地进行预防接种，以预防和控制特定传染病的发生和流行，提高居民健康水平和卫生文明水平。

目前，国家免疫规划的疫苗包括：乙肝疫苗、卡介苗、百白破疫苗、脊髓灰质炎疫苗、麻疹疫苗、白破疫苗、麻风腮疫苗、流脑 A 群疫苗、流脑 A+C 群疫苗、乙脑减毒活疫苗、甲肝减毒活疫苗、钩端螺旋体疫苗、流行性出血热疫苗及炭疽疫苗等。

22. 如何发现和处理预防接种异常反应

预防接种异常反应是指使用合格疫苗在实施规范接种后出现的药物不良反应。这种反应仅在个别人中发生，需要严密观察。如果出现高热、全身性皮疹等过敏反应以及其他异常情况，请及时向疫苗注射单位的医务人员咨询，必要时需要到医院就诊。

23. 0~6 岁儿童健康管理包括哪些内容

包括新生儿访视、新生儿满月健康管理、婴幼儿健康管理及学龄前儿童健康管理。

24. 婴幼儿健康管理有哪些内容

婴幼儿在 3、6、8、12、18、24、30、36 月龄时，需要到乡镇卫生院或社区卫生服务中心，接受共 8 次的健康管理服务，包括：①询问上一次至本次随访之间的婴幼儿喂养、患病等情况；②进行体格检查，做生长发育和心理行为发育评估；③进行母乳喂养、辅食添加、心理行为发育、意外伤害预防、口腔保健、中医保健、常见疾病防治等健康指导；④在婴幼儿 6、8、18、30 月龄时分别进行 1 次血常规检查；在 6、12、24、36 月龄时分别进行 1 次听力筛查；⑤在每次进行预防接种前均要检查有无禁忌证，如无禁忌证，在体检结束后可接受疫苗接种。

25. 学龄前儿童健康管理有哪些内容

（1）询问上次至本次随访之间的饮食、患病等情况。

（2）进行体格检查，对生长发育和心理行为发育进行评估，做血常规检查和听力筛查。

（3）进行合理膳食、心理行为发育、意外伤害预防、口腔保健、中医保健及常见疾病防治等健康指导。

（4）在每次进行预防接种前均要检查有无禁忌证，如无禁忌证，在体检结束后接受疫苗接种。

26. 妇女怀孕后可以享受到哪些健康管理服务

妇女怀孕后可以享受孕早期健康管理、孕中期健康管理、孕晚期健康管理、产后访视及产后42天健康检查等健康管理服务。

27. 孕早期健康管理有哪些内容

（1）孕妇需要到居住地的乡镇卫生院或者社区卫生服务中心建立《孕产妇保健手册》。

（2）医生为孕妇进行健康评估，询问既往史、家族史、个人史，还要进行体检和妇科检查，做血常规和尿常规、血型、肝、肾功能等化验。

（3）开展个人卫生、心理和营养保健的指导，特别强调避免导致胎儿畸形的因素和疾病对胚胎的不良影响，进行产前筛查和诊断的宣传告知。

（4）根据检查的结果，填写第一次的产前随访记录表。

如果发现孕妇有妊娠问题或严重并发症，医生会及时将其转到上级医疗卫生机构诊治。

28. 孕中期健康管理有哪些内容

（1）对孕妇健康和胎儿的生长发育情况进行评估和指导，识别其是否为高危孕妇。

（2）对未发现异常的孕妇进行相应的指导和关于出生缺陷的健康教育。

（3）对发现异常或有高危征象的孕妇，立即将其转至上级医疗卫生机构。

29. 孕晚期健康管理有哪些内容

（1）督促孕妇在怀孕28~36周、37~40周至有助产资质的医疗卫生机构各进行1次检查。

（2）医生对孕产妇开展自我监护方法、促进自然分娩、母乳喂养、孕期并发症防治及合并症防治的指导。

（3）对高危孕妇应根据所就诊医疗卫生机构的建议，督促其增加到医院随访的次数，发现问题及时转诊。

30. 为什么要开展老年人健康管理服务

老年人的心、脑、肾等各个脏器生理功能减退、代谢功能紊乱、免疫力低下，易患高血压、糖尿病、冠心病及肿瘤等各种慢性疾病。开展健康管理服务能在疾病早期发现疾病、开展治疗，可以预防疾病的发生、发展，减少并发症，降低致残率及病死率。

31. 哪些人能享受到老年人健康管理服务

老年人健康管理服务的对象为在社区居住半年以上的 65 岁及以上的老年人。

32. 老年人健康管理服务有哪些内容

（1）生活方式和健康状况评估。

（2）每年进行一次较全面的健康体检，包括一般体格检查与辅助检查。

（3）告知本人或其家属健康体检结果并进行针对性的健康指导，将确诊为原发性高血压和 2 型糖尿病等疾病的患者纳入相应的慢性病患者健康管理服务。

（4）告知下次体检时间。

33. 国家为什么提出对高血压患者开展健康管理服务

我国高血压患病人数众多，高血压对健康的危害也很大，有超过 1/3 的脑卒中（中风）和冠心病是由高血压引起的。因此，高血压会给患者造成巨大的疾病痛苦和沉重的经济负担。

34. 哪些高血压患者可以享受到健康管理服务

社区常住居民中，无论户籍或非户籍，年龄在 35 岁及以上的原发性高血压患者，都可以享受到健康管理服务。

35. 高血压患者健康管理服务有哪些内容

高血压患者每年可以享受至少 4 次面对面随访服务和每年 1 次较全面的健康体检。

36. 高血压患者的随访服务有哪些内容

（1）测量血压并评估是否存在危急情况。如果血压很高、有危急症状或存在不能处理的其他疾病时，需要紧急转诊。

（2）对不需要紧急转诊的患者，要询问上次随访至本次随访期间的症状。

（3）测量心率、体重，判断是否超重或肥胖。

（4）询问患者患病以及生活方式状况，了解患者服药的情况。

（5）对患者做针对性健康教育，与患者一起制定生活方式改进目标，并告诉患者出现哪些异常时应立即就诊。

37. 国家为什么提出对糖尿病患者开展健康管理服务

糖尿病是严重损害公民健康的主要慢性病，患病率逐年提高，已经成为严重的公共卫生问题，但人们的知晓率、治疗率和控制率却很低。国家提出糖尿病患者健康管理服务项目，希望通过对糖尿病患者的全面监测、分析、评估，给予分类干预和连续性、综合性的健康管理，以达到控制疾病发展、防治并发症的发生和发展、提高生命质量、降低医疗费用的目的。

38. 哪些糖尿病患者可以享受到健康管理服务

社区常住居民中，无论是户籍还是非户籍居民，年龄在 35 岁及以上的确诊 2 型糖尿病患者，都可以享受到这项健康管理服务。

39. 糖尿病患者健康管理服务有哪些内容

对确诊的 2 型糖尿病患者，每年可以免费享受 4 次空腹血糖检测、至少 4 次面对面随访以及 1 次较全面的健康体检。

40. 糖尿病患者的随访服务有哪些内容

（1）测量空腹血糖和血压，并评估是否存在危急情况，如血糖、血压很高，或有危急症状，或存在不能处理的其他疾病时，需要紧急转诊。

（2）对不需要紧急转诊的患者，要询问上次随访至本次随访期间的症状、患者疾病情况以及生活方式情况，了解患者服药情况。

（3）检查足背动脉搏动，测量体重，并判断是否超重、肥胖。

（4）根据患者情况给予相应处理；做有针对性的健康教育，与患者一起制定生活方式改进目标，并告诉患者出现那些异常时应立即就诊。

41. 国家为什么提出对重性精神疾病患者开展健康管理服务

精神健康是与居民身心健康不可分割的组成部分，做好重性精神疾病患者管理服务工作，不仅关系到千百万人的身心健康，而且关系到社会的健康发展。对重性精神疾病患者开展管理服务是采取预防为主、防治结合、重点干预、广泛覆盖的方法，通过提供连续性服务，从而帮助重性精神疾病患者及其家庭获得均等化的基本公共卫生服务。

42. 哪些精神疾病患者可以享受到健康管理服务

对于诊断明确、在家居住的重性精神疾病患者，可以享受健康管理服务。

43. 重性精神疾病患者可以享受到哪些健康管理服务

在将重性精神疾病患者纳入健康管理服务时，需由家属或原来进行治疗的专业医疗机构提供疾病诊断的相关信息，同时为患者进行一次性全面评估，为其建立一般居民健康档案，按照要求填写个人信息补充表；对应管理的重性精神疾病患者，每年至少需随访4次；在患者病情许可的情况下，在征得监护人与本人同意后，每年对其进行1次健康检查。

44. 重性精神疾病患者的随访服务有哪些内容

（1）医生会对患者进行危险性评估；检查患者的精神状况，包括感觉、知觉、思维、情感和意志行为、自知力等；询问患者的疾病与社会功能情况、服药情况及各项实验室检查结果等。

（2）根据患者的危险性分级，精神症状是否恢复，自知力是否完全恢复，工作、社会功能是否恢复，以及患者随访存在药物不良反应或躯体疾病的情况，对患者进行干预。

（3）对患者和家属进行有针对性的健康教育及生活技能训练等方面的康复指导。

45. 中医药健康管理服务包括什么内容

（1）每年为65岁及以上老年人提供1次中医药健康管理服务，内容包括中医体质辨识和中医药保健指导。中医体质辨识指按照老年人中医药健康管理服务记录表的33项问题进行信息采集，根据体质判定标准进行体质辨识，将辨识结果告知服务对象，并根据不同体质从情志调摄、饮食调养、起居调摄、运动保健、穴位保健等方面进行相应的中医药健康指导。

（2）对0~36月龄的儿童，需在其6、12、18、24、30、36月龄时分别对儿童的家长或监护人进行中医药健康指导，内容包括饮食、运动、起居等生活指导和穴位按揉指导。

46. 传染病的报告与公民有什么关系

每个公民都有义务和责任及时报告传染病的疫情。发现传染病患者或者疑似患者时，都应当尽快向附近的疾病预防控制机构或医疗保健机构报告，不得隐瞒、谎报或者授意他人隐瞒、谎报疫情。

47. 保护家人不得或少得传染病的途径有哪些

（1）控制传染源：①一旦发现传染病患者，应立即送往医院治疗，对疑似甲类传染病患者，应在指定场所进行医学观察；②对病原携带者及疑似患者的密切接触者，应在指定场所对其进行医学观察或采取其他必要的预防措施；③患者离开后，应对其污染的环境进行彻底消毒，对密切接触者采取预防措施。

（2）切断传播途径：①呼吸道传染病，应通风换气，对空气进行紫外线消毒，不随地吐痰和做好个人防护如戴口罩等；②消化道传染病，要对患者的餐具等煮沸消毒，粪、尿、呕吐物等要用漂白粉或来苏尔消毒；③经皮肤传播的传染病，家中应注意防蚊防鼠。要养成勤洗手的好习惯。避免和患者接触，不用别人的衣被、洗具等物品。

（3）对易感染者加强保护：①对儿童、老人、疾病患者进行预防接种；②加强饮食营养，提高抵抗力。

48. 家中发现可疑传染病或者有确诊患传染病的患者时怎么办

（1）应马上到附近医疗卫生机构就诊，并配合医务人员对患者以及密切接触者进行治疗，必要时隔离治疗。

（2）配合医务人员对家中被污染的环境、排泄物、生活物品等进行消毒。

（3）接受专业公共卫生机构的调查。

（4）在没有治愈前，不能从事容易使传染病扩散的工作。

49. 什么是突发公共卫生事件

突发公共卫生事件是指已经发生或者可能发生的、对公众健康造成或者可能造成重大损失的传染病疫情，不明原因的群体性传染病，还有重大的食物中毒事件和职业中毒，以及其他危害公共健康的突发公共事件。

50. 突发公共卫生事件的应急处理与居民有什么关系

突发公共卫生事件都是直接危害居民健康的大事，应急处理就是政府动员各方面力量，为了将事件危害缩小到最低、对居民健康伤害减到最少，而制定的应急方案和解决机制。

51. 什么是卫生监督

卫生监督是政府实施行政管理的具体行政行为。各级政府卫生行政部门为维护公民健康权益，依据卫生法律法规和标准，对特定人和机构，如医疗机构、食品行业、毒害作业、公共场所、供水单位以及学校等部门单位的相关卫生工作，做出许可、强制、检查、处罚、指导等行为，以保证居民与社会的卫生安全。

52. 什么是卫生监督协管

卫生监督协管是指乡镇卫生院、村卫生室及社区卫生服务中心/卫生服务站等基层医疗卫生机构，协助区/县卫生监督机构，在辖区内依法开展食品安全信息报告、职业卫生咨询指导、饮用水卫生安全、学校卫生、非法行医和非法采供血信息反馈报告等工作，并接受卫生监督机构的业务指导。

53. 卫生监督协管服务有哪些内容

（1）定期进行卫生巡查，发现或怀疑有食物中毒、食源性疾病、食品污染等对人体健康造成危害或可能造成危害的线索和健康事件；发现农村集中式供水、城市二次供水和学校供水异常情况，以及可疑传染病患者和非法行医、非法采供血液等相关信息，及时报告有关部门并协助调查。

（2）发现从事接触或可能接触危害因素的服务对象，对其开展职业病防治宣传教育、咨询、指导。

（3）开展食品安全、饮水安全、职业病防治等法律、法规及卫生知识宣传，协助对相关从业人员进行培训。

54. 开展卫生监督协管服务对居民有什么好处

（1）可及早发现各种卫生安全问题与可疑传染病、职业病患者，及早处理隐患，及早救治患者，惠及广大人民群众。

（2）通过卫生宣传，可提高城乡居民对卫生法律法规与卫生知识的知晓率，提高人民群众的食品安全和疾病防控意识，最大限度地减少突发公共卫生事件的发生，切实为广大群众提供卫生健康保障。

（3）可充分发挥卫生监督协管员的前哨作用，通过日常监督、群众举报等方式及时发现违反卫生法规的行为。

55. 什么是食品安全

食品安全是指食品中不应包含有可能损害或威胁人体健康的有毒、有害物质或不安全因素，不可使食用者引起急性、慢性中毒或感染性疾病，不能产生危及食用者及其后代健康的隐患。

三、看病就诊转诊流程

1. 何时应该就医

当身心出现的异常已影响到自身日常生活、工作，或者已发现生理指标出现偏差时，应该去医院进行诊治。

2. 什么情况下应去门诊就诊

如果患者的身心不适，且病程长、程度轻、对其工作和生活影响不大时，应该去看门诊。可以首先到社区医院进行初步诊断，必要时再转往上级医院或专科医院进一步就诊。

3. 何时该去急诊就诊

如果患者的身心不适为突然出现，且程度重、严重影响其日常工作和生活时，应该去看急诊。

4. 何时应该使用急救转运体系

如果疾病或创伤病情重，如出现严重的疼痛、呼吸困难、大出血、意识不清等情况，或者怀疑为急性心脑血管疾病，如出现严重的胸闷、胸痛或者偏瘫、昏迷等情况，应该拨打急救电话进行急救转运。

5. 什么叫转诊

转诊是指患者在不同疾病阶段在不同级别医疗机构之间流动的医疗行为。分为在不同等级医院间进行的纵向转诊，以及在同等级综合医院和专科医院间进行的横向转诊。纵向转诊包括正向转诊和逆向转诊，正向转诊指由下级（基层医疗卫生机构）医院向上级医院逐级转诊，逆向转诊是指由上级医院向下级（基层医疗卫生机构）医院转诊。

6. 为什么需要转诊

实行转诊的目的在于实现大病、急病和小病、慢病的分流，实现医疗资源的最优化配置。

7. 双向转诊制度有什么优势

实现疾病分流，居民遇到疑难重病以及原有疾病加重或出现复杂变化时，可以通过"双向转诊"获得及时有效的保障，避免延误诊疗时机；大医院的住院患者在治疗稳定后，可以转诊到基层医疗卫生机构进行后续康复治疗，这样既节省了医疗费用，又为其他急需住院的疑难危重患者创造了救治机会。

8. 双向转诊流程示意图

患者基层医疗卫生机构门诊就诊，基层医疗卫生机构诊治后判断是否需要转诊至上级医院，后续根据患者病情双向转诊。如果患者在上级医院经过适当诊治及评估后，根据情况可以转回基层医疗卫生机构，而对于在基层医疗卫生机构治疗过程中出现病情加重或者诊断不清等情况，可以转至上级医院进一步诊治（图 4-2-1）。

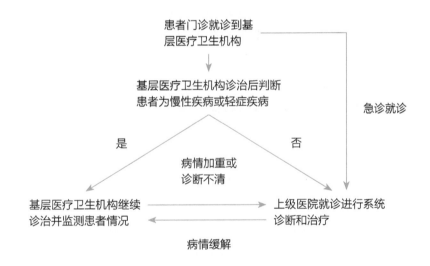

图 4-2-1　双向转诊流程示意图

四、医保报销有关规定

1. 什么是我国的基本医疗保险制度

医疗保险制度是指一个国家或地区按照保险原则为解决居民防病治病

问题而筹集、分配和使用医疗保险基金的制度。目前，我国已经建成以基本医疗保险为主体，以多种形式补充医疗保险和商业健康保险为补充，以医疗救助为托底的多层次医疗保障体系。

2. 我国基本医疗保险制度包含哪些内容

我国基本医疗保险制度包括职工基本医疗保险（以下简称职工医保）和城乡居民基本医疗保险（以下简称居民医保）两项制度。

职工医保覆盖就业人口，居民医保覆盖除职工医保应参保人员以外的其他所有城乡居民。目前全民医保基本实现，各类人群参保不存在障碍。与用人单位形成稳定劳动关系的职工，应随用人单位参加所在统筹地区的职工医保，由用人单位和职工共同缴费；未稳定就业的人员，可以个人身份参加职工医保，由个人按照规定缴费；其他人群可以在户籍地或取得居住证的居住地参加居民医保，在个人缴费的基础上享受财政补助。

3. 哪些医疗费用可从医保基金支付

基本医疗保险实行定点医疗机构（包括中医医院）和定点药店管理。参保人员可选择前往若干定点医疗机构进行就医、购药，也可持医疗机构处方单在若干定点药店购药。参保人员发生符合基本医疗保险药品目录、诊疗项目、医疗服务设施标准以及急诊、抢救的医疗费用时，可按照国家相关规定从基本医疗保险基金中支付。

4. 基本医疗保险起付标准和最高支付限额是多少

以职工医保为例，职工基本医疗保险基金由统筹基金和个人账户构成。统筹基金有起付标准和最高支付限额，起付标准原则上在当地职工年平均工资的 10% 左右，最高支付限额原则上为当地职工年平均工资的 6 倍左右。起付标准以下的医疗费用，从个人账户中支付或由个人自付。起付标准以上、最高支付限额以下的医疗费用，主要从统筹基金中支付，个人也要负担一定比例。超过最高支付限额的医疗费用，可以通过职工大额医疗费用补助、商业医疗保险等途径解决。

因各地职工医保和居民医保的起付标准和最高支付限额规定略有不同，具体标准需咨询当地医疗保险管理部门。

5. 医疗保险报销比例是多少

职工医保和居民医保政策范围内的住院医疗费用统筹基金支付比例分

别达到 80% 和 70% 左右。在基层医疗机构发生的常见病、多发病的门诊医疗费用报销比例在 50% 左右。报销比例在基层医院最高，并随着医院的级别升高而降低。

各地职工医保和居民医保的医疗保险报销比例规定略有不同，具体标准需咨询当地医疗保险管理部门。

6. 如何使用医保基金进行结算

参保人员医疗费用中应当由基本医疗保险基金支付的部分，由社会保险经办机构与医疗机构、药品经营单位直接结算；异地就医医疗费用按照参保地社会保险行政部门和卫生行政部门建立的制度进行结算。

7. 哪些情形引起的伤病在就医时发生的医疗费用不列入基本医疗保险基金支付范围

（1）应当从工伤保险基金中支付的医疗费用。

（2）应当由第三人负担的医疗费用。

（3）应当由公共卫生系统负担的医疗费用。

（4）在境外就医的医疗费用。

医疗费用依法应当由第三人负担，第三人不支付或者无法确定第三人的，由基本医疗保险基金先行支付。基本医疗保险基金先行支付后，有权向第三人追偿。各地医疗保险报销政策规定略有不同，具体标准需咨询当地医疗保险管理部门。

五、大病统筹相关内容

1. 什么是城乡居民大病保险

城乡居民大病保险（简称大病保险）是基本医疗保障制度的拓展和延伸，是对大病患者发生的高额医疗费用给予进一步保障的一项新的制度性安排。

2. 大病保险覆盖哪些人群

大病保险覆盖所有城乡居民基本医疗保险参保人群。

3. 大病保险的起付线和报销比例是多少

大病保险起付线，原则上按上一年度居民人均可支配收入的 50%，大病保险政策范围内报销比例为60%。各地大病保险起付线和报销比例略有不同，需要咨询当地医疗保险管理部门。

六、远程医疗基本情况

1. 什么是远程医疗

远程医疗是指利用现代信息技术，通过远程会诊系统，在不同区域的医疗机构之间实现医疗信息的远程采集、传输、处理、存储和查询，对异地患者实施咨询、会诊、监护、查房、协助诊断以及指导检查、治疗、手术及其他医疗活动。

2. 远程医疗的意义是什么

远程医疗服务是优化医疗资源配置、实现优质医疗资源下沉、建立分级诊疗制度及解决群众看病就医问题的重要手段。

3. 医疗机构开展远程医疗活动，应当采集哪些资料

（1）基本信息：患者标识、姓名、性别、年龄、民族、婚姻状况、出生地、职业、工作单位、住址、身份证号码、社会保障号码或医疗保险号码、病情情况（一般、疑难、危重、急诊）及医疗付费属性（自费、新农合、城镇医保等）等。

（2）病历资料：有诊断价值的病史摘要、检查、检验报告、影像、初步诊断以及诊疗所需的其他医疗信息等，含图像、声音、图片、文字、符号及电信号等动、静态数据，检查、检验及影像等资料应当包括提供服务的医疗机构、检查检验时间及号码。

（3）患者疾病的主诊断和次诊断。

4. 邀请方提交远程医疗申请前应当做好哪些工作

（1）征得患者本人或患者代理人（患者法定监护人或授权委托人）同意，签订知情同意书，并提交受邀方。知情同意书内容包括受邀方情况介绍、申请的理由与收费情况。

（2）提出远程医疗申请，须经科室同意，并由医务部门批准。

（3）准备所需资料，包括病史摘要、临床检验、检查的文字、数据及

图像等，向受邀方提交《远程医疗申请单》。

（4）完成远程医疗病历的数字化制作、传输工作。

5. 受邀方接到远程医疗申请后应当进行哪些工作

（1）初步审核邀请方资料，对资料进行逐项核对，保证资料信息完整，质量可靠。

（2）确定会诊专家和应诊时间，根据需要进一步完善材料。

（3）对危重和急诊患者及时响应，对普通和疑难患者在72小时内响应。

第五章

中医健康养生

第一节　四时养生

四时养生是指按照一年四季、时令气候及阴阳消长变化的规律和特点，采取调摄精神、注意饮食起居及体育锻炼等多种措施进行调养，以达到强身健体、预防疾病、延年益寿的目的。

一、春季养"生"

1. 春季生活起居应注意哪些事项

冬季过后，春季白昼延长、夜晚缩短，日常起居作息应当顺应这种昼夜变化的规律，适度减少睡眠，增加活动。因为人体阳气的生发和闭藏，是与睡眠密切相关的，白天清醒时，阳气行于表、行于外；夜晚入睡时，阳气行于内、行于脏。因此，要使人体的阳气顺应自然界阳气生发的规律，就要减少睡眠时间，睡眠过多，极易使人体的阳气郁滞于体内，不利于"春夏养阳"。虽然要"晚睡早起"，但早起不要早于鸡鸣的时段，一般早晨6时到7时起床比较适宜，不要睡懒觉；晚睡不要晚于半夜子时，最好在晚上11时前入睡，否则对人体健康不利。

春季穿衣也有讲究，应当"披散头发，宽缓衣着"。因为人体的阳气总是不停地向上、向外发散，同时中医又认为头为诸阳交会的地方，为诸阳之首，人体十二经脉中的六条阳经均聚集在头面部。因此，头发和衣着的状态对阳气的生发有一定影响。要使人体的阳气得到充分地生发，就必须使头部及外周皮肤处于舒缓、放松的状态，着装要以宽松、透气为主，这样有利于人体阳气的升发。

2. 春养如何调养情志

春季在五行中属木，与肝相应。木性曲直、枝叶条达，有升发的特性，肝主疏泄，喜调达而恶抑郁，所以春季调摄情志，应当顺应万物升发的特点，使体内的阳气得以疏发，"使志生"。肝在志为怒，表现为稍受刺激则易怒，因此，首先要保持心情舒畅，乐观愉快，如此才能气机调畅，保证肝的疏泄功能正常；其次要理智制怒，肝气升发太过，容易使心情急躁，而怒最伤肝，暴怒易迫使气血上逆，出现头晕目眩甚至晕厥等症状，这就是常说的"人被气晕了"的原理。

3. 春季如何饮食养生

青色通于肝脏，春季多食属青色的蔬菜和水果，有助于肝气的生发。同时，春季阳气上升，很多人会出现火热上扰的征象，绿色的水果和蔬菜还可以清解火热。

春季要少吃酸味的食物，因为酸味有收敛之性，不利于人体阳气的升发和肝气的疏泄，可以吃些辛、甘、清淡的食物，如大枣、葱、花生及黄绿色蔬菜（如胡萝卜、香菜、菠菜、豆豉、韭菜等）。除此之外，还要多吃些甘甜的饮食，如五谷中的糯米、黍米、燕麦、大枣，蔬菜中的南瓜、胡萝卜、菜花、莴笋、白菜等，既有助于肝气的柔和升发，又能补益人体的脾胃之气。春季进补，宜多食粥，多食补肝疏肝之品，如地黄、白芍、何首乌、山药、郁金、柴胡、蜂蜜、鸡血藤、枸杞子、冬虫夏草、黄芪及当归等。

【春季推荐养生食谱】

（1）大枣枸杞糯米粥

［配料］大枣 100g，糯米 100g，枸杞子 30g。

［做法］将大枣、糯米、枸杞子淘洗干净后入水熬煮 40 分钟。

［功能］健脾和胃，补益气血。适用于脾胃虚弱、气血虚少的人群。以晚饭食用为佳。

（2）胡萝卜菠菜粥

［配料］胡萝卜 2 根，粳米 100g，菠菜、葱、姜及植物油适量。

［做法］先将胡萝卜洗净切成细丝，沸水微煮过后，与植物油、葱花、姜末等一起炒后待用。将粳米加水煮，八分熟时，加入炒好的胡萝卜同煮。出锅时撒少许菠菜。

［功能］清热舒肝，润肠通便。适用于春季火热上炎、皮肤干燥、大便秘结的人群。以晨起饮用为佳。

（3）山药烧排骨

［配料］肋排 500g，山药 200g，白糖、精盐、味精、葱、姜、桂皮、丁香、花椒、黄酒等适量。

［做法］将肋排切成小块，开水焯至变色捞出。山药洗净削皮，切成小块。锅中放油加热，放入白糖炒出糖色，放入排骨煸炒，加入葱、姜等调味料，用小火将排骨烧至八成熟时，下入山药，烧熟，勾芡出锅。

［功能］疏肝健脾。适用于肝郁脾虚体质的人群。

4. 春季如何运动养生

春季阳光明媚，空气清新，暖风拂面，万物勃发，这种环境有利于人体吐故纳新、行气活血，所以春季是运动锻炼的最佳季节。可根据个人的身体状况选择适宜的户外活动，如散步、慢跑、做体操、练太极拳、保健功等，引导人体阳气生发，同时防止抑郁症的发生。但禁忌进行剧烈运动和出大汗，以免耗散阳气。

5. 春季如何防病保健

春季气候转暖，致病的微生物、细菌、病毒等随之生长繁殖，容易导致流行性感冒、肺炎、流脑、病毒性肝炎等传染病的发生、流行。应提前采取预防措施，讲究个人和公共卫生，保持室内空气流通；可每天坚持进行保健按摩，按迎香穴、风池穴、足三里穴，提高机体的保健抗病能力；预防流感亦可内服中药，用板蓝根 15g、贯众 12g、甘草 9g，以水煎服，连服 1 周，对预防外感热病有较好的疗效。而且，早春时节寒冷干燥的空气会直接影响呼吸道黏膜的防御功能，一些致病因子会乘虚而入。因此，春季一定要重视防病保健。

春天肝气当旺，所以在春季调养肝脏、治疗肝病比其他季节效果都要好，可收到事半功倍的效果。春天发病常常有口苦、肩膀痛、偏头痛、乳房胀和两肋痛、臀部和大腿外侧疼痛的表现，这些都是由于肝气不疏、胆经堵塞、排泄不利所致。口苦可以服用小柴胡丸或冲剂；肩膀痛、偏头痛、乳房胀和两肋痛可服加味逍遥丸；臀部和大腿外侧疼痛可选平肝舒络丸。平时还可每天由上到下沿裤缝对称敲打大腿外侧的胆经，以促进胆经通畅并能帮助减肥。按摩足大趾与二趾之间骨缝中的太冲穴可排泄肝火。

二、夏季养"长"

1. 夏季生活起居应注意哪些事项

夏季要"夜卧早起，无厌于日"，即每天早晨早点起床（上午 5 时到 7 时），以顺应阳气的充盈与盛实，晚上晚点入睡（不要超过夜晚 11 时），以顺应阴气的不足。

夏季晚睡、早起易使人们的睡眠相对不足，尤其是老年人有睡眠不实、易醒的特点，更易出现疲劳之感，因此夏日午睡对养生健身非常重要，既能补偿夜间睡眠的不足，更能顺应人体生理特点的养护需要。午睡时间一般以 1 小时左右为宜，并应注意睡眠姿势，可平卧或侧卧，并应在腹部盖上毛巾被，以免胃腹部受寒。午睡虽然短暂，但它有利于补足必需的睡眠时间，使机体得到充分休息，增强体力，消除疲劳，以便更有效地工作和劳动。此外，每日温水洗澡，不仅可以洗掉汗水、污垢，使皮肤清洁凉爽，而且有利于体表血管扩张，加快血液循环，消除疲劳，改善睡眠。

2. 夏养如何调养情志

夏季属火，与心相应，应重视对心神的调养。情志上当积极进取、精神饱满，勿生懈怠厌倦之心，应保持愉悦的心情，神清气和；切忌发怒，怒则气郁，当使气机通畅，阳气宣泄于外，以顺应夏长之势。

夏季是天地万物生长、葱郁茂盛的时期，大自然阳光充沛，热力充足，万物都借助这一趋势加速生长发育。人在这个时候可以比以前"放纵"些，可多晒太阳、适度出汗，使气得泄，这样才能气血通畅，使体内的瘀滞发散出去，到了秋季才有地方收进东西。若在夏天发散得不够，秋天想补都无处可进。

3. 夏季如何饮食养生

夏季人体代谢增强，营养消耗增加，消化功能减弱，易导致机体营养代谢紊乱，甚至引起相应的营养缺乏症和其他疾病。因此，夏季饮食，要清淡而富含营养，要补充足够的蛋白质、维生素、水和无机盐，以保证身体需求。

夏季暑气当令，五行属火，通于心，火热之邪最易伤心而导致心病，常见心神不宁、心悸失眠等症状。"汗为心之液"，夏天出汗多，盐分损失亦多，会损伤心气。若心肌缺少钠离子，搏动就会失常，因此宜多食酸味以固表，多食咸味以补心（患高血压、肾病等除外）；也可用辛凉发散、甘寒清暑的中药煮粥食用，如菊花粥、薄荷粥、荷叶粥及金银花连翘粥等，可清心火、散暑热。

在夏末秋初的长夏时节，天气闷热，阴雨不断，湿气较重，而脾脏喜燥恶湿，一旦脾阳为湿邪所困，超出了脾胃的适应能力，就会产生食欲不振、大便稀溏、脘腹胀满等症状，所以长夏时节要多吃一些清热、消暑、利湿的食品，如西瓜、苦瓜、桃、乌梅、酸梅汁、草莓、西红柿、黄瓜及绿豆等，以增进食欲、调味解暑，但忌过食冷饮、寒凉食物，以免寒伤脾胃。也可服用健脾化湿的中药，如白术、莲子、茯苓、藿香及白豆蔻等，既可健脾胃，又可祛暑湿。

【夏季推荐养生食谱】

（1）扁豆粥

［配料］粳米250g，白扁豆100g，山药100g。

［做法］将粳米、白扁豆、山药清洗后加水适量，共煮成粥。

［功能］扁豆具有健脾化湿、和中止泻的作用；山药可以健脾胃，化湿浊。夏季服用此粥，对中暑所致的吐泻、食欲缺乏等病症尤为适宜。

（2）薏苡仁粥

［配料］粳米250g，薏苡仁100g。

［做法］将粳米、薏苡仁清洗后加水适量，共煮成粥。

［功能］薏苡仁具有健脾除湿、利水渗湿的功效。此粥适用于夏季任何体质的人群食用，有减肥轻身之用。

（3）荷叶粥

［配料］粳米250g，鲜荷叶1张。

［做法］将粳米及鲜荷叶清洗后煮成粥。

［功能］荷叶具有清热解暑、升发阳气、凉血止血的作用。此粥适用于夏季中暑所致的头昏恶心、腹胀便溏、不思饮食、吐血及鼻出血等病症，同时，荷叶有瘦身减肥之用。

4. 夏季如何运动养生

夏季人体消耗较大，运动调摄应动静结合，合理安排运动时间。可清晨早起到庭院、公园、河岸、湖边等空气清新处，迎着朝阳，练太极拳、保健功、体操或进行慢跑等，下午可游泳，晚饭后可散步。运动要适量，不可过于疲劳，不宜在烈日下或高温环境中进行运动锻炼，以免出汗过多，损伤阳气和阴液。

运动时应穿宽松、舒适、吸汗又有良好透气性的棉织物，以便于身体散热；运动过后不可立即饮用大量冷饮，不可立即用冷水冲头、淋浴，这些行为极易损伤阳气，引起寒湿痹证、黄汗等疾病。

5. 夏季如何防病保健

夏季心气当旺，所以夏季调养心气、治疗心病比其他季节效果要好得多。

远离疰夏。疰夏主要表现为胸闷、进食呆滞、四肢无力、精神萎靡、似醒似睡、多汗、大便泄泻及身体日渐消瘦等症状。预防疰夏，当在夏至之前，服用芳香化浊、清解湿热的方剂，如用鲜藿香 10g、佩兰 10g、飞滑石 30g、炒麦芽 30g、甘草 3g，水煎代茶饮用，少吃肥甘厚味。

要防止因暑取凉，也就是冒暑。盛夏时节，天气炎热，为了解热消暑，适当的防暑降温是十分必要的。但是，贪凉过度，长时间呆在空调房间或电扇不离身，彻夜露宿，对身体健康都十分不利。因为夏季暑热外蒸，人体出汗较多，全身表皮血管扩张，突然遭到凉风吹拂，往往会引起血管收缩，排汗立即停止，造成体内产热和散热失去平衡，导致疾病的发生。室内外温差以不超过 5℃为宜，室内温度不宜低于 25℃。

6. 为什么要冬病夏治

"冬病"指某些好发于冬季，或在冬季加重的病变，如慢性支气管炎、哮喘、风湿性关节炎等，在夏季这些病情有所缓解，趁其发作缓解季节，适当地内服和外用一些方药，可以减轻该病在冬天的症状或预防冬天旧病复发。

冬病夏治时，宜选择在三伏天（夏至后到立秋）治疗，因这段时间是全年气温最高、阳气最盛之时，此为中医独特的养生保健方法，乘其势而治之，以收到事半功倍的效果。内服药以温肾壮阳为主，如金匮肾气丸、右归丸等，连服一个月；外敷法可取具有温通经络、温肺化痰、散寒祛湿、通行气血等作用的白芥子、元胡、细辛、甘遂等中药研成细末，取鲜姜汁调成膏状，根据病情选取不同的穴位外敷以治疗不同的疾病，如治疗支气管炎、支气管哮喘，可贴敷天突、膻中、肺俞等穴位；治疗胃痛，可贴敷中脘、足三里等穴位；治疗面瘫等，可贴敷颊车、风池等穴位。

三、秋季养"收"

1. 秋季生活起居应注意哪些事项

秋季起居宜早睡早起。早睡以顺应秋季阳气内敛潜藏，缓和秋季肃杀的伤伐，早起使肺气得以舒展，以防收敛太过。如果违背了这个节律，会使肺脏受损伤，到了冬季会出现顽固不化的泄泻。

秋季起居还要注意以下问题：刚度过炎热的夏季，很多人会延续夏季开窗睡觉的习惯，但秋季往往昼热夜凉，夜间的凉风很容易伤及人体，使人患外感疾病，因此夜间睡觉时不宜对着门窗，避免因受冷风侵袭而致病；秋天常使人感到口干咽燥、皮肤缺水、大便干结，因此，室内要保持一定的湿度，并避免因剧烈运动造成大汗淋漓而耗气伤津；秋季人体精气内敛，要防止过度劳累，以免阴气外泄。

2. 秋季如何调养情志

秋季通于肺，肺在情志为忧，悲忧易伤肺。肺气虚，则机体对不良刺激的耐受性下降，易生悲忧情绪。秋季气候渐转干燥、日照减少、草枯叶落、花木凋零，秋风、秋雨易使人感到萧条、凄凉，产生忧郁、烦躁的情绪。因此秋季精神调养首先要使心境安宁，培养乐观情绪，如多听一听舒缓的音乐、静下来读一本好书、与好朋友聊天或到户外散步，以保持心理平衡、心情舒畅；其次要使情志淡泊、宁静，做到"恬淡虚无"，要控制情绪，不出现大喜、大悲的波动；要减少欲望，减少对名利的追逐，人的欲望越多，离安宁越远，欲望越少，则离安宁越近。

3. 秋季如何饮食养生

秋燥则津液易损耗，为适应秋燥之气，饮食上要防燥护阴，少吃葱、姜、蒜、辣椒等辛燥之物，多食甘酸滋润之品，如常吃芝麻、糯米、菠萝、蜂蜜、乳品及甘蔗等。应常用大枣、百合、梨、莲子、银耳、沙参及麦冬等煮粥吃，以益阴养胃。还可适当选服能益气滋阴、宣肺化痰的中药，如人参、沙参、麦冬、百合、冬虫夏草、核桃仁、杏仁、川贝母及胖大海等，以预防秋燥的发生。

【秋季推荐养生食谱】

（1）莲藕排骨汤

［配料］莲藕 500g，猪排骨 500g，黄酒、生姜、葱、盐少许。

［做法］猪排骨切段寸长，在沸水中焯 2 分钟，弃水；将莲藕洗净切片，与排骨同置于 1 500ml 温水之中，加黄酒、姜、葱少许。水煮开后文火炖 90 分钟左右，加少许盐，即可食用。

［功效］补脾益肺。适用于脾肺两虚体质的人群食用。

（2）雪梨银耳羹

［配料］雪梨 2 个，银耳 50g，冰糖 100g。

［做法］雪梨切片，银耳泡软后去掉硬根。锅内加水，放入雪梨、银耳、冰糖，煮半小时后，即可食用。

［功效］益气、滋阴、止咳，预防秋季燥咳。适宜阴血虚体质的人群。

（3）生地粥

［配料］鲜生地黄 30g，粳米 75g，白糖少许。

［做法］鲜生地黄 30g 切碎，放入适量清水中，在火上煮沸约 30 分钟后，滤汁，备用。取 75g 粳米淘洗后煮成白粥，掺入生地汁搅拌均匀，食用时加少许白糖即可。

［功效］滋阴益胃、凉血生津。适用于阴虚潮热、盗汗、久咳、咯血、食少消瘦、热症心烦、口渴及睡起目赤等症。

（4）蜂蜜蒸百合

［配料］百合 120g，蜂蜜 30g。

［做法］将百合与蜂蜜搅拌均匀，蒸至熟软后口含数片，咽津，嚼食。

［功效］补肺、润燥、清热。适用于肺热烦闷，或燥热咳嗽、咽喉干痛等症。

4. 秋季如何运动养生

金秋季节，天高气爽，是运动锻炼的好时机。但人体的生理活动也随自然环境的变化而处于"收"的阶段，即阴精阳气都处于收敛内养之中，故运动养生也要顺应这一原则。运动量过大、过于剧烈的项目不可取，以防汗液流失，阳气伤耗。应根据自身条件选择登山、慢跑、散步、做早操等运动项目。

多做"静功"锻炼。可默念六字诀"嘘、呵、呼、呬、吹、嘻"调养身体气的运行，也可配合"五禽戏""八段锦"等"动功"锻炼。

5. 秋季如何防病保健

秋季老年人的体温调节中枢功能减弱，对外界寒热刺激的反应较迟钝，若不及时增减衣服就很容易患病，如支气管哮喘的患者，要及时添衣适应气候转凉的变化，少接触花粉、尘埃、煤气及冷空气等过敏原，以免引起哮喘发作。秋季还是肠炎、痢疾、疟疾、乙脑及慢性咽炎的多发季节，要早做预防，注意饮食卫生。

秋季要让皮肤多喝水。随着天气变冷，人的皮肤不能马上适应这种变化，血液循环变慢，皮肤干燥，容易出现细碎的皱纹，尤其是在眼睛周围。所以，秋季应多饮水，多食用核桃、芝麻、蜂蜜及乳类等富含维生素 E 的食物。

夏末秋初之时，湿热内结、脾胃被困，人多倦怠、脘腹痞满，常饥不欲饮食、渴不欲饮水，烦闷不适，可常用藿香、佩兰、香薷、滑石等各 10~20g，泡茶代饮；秋燥过盛之时服用玄麦柑橘汤（玄参、麦冬、桔梗等各 10~15g，甘草 3g）泡茶代饮，上述做法均可起到预防疾病之功效。

四、冬季养"藏"

冬季是一年中阴气最盛、气候最寒冷的季节，自然界万物都进入了匿藏、冬眠状态，以蓄养其生命的活力，进行"养藏"。人体阳气随自然而内收，新陈代谢功能处于相对缓慢的状态，应当养精蓄锐、蓄势待发、注意养藏，为来年春夏阳气升发打基础、固根基。

1. 冬季生活起居应注意哪些事项

（1）冬要养藏，宜早睡晚起：冬季阳气短、阴气长，早睡以养人体阳气，晚起以护人体阴气，故早睡晚起以保证充足的睡眠时间，也有利于阳气的潜藏和阴气的蓄积。"晚起"是以太阳升起的时间为度，也并非懒床不起。冬天的早晨在冷高压影响下，往往会有气温逆增现象，即上层气温高，地表气温低，大气停止对流活动，从而使得地面上的有害污染物停留在呼吸带。这时如果过早起床外出，一方面伤阳气，另一方面呼吸的空气也不清新。

（2）应保暖防寒，使阳气勿泄于外：冬季由于寒冷的刺激，使得肌体的交感神经兴奋性增高，体内儿茶酚胺分泌增多，从而促使人体外周血管收缩，心跳加快，导致冠状动脉痉挛以及血液黏稠度增高，极易引发心脑血管疾病，甚至引起猝死。因此，在穿衣、居室等方面，一定要采取防寒保暖的措施。中医学强调"去寒就暖，无泄皮肤"，就是这个道理。但"暖"不等于"热"，室温保持在20~23℃即可，温度太高，反而使阳气外泄。

（3）冬日沐浴需有法：冬季洗浴不宜太勤，应以每周1~2次为宜。水温一般应控制在在37~38℃，水温太高宜使周身血管扩张，引起头晕、心跳加快等症状；水温太低则易使人受凉、患感冒。饭后不要立即洗浴，以免消化道血流量减少，影响食物的消化吸收。太过疲劳时洗浴，会加重体力的消耗，引起不适。此外，洗浴的时间不宜过久，浴前可引用一定量的糖盐热水。

2. 冬养如何调养情志

冬季内应于肾，肾在情志为惊恐，惊恐最能伤肾，而心主神明，惊恐与之亦有关，自然也伤心神，所以在冬藏之时，要保持情绪稳定，心情愉快，不急不躁，避免情志过激，最忌恐惧、惊吓和烦躁，以保证冬天阳气潜藏的正常生理不受干扰。

3. 冬季如何饮食养生

冬季饮食调养的重点为补肾、保存肾精。肾主咸味、心主苦味，咸能胜苦。所以饮食应宜减少咸味增加苦味以养心，这样可使肾气固实，达到补肾存精的目的。肾在五色中属黑，冬季多吃一些黑色食品，如木耳、黑豆、黑芝麻及黑米等，可以滋补肾气。

冬季食养还应当遵循"秋冬养阴""无扰乎阳"的原则。既不宜食生冷之品而伤脾胃阳气，也不宜食燥热之物而耗伤阴液，为了更好地保阴潜阳，宜食用谷类、羊肉、鳖、木耳及枸杞等食品，宜食热饮食，以保护阳气。

【冬季推荐养生食谱】

（1）羊肉胡萝卜饺子

［配料］羊肉馅300g，胡萝卜300g，面粉500g，生姜、葱、植物油各少许。

［做法］以羊肉馅、胡萝卜、生姜、葱、植物油做成饺子馅，佐以和好的面皮，包成饺子。

［功效］温补阳气，祛寒暖胃。适用于阳虚体质的人群。

（2）大枣枸杞羊肉汤

［配料］羊肉、大枣、枸杞子、葱、姜、大料、盐、橘子皮适量。

［做法］羊肉切八分大块，在开水锅中烫出血水后备用。大枣和枸杞洗净备用。锅内加水，放入烫后的羊肉与葱、姜、大料同煮。煮半熟时，加入大枣、枸杞和盐，再煮熟即可。如果不喜欢羊肉的膻味，可以与大枣同时加入一两片橘子皮，以减轻膻味。

［功效］补益脾胃，益气养血。凡平素手脚发凉、身体消瘦者，均可服用。

（3）人参仔鸡汤

［配料］小母鸡或乌骨鸡1只，人参须1束或人参15g，葱1棵，姜3片，米1汤匙以及盐少许。

［做法］将鸡洗净，用沸水烫去血水，参须切小段。将全部材料放入炖锅中，加适量水，先以大火煮滚，捞除浮沫后，改为小火，炖1小时后，加盐等调味即可食用。

［功效］大补元气。适用于身体虚弱、贫血，冬天手脚冰冷者。

4. 冬季如何运动养生

冬季虽寒，但仍要持之以恒地进行身体锻炼，"冬天动一动，少闹一场病；冬天懒一懒，多喝药一碗"。

冬季运动要动静结合。动，就是要进行适当锻炼。待早晨太阳升起后，选择活动量适当的锻炼项目，如散步、慢跑、打太极拳等，使身体微有汗出为度。如果汗出太多，浸湿了内衣，反而会引起感冒。中医学说"无泄皮肤"，就是这个意思。适当活动，微微出汗，既可以增强体质，也可以提高耐寒的能力。所谓静，就是不要过于疲劳，要注意合理休息。

5. 冬季如何防病保健

冬季是进补的最佳时机，冬令进补能使营养物质转化的能量最大限度地贮存于体内，以滋养五脏六腑、四肢百骸。但冬季进补需因人而异。

（1）对于血虚常伴有头昏、眼花者，可选服有补益气血作用的阿胶、四物饮（当归、川芎、芍药、熟地黄）、补气养血膏等中成药。同时可常食动物血、禽蛋、禽肉等进行食补。

（2）对于气虚常伴有体倦乏力、动则气喘者，可选用健脾益肺，静心安神作用的人参片，每日 3~4g，放入瓷碗中，加半碗水，少量糖，隔水蒸炖，每天服用 1~2 次。也可适量饮用豆浆、牛奶或食用炖大枣、龙眼、猪蹄、瘦肉等副食。

（3）对于阳虚常冬天怕冷者，宜选择具有既补肾阳又温而不燥之品。可选用鹿茸片、参茸片等，每次 0.5g，隔水炖服；还可吃些狗肉、羊肉、牛髓等具有补气助阳、增强防寒作用的食物。

（4）对于阴虚者，进补可选用六味地黄丸、左归丸等中成药。

第二节 五脏养生

在中医理论中，人是一个以五脏为系统的整体。五脏"肝、心、脾、肺、肾"各有其自身的生理特点，并与"木、火、土、金、水"五行相对应，而五行对应着"酸、苦、甘、辛、咸"五味、"青、红、黄、白、黑"五色、"角、徵、宫、商、羽"五音、"春、夏、长夏、秋、冬"五时；五脏对应着"筋、脉、肉、皮、骨"五体、"怒、喜、思、悲、恐"五志、"泪、汗、涎、涕、唾"五液，五行与五脏之间密切联系，相互影响。了解五脏的生理特性和功能活动，把握五脏与五味、五色、五音、五体、五官等之间的联系，重视五脏养生保健，才能够更好地把握健康。

一、五味养五脏

酸、甜、苦、辣、咸，这5种味道不仅满足了人们的味觉需求，也和健康息息相关。《黄帝内经》中记载，食物的酸味与肝相对应，可增强肝脏的功能；苦味与心相对应，可增强心的功能；甘味与脾相对应，可增强脾的功能；辛味与肺相对应，可增强肺的功能；咸味与肾相对应，可增强肾的功能。此外饮食宜讲究五味调和才有利于健康，五味过偏则会导致疾病的发生。

1. 如何理解酸味入肝

春季是肝气升发的季节，可适当多吃酸味的时令鲜果，可促进食欲、健脾开胃、增强肝脏功能。常吃不仅可以帮助消化，杀灭胃肠道内的致病菌，还有防感冒、降血压、软化血管之功效。常见的酸味水果有木瓜、酸枣、梅子、柠檬及菠萝等，而且以酸味为主的酸梅、石榴、西红柿、山楂、橘子、橙子、柠檬及葡萄等均含有维生素C，可防癌、抗衰老、防止动脉硬化。

需要注意的是，酸味的作用有两面性，春季亦不可过食酸味，否则会抑制阳气的生发；消化不良、大便溏稀、说话声音低微等脾虚症状的人，过食酸味会加重脾虚；患有胃溃疡、胃酸过多、胃肠道痉挛的人，也不宜多食酸，否则可能加重症状。

【养生小妙招】

青梅色青、味酸，泡酒不仅味美，而且还有养肝作用，可以缓和酒对肝的伤害，嗜酒者不妨一用。

2. 如何理解苦味入心

在夏天吃苦味的食物，不仅可清心火还可养心。现代科学研究证实，苦味食物多含有生物碱、氨基酸、苦味素、维生素及矿物质等，具有抗菌消炎、解热祛暑、提神除烦及健胃等功用。进入夏季后，如发生味觉减退、消化不良、食欲缺乏等消化功能障碍时，可吃点苦味食物以增强脾胃的消化能力、增进食欲，并使味觉逐渐恢复正常。

需要注意的是，有肺脏疾病的患者应忌食苦味。

【养生小妙招】

被称为夏季"三大瓜"的丝瓜、葫芦和瓠子，也是典型的苦味菜。这3种瓜性味苦甘、清凉微寒、瓜肉鲜嫩，做汤或炒肉均可，具有清热化痰、和胃、通利肠道的功效。

3. 如何理解甘味入脾

吃甘甜食物不仅可补养气血、补充热量、消除疲劳、调胃解毒，还具有缓解痉挛等作用，如红糖、桂圆肉、蜂蜜等。在长夏，也就是每年阳历的 7~8 月，适合吃点甘味的食物。但需要注意的是，中医说的甘甜食物主要指一些含天然甜味的食物，如山药、南瓜、米饭、红薯等，细细咀嚼，会有"回甜"的感觉。加糖的甜食可以吃，但是要控制量，过多食用会引起血糖升高、胆固醇增加、诱发心血管疾病，还可造成身体钙及维生素 B_1 的不足。

需要注意的是，若过食甜腻的食品，会使气机壅滞。

【养生小妙招】

红糖、白糖和冰糖的功效各有不同，要根据不同的体质选用。红糖性温，能健脾暖胃、祛风散寒，女人坐月子、痛经时，喝点红糖水就可以缓解。白糖是在红糖的基础上加工出来的，把热性去掉，成了平性的。除了能健脾还能入肺经，有润肺生津的功效。冰糖比白糖还多了滋阴的功效，秋季干燥时，就可以用冰糖熬水喝。

4. 如何理解辛味养肺

辛味食物有发汗、理气之功效，如羊肉、大葱、韭菜、辣椒及胡椒等。秋天，肺气虚的人可多吃点辛味的食物，以增强肺气。适量的辛味食品能刺激胃肠蠕动，增加消化液的分泌，并可促进血液循环、祛风散寒、舒筋活血。

需要注意的是，辛味食之过量会刺激胃黏膜，并可使肺气过盛。故患有痔疮、肛裂、消化道溃疡、便秘以及神经衰弱的患者，以少食或不食为好。患有肝脏疾病的患者应忌食辛味。

【养生小妙招】

秋天的特点是"燥"，当空气中湿度下降，肺、皮肤、大肠等部位就会出现以"燥"为特征的疾病。所以秋天也应吃些"滋润"的食物，如酸味的果蔬，包括山楂、柠檬、柚子及苹果等。另外，蜂蜜、芝麻、杏仁、银耳、菠菜及豆浆等也是不错的选择，有补脾胃、养肺润燥、润肠通便的作用。

5. 如何理解咸味滋肾

咸为五味之冠，百吃不厌。中医认为，咸味食物有调节人体细胞和血液渗透、保持正常水、钠、钾代谢的功效。在呕吐、腹泻及大汗后，适当喝点淡盐水，可以防止氯化钠的流失。咸味有泄下、软坚、散结和补益阴血等作用。但这里所说的咸并不是指多吃盐，而是多吃含天然咸味的食物，如海带、紫菜、海参、海蜇及牡蛎等优质的咸味食品。

需要注意的是，成年人每天摄入 6g 食盐即可满足自身需要。如果食用过量，不但起不到护肾的作用，反而会加重肾脏负担、导致血压升高。而且患有心脏病的人则更应控制盐分摄入。

【养生小妙招】

黑桑葚 5g、枸杞子 5g，泡水代茶饮，可益肾延年。

二、五色养五脏

颜色跟人的生活息息相关，食物的颜色既能影响人的饮食观，更能对人体健康产生各种不同的效果。中医认为食物的颜色与人体的养生保健关系密切，青色、黄色、红色、黑色及白色食物所含的营养素和作用各不相同。

1. 如何理解青色食物养肝

青色在五行中属木，入肝。青色食物给人以鲜嫩、味美的感觉，其含有大量的叶绿素、维生素及纤维素，有利于肝脏的循环代谢和体内毒素的排出，还能消除疲劳、舒解肝郁。绿色蔬菜里丰富的叶酸成分是人体新陈代谢过程中重要的维生素之一，可有效地消除血液中过多的同型半胱氨酸、保护心脏健康、防止胎儿神经管畸形的发生。绿色食物还是钙的最佳来源，对于处在生长发育期或患有骨质疏松症的人群来说，绿色蔬菜无疑是补钙佳品。

多吃青色五谷、蔬菜或水果能够养肝护肝，调节脾胃消化吸收、清理肠胃，如青菜、白菜、豆苗、卷心菜、韭菜和菠菜等含有有益肝脏健康的叶绿素和多种维生素。青色水果如青苹果、猕猴桃具有养肝解毒、祛病养生的功效，并能缓解抑郁症。

【养生小妙招】

绿豆味甘、性凉，是清热解毒、祛火的常备食品。常食能帮助排出体内毒素，促进机体正常代谢。绿豆可降低胆固醇，又有保肝和抗过敏的作用，在绿豆汤中调入蜂蜜饮用，排毒功效更佳。

2. 如何理解红色食物养心

红色在五行中属火，入心。红色食物富含的天然铁质，具有益气补血和促进血液、淋巴液生成的作用；富含的 β- 胡萝卜素，可以增强细胞活力，具有抗炎作用，能预防感冒；富含的番茄红素、氨基酸、铁、锌、钙等，具有极强的抗氧化性，能为人体提供蛋白质、无机盐、维生素以及微量元素，提高免疫力，抗自由基，预防衰老，增强心脏功能。红色食物包括：红苹果、红辣椒、红豆、红薯、胡萝卜、红枣、西红柿、山楂、香椿及草莓等，尤其是红苹果在降低血脂、软化血管方面作用强，可保护心脑血管健康，老年人可以多吃一些。

平素形体瘦弱、脸色不光润、贫血、心悸、四肢冰冷、手足无力者，可多吃红色食物，以补血、生血、补阳气。

【养生小妙招】

红豆补心，还含有较多的膳食纤维，具有良好的润肠通便、降血压、降血脂、调节血糖、解毒抗癌、预防结石、健美减肥的作用。红豆有良好的利尿作用，能解酒、解毒，对心源性疾病和肾性水肿均有一定作用。

3. 如何理解黄色食物养脾

黄色在五行中属土，入脾胃。黄色食物富含的维生素 A，能保护胃、肠黏膜及视力；富含维生素 D，促进钙、磷吸收，壮骨强筋；富含的维生素 C 和 β- 胡萝卜素，能调节上皮细胞生长和分化，还可以健脾、预防胃病、防治夜盲症；富含的维生素 E，有效减少色斑、延缓衰老。常食黄色食物包括：黄玉米、黄豆、南瓜、胡萝卜及金丝瓜等，对脾胃大有裨益，并能调节胃肠的消化功能。

【养生小妙招】

黄豆富含皂苷，能刺激分泌消化脂肪的胆酸，具有促进消化吸收的作用。黄豆的颜色与脾脏相对应，可健脾宽中、益气补虚，经常食用还有助于延缓衰老，适用于面色苍白、萎黄、暗淡，身体羸弱者。

4. 如何理解白色食物补肺

白色在五行中属金，入肺。白色食物是蛋白质和钙的丰富来源，有润肺祛痰的作用，还能让肌肤充满弹性。大多数白色食物，如牛奶、大米和鸡鱼类等，蛋白质含量丰富，经常食用既能消除身体的疲劳，又可促进疾病的康复。此外，白色食物脂肪含量比红色食物和肉类低得多，更适宜高血压、心脏病等患者食用。白色食物有山药、白豆、冬瓜、梨、白萝卜、银耳、百合、茭白、莲藕、米面、豆腐、花菜、竹笋及凉薯等。

【养生小妙招】

白豆补肺，白芸豆有皂苷、尿素酶和多种球蛋白等成分，具有提高人体免疫力、激活 T 淋巴细胞、促进脱氧核糖核酸的合成等功能，对预防呼吸道疾病的发生、复发有很好的效果。

5. 如何理解黑色食物补肾

黑色在五行中属水，入肾。黑色食物包括颜色呈黑色、紫色或深褐色的各种天然动植物。肾是人体先天之本，黑色食物对于补肾，防治心、脑血管疾病，抗衰老的效果是最为明显的。含黑色素的食物，有助于提高肾的新陈代谢和生殖系统的功能，如黑豆、黑米、黑芝麻、黑木耳及紫菜等可降低动脉硬化、冠心病、脑卒中等疾病的发生率，对流感、慢性肝炎、肾病、贫血及脱发等病症均有很好的疗效。具有较高的营养保健和药用价值。

【养生小妙招】

黑豆含有许多抗氧化成分，特别是异黄酮、花青素都是很好的抗氧化剂，能促进肾脏排出毒素，具有明显的补益肾脏、益阴活血、强筋健骨及安神明目等功效。

三、五音养五脏

《黄帝内经》中记载："天有五音：角徵宫商羽；地有五行：木火土金水；人有五脏：肝心脾肺肾。五脏所藏：心藏神，肺藏魄，肝藏魂，脾藏意，肾藏志。"五音与五脏相对应是通过音乐进行疾病治疗及身体保健的重要原理。

1. 如何理解木音（角声）通肝经、胆经

木音为以木制乐器（如木鱼、古箫、竹笛等）演奏的音乐。木音为角，乐声朝气蓬勃、蒸蒸日上，声波能量进入肝胆之经，可疏肝利胆、养肝明目、平和血压。

肝脏喜听角调式乐曲。如果长期被一些烦恼的事情所困扰，肝脏就会使体内本该流动的气处于停滞状态，产生抑郁、易怒、乳房胀痛、口苦、痛经、舌边部溃疡、眼部干涩、胆小、容易受惊吓等症状。夜间休息前多听木音，有助于安魂入睡，消除失眠，对于受到惊吓、盗汗、心中忧郁、精神不安者有很好的治疗效果。

2. 如何理解火音（徵声）通心经、小肠经

火音为古琴、小提琴等演奏的音乐。乐声热烈欢欣，可以入心经和小肠经，主理小肠和心脏的健康。

火是万物的动力，代表心脏，有热量，丝弦的声音可拨动人的心弦。如今巨大的生活和工作压力、睡眠不足以及缺乏运动等不良因素不断伤害着心脏，很容易引起心慌、胸闷、胸痛、烦躁及舌尖部溃疡等症状。在晚上9时到11时应让自己的心气平和下来，泡上一杯红茶，聆听火音，可以调节心脏、小肠，使人体处在沉稳、和谐的状态之中。

3. 如何理解土音（宫声）通脾经、胃经

土音为古埙、笙竽、葫芦笙等吹奏的音乐。乐声和平雄伟、庄重宽宏，犹如"土"般宽厚结实，入脾经与胃经，主理脾胃的健康。

土音是万物生成的元音动力，推动着大自然的变迁和动植物的生长变化。脾脏喜听宫调式的音乐。暴饮暴食、思虑过度等都会使脾胃负担过重

而产生腹胀、便稀、口唇溃疡、肥胖、面黄、月经量少色淡、疲乏、胃或子宫下垂等不适症状。在餐后 1 小时内，配上一杯黄茶，多听土音，对脾胃有极佳的理疗养生功能。

4. 如何理解金音（商声）通肺经、大肠经

金音为以金属、石材所制乐器（如编钟、磬、锣、铃、长号、三角铁等）发出的浑厚、清脆之声。其乐声清净肃穆，气势磅礴高昂，起伏委婉，可震荡心肺，有金的特性，可入肺经与大肠经，主理肺、肠的健康。在下午 3 时到 7 时体内肺气较为旺盛的时段，配上一杯白茶，听金音旋律和曲调，可强肺强魄，增加肺活量，吸纳大量氧气，驱逐恶疾与后患，增强体质。

5. 如何理解水音（羽声）通肾经、膀胱经

水音为水声、鼓等乐声。入肾经与膀胱经，主理肾脏与膀胱的健康。其旋律模拟地下泉水、溶洞水、小溪河水、天降雨水、江河、湖泊、海洋之声以及轩辕鼓、宫廷鼓、手鼓、大小鼓、铃鼓及架子鼓等鼓声，其乐声或如交响轰鸣、震荡寰宇、天地能量迸发，或悠扬澄静、柔和，如行云流水，可以入肾经与膀胱经。

水为万物之母，肾如同生命之根。肾气蒸发，天地合，生命诞生。当身体内的其他器官缺少足够能量时，通常会从肾中抽调。久而久之，肾的能量就会处于匮乏的状态，从而产生面色暗淡、尿频、腰酸、性欲低及黎明时分腹泻等现象。水声代表生命之源，水声的音乐能够强壮肾脏功能，刺激肾上腺素分泌，疏导下腹疾患并泄毒，从而平衡免疫系统，提高生命品质。上午 7 时到 11 时是一天中气温持续走高的时段，在这个时段里听水声，再配上一杯黑茶，能够壮肾、旺肝，肝木和谐共鸣，水火济济相融，可使人心志通畅、欢乐体壮。

现代研究认为，音乐对大脑及脑干的网状结构有直接影响，能改善大脑及整个神经系统的功能，从而协调各个器官系统的正常活动，使血流畅通，促进血液循环，又可促进肠胃蠕动，增加消化液的分泌。因此，音乐养生不失为现代养生的另一种好方法。

四、五体养五脏

五体，指筋、脉、肌肉、皮肤、骨五种组织器官，也称为"形体"。人体五脏精气可通过气血的运行而外养五体，分别为肝主筋、心主脉、脾主肉、肺主皮毛和肾主骨。

肝主全身筋的活动，支配全身肌肉关节的运动。筋靠肝血来营养，肝血充足，则筋骨活动灵活，筋强力壮；肝血不足，不能养筋，就可出现筋软无力、筋痛、麻木、屈身困难、痉挛抽搐。中医有"爪为筋之余"，爪和肝也有密切联系。肝血充足则爪甲坚韧明亮、红润光泽；肝血不足则爪甲软而薄，枯而色淡，甚至变形脆裂。

心与脉相连，血液之所以能在血管内循环，全靠心气的推动。心气的强弱会直接影响血的运行。心血旺盛、血脉充盈，则面色红润有光泽；心气不足、循环不畅时，则面色发白或瘀而青紫无光泽，皱纹早生。

脾主四肢、肌肉。脾气充足，才能正常地运化水谷精微、滋养全身，使食欲增强、肌肉丰满健壮、四肢有力、口唇红润；脾气虚弱、运化失常，则食欲不振、身体消瘦、四肢乏力、唇色淡白或萎黄无华、甚至干裂脱皮。

肺与皮肤肌表关系密切。肺气充盛，则皮肤肌表固密，皮肤润泽光滑、有弹性，毫毛浓密光泽、身体抵抗力强、不易受外邪的侵袭；肺气虚，则皮肤暗淡憔悴、毛孔疏松、易受外邪侵袭，可发生自汗、盗汗和风寒感冒。

肾主骨，肾精生骨髓，又与脑有关。肾精充足，则骨、髓、脑三者充实健壮，四肢强劲有力，行动敏捷，精力充沛，头发乌黑、润泽，耳聪目明；肾精不足，常出现动作迟缓、骨骼脆弱无力，骨质疏松，须发早白、脱发，听力减退以及小儿智力发育迟缓。另外，"齿为骨之余"，牙齿与骨有关，肾气充足，则牙齿坚固；肾气虚衰，则牙齿易松动而脱落。

五、五官养五脏

中医认为，五官与五脏之间有着极为密切的联系，有"鼻为肺之官、目为肝之官、口唇为脾之官、舌为心之官、耳为肾之官"之说。

1. 如何理解鼻为肺之官

鼻子是呼吸的通道和器官，"肺开窍于鼻"，只要肺部出现疾病，首先就会表现在鼻子上。如当人得肺病时，会出现喘息鼻张的症状。如鼻子看起来很红，鼻孔出气粗、热，这可能是因肺热或内火旺盛所致；如鼻孔冒凉气，则是肺寒的表现；如鼻子出血或异常干燥，则可能是因体内阴气不足或阳气过盛所致。

2. 如何理解目为肝之官

眼睛是最重要的感觉器官，与肝脏关系密切，"肝开窍于目"，肝脏出现问题就会表现在眼睛上。如出现双目发黄、眼角发青、眼睛看不清东西、发干等症状，常与肝血不足有关；眼睛出现发红、发胀的情况，与体内肝火旺盛有关。

3. 如何理解口唇为脾之官

口是食物进入人体的门户，故与脾胃相关，口唇是脾之官。如出现嘴唇发乌，可能是因脾胃虚寒；如嘴唇颜色过红，可能是因脾胃有火；如嘴唇苍白，可能存在体内气血不足、营养不良、贫血、脾胃功能低下等问题；如嘴唇脱皮、口角溃烂，可能是因脾胃过热所致。因此，要了解脾胃运化好不好，观看口唇就能知道。

4. 如何理解舌为心之官

舌为心之官。如舌尖颜色过深，可能是因心脏有火；如舌头出现瘀血、瘀斑，可能是血液循环不好；如舌头长疮，可能是因心火过旺，与饮食和心情都有关。当心脏有病时，一般会出现舌头不灵活、舌蜷缩等症状，出现口误或经常说错话都是心气不足的表现。

5. 如何理解耳为肾之官

耳为肾之官。肾脏有病的人会有耳聋、耳鸣的症状。反之，如果听力敏锐，说明肾器官较好。

五官的关窍时刻保持通利，它们的功能才能正常地发挥出来。"肺和则鼻能知臭香"，意思是肺气充足，鼻子才可以闻到五味；"心和则舌能知五味"，意思是心气和，舌头的分辨能力才会特别强，才可以尝出五味；"脾和则口能知五谷"，意思是脾气充足，人的口方能感受到五谷的味道，有食欲；"肝和则目能辨五色"，意思是肝气疏泄正常，人的眼睛才可以看清楚各种颜色；"肾和则耳能闻五音"，意思是肾气充足，人的耳朵才能听见五音。

因此，只有五官通利五味、五色、五音方能俱辨。了解了五官的病变就可以发现隐藏在身体内五脏的病变，所以我们要时刻留心观察五官的变化，这样才能留意到相关五脏的情况，以便及时调整、养好五脏。

六、肝脏养生

人的七情适度、心情舒畅、食物顺利的消化与排泄、气血运行通畅不瘀积以及女性月经的准时施泄，都离不开肝脏的作用。

1. 如何通过调养情志养好肝脏

肝"在志为怒"，大怒伤肝。肝的疏泄失常，如肝气上逆、肝火旺盛可导致人情志失常，从而出现急躁易怒、心烦失眠、郁郁寡欢、情绪低沉等症状。同时，还可导致面红目赤、吐血甚至不省人事等症状。调节情志、化解心中的不良情绪、保持一个好心情是益于肝脏养生的好方法。

2. 如何通过按揉穴位养好肝脏

（1）揉大敦穴：大敦穴是肝经的第 1 个穴位，在大脚趾内侧的趾甲缝旁边。"敦"是厚的意思，"大敦"就是特别厚。按摩大敦穴能达到清肝明目之功效，可使头脑清晰、神清气爽。

手法：盘腿端坐，赤足，用左手拇指按压右足大敦穴，左旋按压 15 次，右旋按压 15 次，然后用右手按压左足大敦穴，手法同前。

（2）揉行间穴：行间穴在大脚趾和二脚趾缝上，是一个火穴，常揉可以泻心火。肝属木，木生火，如果肝火太旺，可以通过泻心火来清肝火。

春天肝火旺盛，会出现牙痛、腮帮子肿、口腔溃疡、鼻出血及舌尖长疱等症状，这表明火已经从肝经进入到心经，多揉行间穴，就可以把心火泻出去。

手法：盘腿端坐，赤足，用左手拇指按压右足行间穴，左旋按压15次，右旋按压15次，然后用右手按压左足行间穴，手法同前。

（3）揉太冲穴：太冲穴在大脚趾缝往脚背上4cm处，堪称人体的第一大要穴。有人把太冲穴比作人体的"出气筒"，因为它是肝经的原穴和火穴，能够把肝气肝火消散掉。因此，通过按揉太冲穴，可以让人体郁结的火气最大限度地冲出去。

手法：从脚背上大脚趾与二脚趾结合的地方向脚腕方向推，推到两个骨头连接的尽头就是太冲穴，按揉方法就是仔细找到最痛的点，然后从"太冲穴"推到"行间穴"，滑动推20次。

（4）推搓两胁：双手按腋下，顺肋骨间隙推搓至胸前，两手接触时返回，来回推搓30次。本保健操有养肝护肝，增强肝的功能，并能起到降血压的作用。

3. 如何通过饮食养好肝脏

蛋类、瘦肉、鱼类、豆制品及牛奶等含有丰富的蛋白质，不仅能够维持肝脏所需的营养，而且能够减少有毒物质对肝脏的损伤，帮助肝细胞的再生和修复；维生素是肝细胞维持正常功能所必需物质，米、面等主食中所含的糖类（又称碳水化合物）可以为肝脏提供能源，保证肝脏代谢功能正常；脂肪也是肝脏的能量来源之一，但过多的脂肪容易沉积在肝内形成脂肪肝，破坏肝细胞而损伤肝的功能，因此，对含脂肪较多的食品要进行控制。肝脏的饮食养生保健方法分为补法和清法，肝虚者宜用补法，肝火盛者宜用清法，具体如下。

（1）肝脏的补法

猪肝粥：猪肝（也可用羊肝、牛肝、鹅肝）50g，粳米100g。将猪肝洗净切碎，与粳米同煮成粥。有益气生血、养肝补虚的作用，适用于身体虚弱或患有慢性肝病者。

胡萝卜猪肝粥：胡萝卜50g，猪肝50g，粳米100g。胡萝卜、猪肝洗净切碎，与粳米同煮成粥。有补益肝肾、养血明目的作用，适用于肝肾阴血不足所致的视物昏花、两目干涩、夜盲症等。

生地猪肝羹：生地黄 20g，猪肝 100g。生地黄洗净，猪肝切片，加入葱姜醋盐调味，同煮 40 分钟，吃猪肝喝汤。有滋阴补血、养肝明目的作用，适用于肝血不足所致的面色苍白或萎黄、两目干涩、视物模糊及肢体麻木等。

枸杞甲鱼羹：枸杞子 30g，甲鱼 500g。将枸杞子洗净切碎，甲鱼宰杀去内脏后切块，同放入砂锅中，煮 40~60 分钟，再放葱姜盐醋少许调味。有补益肝肾、滋阴强壮的作用，适用于躯体虚弱、肝肾不足所致的体弱无力、阴虚盗汗、视物不清、面色无华者。

（2）肝火清法

菊花茶：菊花 5g。开水浸泡半小时，代茶饮用。有清肝明目，清热降压的作用，适用于肝火上炎所致的目赤肿痛、头晕目眩及高血压。

菊花决明茶：菊花 3g，决明子 10g。用开水浸泡半小时，代茶饮用。有清肝明目、润肠通便的作用，适用于肝火上炎所致的头胀痛、头目眩晕、目赤肿痛及便秘等。

天麻鱼头汤：天麻 10g，鱼头 1 个。天麻洗净，鱼头洗净劈开，加入葱姜醋盐调味，放入砂锅中煮半小时，食肉喝汤。有平肝潜阳、息风止痉的作用，适用于肝阳上亢、肝风内动所致的头晕目眩、头痛眼花、肢体麻木等。

七、心脏养生

心为"君主之官，五脏六腑之大主也"。心脏历来被看作是人体的"中心器官"，心脏健康与否直接影响到人体的健康与寿命。

1. 如何通过调养情志养好心脏

情志虽然分属五脏，但总统于心，人的精神意识、思维活动均受心主宰，故心主神志的保健至关重要。

（1）保持情志平和：情志平和，则气血宣畅、神明健旺、思维敏捷、对外界信息的反应灵敏；情志过极，则可使心神受伤，尤其是大喜、暴怒最伤心神。对于生活中的重大变故，宜保持冷静的头脑，既不可漫不经心，又不必操之过急，应保持稳定的心理状态。

（2）保持环境适宜：良好的生活环境和工作环境对人的心理健康是非常重要的。要热爱生活，同社会环境保持密切联系，建立融洽的人际关系，与精神生活互相纠正、互相补充，保持稳定的情绪。

2. 如何通过按揉穴位养好心脏

（1）按内关穴：内关穴所属的经络叫心包经，通于任脉，会与阴维，是八脉交会穴之一。按内关穴的真正妙用在于打开人体内在的机关，有补益气血，安神养颜之功效。

内关穴对一些心脏疾病有立竿见影之效，如冠心病、心绞痛、心律失常发作时，用力不停地点按内关穴，每次3分钟，间隔1分钟，就能迅速止痛或调整心率。但重症急性发作的心脏病患者，病情发作时应立即服药或去医院，以免耽误病情。内关穴还可缓解打嗝，治疗手心发热、肘臂疼痛、腋下红肿等症，也可治疗孕吐、晕车、腹泻等症。

手法：内关穴位于手臂内侧，手腕横纹上2寸。取穴时手握虚拳向上平放，另一手的示指、中指、无名指以腕横纹为准并齐，食指点按的地方就是内关穴。保持端坐位，将右手按于左手臂内关穴，用力按揉30次，然后用左手按揉右内关穴30次，以略感酸胀为宜。

（2）按少府穴：心脏有毒常会表现出许多症状，如舌头溃疡、额头长痘等。少府穴是心脏排毒要穴，常按摩少府穴可有效为心脏排毒。

手法：少府穴位于手掌心，第4、5掌骨之间，握拳时在小指与无名指指端之间。按压时不妨用力些，左右手交替，用力按揉30次，以略感酸胀为宜，可有效为心脏排毒。

（3）按郄门穴：郄门穴位于前臂掌侧，腕横纹上5寸处。主急病，善治胸痛、胸闷、心肌缺血、心绞痛等症。按揉此穴3~5分钟，即可缓解症状。

手法：将右手按于左手臂郄门穴（前臂内侧，腕横纹上5寸，两筋间），用力按揉30次，然后用左手按揉右郄门穴30次。

3. 如何通过饮食养好心脏

合理的饮食结构不但能够预防冠心病、心绞痛和心肌梗死等疾病，还能预防肥胖和高脂血症。心脏饮食养生保健的基本原则就是以清淡饮食为主，尽量减少脂肪的摄入量（特别是动物性脂肪）。平时应戒烟、戒酒，忌肥甘厚味和暴饮暴食。

（1）山楂茶：山楂 15g。用开水浸泡 20 分钟，可加适量白糖调味。有降脂强心、消食开胃的作用，适用于高血压、高血脂、冠心病及食欲缺乏者。山楂为药食两用之品，有消食化积、活血化瘀的功效。现代医学研究证实，山楂具有降血压、降血脂的作用，并有强心和增加心脏冠状动脉血流量的作用，还能抗心律不齐。所以，多饮用山楂茶或食用山楂制品（如山楂糕、山楂片、山楂糖等）对心脏的养生保健有益。

（2）柏子仁茶：柏子仁 10g。将柏子仁炒香捣碎，用开水浸泡 5 分钟，可加适量白糖调味。有养心安神、润肠通便的作用，适用于中老年人心气不足、心悸失眠、大便秘结者。

（3）龙眼肉粥：龙眼肉 15g，大枣 7 枚，粳米 100g。将所有食材同煮成粥。有养心安神、健脾补血的作用，适用于心血不足所致的心悸怔忡、失眠健忘、贫血者。

（4）小麦粥：浮小麦 30g，粳米 100g，大枣 10 枚。将所有食材同煮成粥。有养心神、补脾胃、止虚汗等作用，适用于心气不足所致的心悸不安、失眠者。

（5）桂圆莲子粥：桂圆肉 15g，莲子 15g，大枣 10 枚，粳米 100g。将所有食材同煮成粥，可加适量白糖调味。有益心宁神、养心健脾的作用，适用于心血不足、脾气虚弱所致的心悸怔忡、失眠健忘、大便溏泄者。

（6）酸枣仁粥：酸枣仁（打碎）10g，粳米 100g。将所有食材同煮成粥。有养阴宁心、补肝安神的作用，适用于心肝血虚所致的心烦失眠、心悸怔忡、体虚自汗者。

八、脾脏养生

脾为"后天之本""气血生化之源"，饮食水谷的消化吸收、精微物质的运输布散、全身血液的统摄都依赖于脾脏的调节。养好脾脏对预防疾病和健康养生具有十分重要的作用。

1. 如何通过调养情志养好脾脏

脾在志为思。思，即思虑、思考。人的思虑的情志活动主要是通过脾来表达的。正常的思考问题，对人体生理活动并无不良影响，但当人沉湎于思考或焦虑时，往往会出现饮食无味、食欲下降等问题。《黄帝内经·素问》中记载："思则气结。"脾气结滞，则不思饮食、脘腹胀闷，进而会影响脾运化饮食水谷和化生气血的功能，还会出现头目眩晕、烦闷、健忘及手足无力等症状。女性如果思虑过多、工作紧张，易导致月经量少、经期紊乱等。

2. 如何通过按揉穴位养好脾脏

（1）揉足三里穴：足三里归属于胃经，足三里穴位于外膝眼下四横指、胫骨边缘。取穴时，由外膝眼向下量4横指，在腓骨与胫骨之间，由胫骨旁量1横指即是。刺激它可以调节经络气血运行，激发胃的功能，有提高机体免疫力、调理脾胃、补中益气、通经活络、疏风化湿、扶正祛邪的作用。

手法：端坐位，两手拇指按压足三里穴，旋转按压30次。

（2）揉阴陵泉穴：阴陵泉穴是健脾的主要穴位，具有清利湿热、健脾理气、益肾调经、通经活络之功效。在小腿内侧，胫骨内侧髁后下方的凹陷处。取该穴位的时候，宜采用正坐或仰卧的取穴姿势，该穴位于人体的小腿内侧，膝下胫骨内侧凹陷中，与足三里穴相对（或当胫骨内侧髁后下方凹陷处）。

手法：端坐位，双手扶于双膝，用拇指先顺时针方向旋转按压2分钟，再点按半分钟，以感到酸胀为度。

（3）按三阴交穴：三阴交穴在内踝尖直上3寸（除拇指外，其余四根手指的宽度）。三条阴经指的是足太阴脾经、足少阴肾经、足厥阴肝经。脾统血液，肝藏血行气，肾藏精，三阴交最终归属于脾经，经常按揉三阴交这个穴位，可健脾益血、调肝补肾，另外还有安神、促进睡眠的效果。

手法：脾的功能之一是能够把人体的水湿浊毒运化出去。每天中午11时，脾经当令，按揉左右腿的三阴交穴各20分钟，能把身体里面的湿气、浊气等排出去。皮肤之所以有湿疹、荨麻疹、过敏等疾病，很多时候都是体内的湿气、浊气在捣乱。常按揉三阴交穴，可把湿浊气赶出去，皮肤便能恢复光洁细腻。

3. 如何通过饮食养好脾胃

在日常生活中，饮食营养成分的均衡，食物品种的丰富多样，进餐的定时、定量均有利于脾胃的保养。饮食失宜是造成脾胃损伤的主要原因，主要包括饮食饥饱失常、饮食规律失常，饮食寒热失宜、过食肥甘厚味、饮食五味偏嗜、嗜酒无度以及饮食不洁。因此，要防止暴饮暴食、过饥过饱、进餐不定时、偏食偏嗜、吸烟酗酒及饮食不讲卫生等不良习惯。

脾胃养生的食疗方有以下几种。

（1）山药薏苡仁粥：山药 50g，薏苡仁 20g，粳米 100g。将所有食材同煮成粥。有益气健脾、涩肠止泻的作用，适用于中老年人脾胃虚弱所致的食欲缺乏、脘腹胀满、大便溏泄。

（2）莲子芡实粥：莲子 10g，芡实 10g，补骨脂 5g，粳米 100g。将所有食材同煮成粥。有健脾益气、补肾固精的作用，适用于脾肾两虚所致的食欲缺乏、脘腹胀满、形寒肢冷、腰膝酸软及五更泄泻者。

（3）参枣粥：党参 10g，大枣 10 枚，粳米 100g。将所有食材同煮成粥。有健脾益气的作用，适用于体虚气弱、食欲不振、脘腹胀满者。

（4）山楂麦芽粥：山楂 10g，麦芽 5g，粳米 100g。将所有食材同煮成粥。有健脾开胃、消食化积的作用，适用于肉食或米面食积不化所致的脘腹胀满、食欲不振、消化不良者。

（5）薏苡仁小豆粥：薏苡仁 20g，赤小豆 20g，粳米 100g。将所有食材同煮成粥。有渗湿利水、健脾益气的作用，适用于脾虚湿盛所致的食欲缺乏、食少、脘腹胀闷及尿少、水肿者。

（6）八宝粥：莲子、芡实、薏苡仁、山药、桂圆、红枣、白扁豆各 5g，粳米 100g。将所有食材同煮成粥。有益气养血、健脾强身的作用，适用于体虚乏力、食少纳呆、气血亏虚者。

九、肺脏养生

肺专司呼吸，主宣发肃降，通调水道，统汇全身血脉，协助心脏调节气血运行，可保证人体的新陈代谢顺利进行。

1. 如何通过调养情志养好肺脏

肺在情志为忧（悲）。悲伤过度，可出现呼吸气短等肺气不足的症状。由于肺主气，所以悲忧易于伤肺。反之，在肺气虚时，机体对外来非良性刺激的耐受性就下降，易于产生悲忧的情绪变化。因此，在情志调节方面，要乐观积极向上，有悲观情绪时及时向人倾诉，尤其当肺脏有疾病时，更不要过度悲哀或忧伤。

2. 如何通过按揉穴位养好肺脏

秋季是流感高发的季节，人们很容易感冒，但通过自己对特定穴位的合理按摩，可增加身体内的免疫功能，预防感冒的发生。

（1）按迎香穴：将两手拇指外侧相互摩擦，待有热感后，用拇指外侧沿鼻梁、鼻翼两侧上下按摩60次左右，然后，按摩鼻翼两侧的迎香穴（位于鼻唇沟与鼻翼交界处）20次，每天早晚各做1~2组，可以预防感冒。

（2）叩肺俞穴：每晚临睡前端坐椅上，两膝自然分开，双手放在大腿上，头正目闭，全身放松，气守丹田。吸气于胸中，两手握成空心拳，轻叩背部肺俞穴（位置在背后第3胸椎棘突下，左右旁开2指宽处）数十下，同时抬手用手掌从两侧背部由下至上轻拍，持续约10分钟。可以舒畅胸中之气，有健肺养肺之功效，并有助于体内痰浊的排出，且可通脊背经脉、预防感冒。

（3）点揉风池穴：风池穴位于颈后枕骨的下缘，距离耳朵后部约两个手指宽的一凹陷处。两手拇指点住风池穴，用指头用力揉动数十次。能起到清热疏风解表的作用，特别适合风热感冒。

（4）揉大椎穴：该穴在颈后正中，一个较大的骨头突起的下缘，即第7颈椎棘突的下缘。用一手的示指和中指，用力按住大椎穴，揉动100~200次。可起到预防和治疗感冒的作用，特别适合治疗感冒后高热不退的症状。

（5）点揉足三里穴：同脾脏养生部分的足三里取穴。用一手示指和中指，用力点住同侧的足三里穴，慢慢揉动数十次。再用另一只手点揉另一侧的足三里穴。有疏风散寒、扶正祛邪的作用，可调节机体免疫力、预防感冒。

3. 如何通过饮食养好肺脏

品性微凉的蔬菜和水果最养肺。日常的饮食应以清淡为主，多食蔬菜水果及豆制品，少食肉食及含脂肪较多的食物，忌食辛辣，戒烟酒。蔬菜以胡萝卜、西红柿、丝瓜、莲藕、竹笋、菠菜、南瓜及黄瓜等为主；水果以柑橘、梨、苹果及葡萄等为主。

养肺的食疗方有以下几种。

（1）二冬茶：麦门冬、天门冬各 5g。洗净切碎，用开水浸泡 10 分钟，加入适量蜂蜜。有滋阴降火、润肺止咳的作用，适用于肺热燥咳痰黏、阴虚劳嗽证。

（2）银耳羹：银耳 10g，大枣 7 枚，冰糖适量。将银耳用水泡发后切碎，大枣去核，同煮 1 小时，加入适量冰糖，分早晚两次全部服用。有补益润肺、养阴生津的作用，适用于身体虚弱、干咳少痰、喉痒咽干及神疲气短等肺气虚证。如长期服用可减量，用银耳 3g、大枣 3 枚，煎煮方法同前，有提高人体免疫功能、软化血管、抗衰老及延年益寿的作用。

（3）秋梨粥：秋梨 50g，粳米 50g。将秋梨去核切碎，与粳米同煮成粥，可加冰糖适量。有生津止渴、润肺化痰的作用，适用于咽干口渴、干咳少痰等秋季干燥伤肺证。

（4）玉竹粥：玉竹 10g，粳米 50g。将所有食材同煮成粥，可加适量蜂蜜调味。有滋阴润肺、生津养胃的作用，适用于燥咳痰黏、咽干喉痒、食欲不振等肺胃阴虚证。

（5）杏仁豆腐：杏仁 5g，豆腐 50g。将杏仁用沸水浸泡数分钟后捞出，去皮，再加水 200ml，磨成杏仁浆，将杏仁浆煮沸 10 分钟后放入豆腐，再煮沸后加入适量冰糖。有利肺化痰、止咳平喘的作用，适用于咳嗽气喘证。

（6）燕窝羹：燕窝 3g，冰糖 10g。将燕窝用温水泡软洗净后，加入冰糖，放入碗中，蒸 30 分钟。有养阴润肺、益气止咳的作用，适用于身体虚弱的咳嗽气喘者。

十、肾脏养生

肾藏精，主生长发育和生殖，主水液、主纳气、主骨、生髓，被称为"先天之根本"。养好肾脏对延年益寿具有重要作用。

1. 如何通过调养情致养好肾脏

肾在志为恐和惊，长期恐惧或突然意外惊恐，皆能导致肾气受损，常说的"恐伤肾"就是这个意思。因此，无论任何原因的恐惧，都会影响肾。过于恐惧，一方面可导致肾气不固，气陷于下，出现二便失禁、遗精、肢冷等症状；另一方面可导致肾中精气不能上奉，使心肺失其濡养，水火升降不交，出现胸满腹胀、心神不安、夜不能眠等症状。生活中要注意修身养性，调节好自己的心情，使心境平和舒畅，不大喜大悲，不一惊一乍。

2. 如何通过按揉穴位养好肾脏

（1）按揉涌泉穴：涌泉穴位于足底，在足前部凹陷处第2、3趾趾缝纹头端与足跟连线的前1/3处，是肾经的首个重要穴位。《黄帝内经》中记载："肾出于涌泉，涌泉者足心也。"意思是说，肾经之气犹如源泉之水，来源于足下，涌出灌溉周身四肢各处。经常按摩此穴，有增精益髓、补肾壮阳、强筋壮骨之功效。

手法：每晚睡前盘腿而坐，赤足，用左手拇指按压右足涌泉穴，左旋按压30次，右旋按压30次，然后用右手拇指按压左足涌泉穴，手法同前。

（2）按揉太溪穴：太溪穴位于足内侧，内踝后方与脚跟骨筋腱之间的凹陷处，是足少阴肾经的输穴和原穴。输穴就是本经经气汇聚之地，因此太溪穴被称为汇聚肾经元气的"长江"，为补肾气的要穴。原穴就是肾脏的原气居住的地方，肾经的原发力、原动力都在这里。太溪穴合二为一，此处肾经的经气最旺，具有滋肾阴、补肾气、壮肾阳、理胞宫的功能，也就是说，常揉按太溪穴，对生殖系统、肾阴不足诸证、腰痛和下肢功能不利的疾病都有保健作用。

手法：盘腿端坐，用左手拇指按压右踝太溪穴，左旋按压15次，右旋按压15次，然后用右手拇指按压左踝太溪穴，手法同前。按揉的力度，除了要有酸胀的感觉之外，还要有麻麻的感觉。

（3）按揉三阴交穴：三阴交虽然最终归属于脾经，但与肝经和肾经也有特殊关系，经常按揉三阴交穴，可健脾益血、调肝补肾、安神、促进睡眠。

手法：每天晚上 5 时到 7 时，肾经当令，盘腿端坐，用力按揉每条腿的三阴交穴各 15 分钟左右，能保养子宫和卵巢，促进任脉、督脉、冲脉的畅通，而且通过增加肾气，对中年女性提升性欲有很好的疗效。

（4）按揉腰眼穴：腰眼穴位于腰部第三腰椎棘突左右 3~4 寸的凹陷处。中医认为，腰眼穴居"带脉"（环绕腰部的经脉）之中，为肾脏所在部位。用手掌搓腰眼和尾闾，不但可以疏通带脉和强壮腰脊，而且还能起到固精益肾和延年益寿的作用。中年人经常搓腰眼，能防治风寒引起的腰痛症。

手法：两手对搓发热后，紧按腰眼处，稍停片刻，然后用力向下搓到尾闾部位（长强穴）。每次做 50~100 遍，每天早晚各做 1 次；或两手轻握拳，用拳眼或拳背旋转按摩腰眼处，每次 5 分钟左右；或两手握拳，轻叩腰眼处或用手捏抓腰部，每次做 3~5 分钟；或立位，两足与肩平，两手按腹部两侧，拇指向前，四指向后，用中指按至腰眼，旋转按压 30 次。

（5）按揉命门穴：命门穴位于腰部正中，约与肚脐在同一水平处，在后正中线上，第二腰椎棘突下凹陷处。命门穴具有强肾固本、温肾壮阳、强腰膝、固肾气、延缓衰老、疏通督脉的作用，经常按揉可以提升性欲、改善性冷淡、平衡和恢复性功能。

手法：立位，将两手掌心放于命门穴（第 2、3 腰椎棘突间）上下推揉 30 次，以局部出现温热感为佳。

（6）按揉关元穴：关元穴位于腹中线上，脐下 3 寸处。具有培补元气、强壮身体的作用。

手法：平卧位，左手掌心放于关元穴，向左旋转按揉 30 次，向右旋转按揉 30 次。本保健操有补益肾气、强腰固精、增强体质的作用。

3. 如何通过饮食养好肾脏

（1）海参粥：水发海参（切碎）50g，粳米 100g。将所有食材同煮成粥，加少许葱、姜、食盐调味。有补肾益精、滋阴补血的作用，适用于肾虚阴亏所致的体质虚弱、腰膝酸软、失眠盗汗等症。

（2）枸杞猪腰粥：枸杞子 10g，猪肾 1 个（去内膜、切碎），粳米 100g，葱、姜、食盐少许。将所有食材同煮成粥。有益肾阴、补肾阳、固精强腰的作用，适用于肾虚劳损、阴阳俱亏所致的腰脊疼痛、腰膝酸软、腿足痿弱及头晕耳鸣等症。

（3）苁蓉羊腰粥：肉苁蓉 10g，羊腰 1 个（去内膜、切碎），粳米 100g。将所有食材同煮成粥。有补肾助阳、益精通便的作用，适用于中老年人肾阳虚衰所致的畏寒肢冷、腰膝冷痛、小便频数、夜间多尿及便秘等症。

（4）鹿角胶粥：鹿角胶 6g，粳米 100g。粳米煮成粥后，将鹿角胶打碎放入热粥中溶解，可加适量白糖调味。有补肾阳、益精血的作用，适用于肾阳不足、精血虚损所致的形体赢瘦、腰膝酸软、疼痛及遗精、阳痿等症。

第三节　中医体质养生指导

一、中医体质

1. 什么是体质

体质是指在人体先天禀赋和后天获得的基础上所形成的形态结构、生理功能和心理状态方面综合的、相对稳定的固有特质，也就是我们通常所说的个体差异。

体质能够反映和影响机体的健康状态和水平，不同体质者的身体结构、功能代谢以及对内外界应激的反应等各有不同，因而对于相同的病因和疾病具有不同的易感性，进而呈现不同的健康或疾病状态。

2. 中医体质分为哪几类

中医根据人的形体、肤色、认识能力、情感反应、意志强弱、性格静躁以及对季节气候的适应能力等方面的差异，将体质分为 9 种，即为平和体质、气虚体质、阳虚体质、阴虚体质、痰湿体质、湿热体质、血瘀体质、气郁体质及特禀体质。

每个人都应该经常审视自己，清楚认识自身体质的状态和类型，改善环境条件，合理饮食，适度锻炼，保持良好的体质状态，纠正体质偏颇，提高适应及调节能力，增强抗病能力，从而达到防病、益寿延年的目的。

二、不同体质养生指导

1. 平和体质如何养生

平和体质的特征，详见表5-3-1。

表5-3-1 平和体质特征

形体特征	常见表现	心理特征	环境适应能力
体形匀称、健壮	面色红润、精力充沛、不易疲劳；头发稠密有光泽、目光有神；唇色红润、嗅觉通利、味觉正常；睡眠、食欲好，大小便正常	性格随和开朗	对自然环境和社会环境适应能力较强，耐受寒热

对于平和体质人群的养生重点包括以下几点。

（1）养生原则：顺其自然、心平气和、不伤不忧。

（2）饮食宜忌：需注意膳食均衡及食物多样，应多吃五谷杂粮、蔬菜、瓜果，少食油腻、寒凉、辛辣之物。根据季节养生，不偏食、不过饥过饱、偏寒或偏热。

（3）生活起居：遵循自然规律，顺应四时起居，春、夏两季应晚睡早起，秋季应早睡早起，冬季应早睡晚起。保证充足睡眠，每天睡足7~8小时，以补养气血。

（4）体育锻炼：坚持适量运动，可选择快走、慢跑、打球、游泳、太极拳及八段锦等有氧运动，并要持之以恒。

（5）精神调养：保持净心、心态平和、开朗乐观，做到"不以物喜，不以己悲"。可借助琴棋书画怡情，走进大自然放松心情、调养情志。善于寻找适当的途径排解不良情绪，谨防七情过极。

（6）经络穴位养生：平和体质的基础是气血充足、阴阳协调。最常用的养生经络是足阳明胃经，其上的足三里穴是保健要穴，古称"长寿穴"，位于外膝眼下四横指、胫骨边缘处。可以拇指点按或以拳击打足三里穴，以感觉酸胀为度。每日早上 7~9 点胃经气血最旺盛的时候，按摩足三里穴，也可以艾灸足三里穴。

2. 气虚体质如何养生

形成气虚体质的原因包括：①先天气虚；②脾胃被伤，气血不足；③慢性消耗性疾病；④大病、久病之后；⑤长期过度疲劳或思虑过度，营养不良；⑥房事过劳；⑦减肥过度。气虚体质的特征，详见表 5-3-2。

表 5-3-2　气虚体质特征

形体特征	常见表现	相关脏腑	心理特征	发病倾向	环境适应能力
形体消瘦或偏胖、肌肉松软不实	常有疲乏、气短、自汗等表现。平时神疲乏力，精神不振，稍微劳作便有疲劳之感，机体免疫功能和抗病能力都比较低下；面色多苍白或者发黄，喜欢安静，不爱说话，讲话有气无力，容易出虚汗，稍微活动就气喘吁吁，汗出更多；食欲不振，大便溏泄；舌淡红，舌边有齿痕	脾、肺、肾气虚	性格内向，胆小，不喜欢冒险	体质虚弱，易患感冒、腹泻、营养不良、中暑、汗证、惊悸、内脏下垂、眼睑或肢体水肿等；发病后因抵抗力弱难以痊愈	寒热耐受力差，尤其不耐风寒、不耐劳累

对于气虚体质人群的养生指导的重点包括以下几点。

（1）养生原则：补气养气。因肾为元气之根，脾为气血生化之源，故补气重在健脾益肾。

（2）饮食宜忌：常食益气健脾的食物，如牛肉、鸡肉、鹅肉、青鱼、鲢鱼、鲫鱼、黄豆、花生、白扁豆、豇豆、香菇、山药、土豆、大枣、桂圆、蜂蜜、粳米、糯米、小米及大麦等，少吃耗气的食物如生萝卜、空心菜等。忌多食生冷苦寒、辛辣燥热、油腻的食物；适当进补，宜缓补而忌滥补。

（3）生活起居：①"劳则伤气"，避免过劳伤正气，但也不可久坐、久卧，要适度活动，促使气血流畅；②日常谨避风寒，防止劳汗当风、外邪侵袭；③剧烈天气变化、季节交替时注意防范感冒；④夏季当避暑祛湿，防止大汗大渴而伤津耗气；⑤冬季当避寒，减少户外运动和出汗。

（4）药物调养：可用人参、山药、黄芪等甘温补气之品，宜常服金匮薯蓣丸、玉屏风散颗粒。脾气虚宜选四君子汤、香砂六君子汤、归脾丸、补中益气丸、香砂养胃丸及参苓白术散；肺气虚宜选补肺汤；肾气虚多服肾气丸。如果服用清热解毒类的药物要"中病即止"。

（5）体育锻炼：气虚体质者不宜进行大运动量的体育锻炼，可选择柔缓的体育运动，如散步、慢跑、太极拳、八段锦等，也可采用坐式练功法促进气血生化，增强脏腑功能。每次运动时间不宜过长，强度不宜过大，做到"形劳而不倦"。

（6）精神调养：气虚者多神疲乏力、四肢酸懒，容易过度思虑，应清净养藏、祛除杂念、不躁动、不过度劳神、少思虑。

（7）经络穴位养生：气虚体质者常脾、肺、肾功能比较弱，正气不足。经络养生以补益气血为主，可经常按揉或艾灸气海、足三里、膻中、神阙等穴位。饭后或睡前按摩腹部，有利于脾气运化功能的正常发挥；摩擦腰部，可强壮肾气。

3. 阳虚体质如何养生

形成阳虚体质的原因包括：①先天禀赋不足；②房事过劳；③大病后；④慢性病；⑤常服清热药；⑥过食生冷之品；⑦老年人。阳虚体质的特征，详见表5-3-3。

表5-3-3　阳虚体质特征

形体特征	常见表现	相关脏腑	心理特征	发病倾向	环境适应能力
多白胖、肌肉松软不实	常有畏寒怕冷、手足不温等虚寒表现。平时怕冷喜暖，手脚发凉，衣服比别人穿得多，夏季耐受不了空调冷气，冬季耐受不了寒冷；喜欢温热饮食；容易大便稀溏，小便色清量多；精神不振，常常自汗，睡眠偏多；舌淡胖嫩，脉沉迟乏力	脾胃虚寒、脾肾阳虚	性格多沉闷、内向	发病多为寒症，可见畏寒蜷卧、四肢发冷，或腹中隐隐作痛、喜温喜按；或身面水肿、小便不利；或腰脊冷痛、大便溏泄；或阳痿滑精、宫寒不孕；或胸背彻痛、咳喘、心慌心悸；或夜尿频多、小便失禁	喜暖怕凉，耐春夏不耐秋冬，易感湿邪

对于阳虚体质的人群的养生指导重点包括以下几点。

（1）养生原则：温阳祛寒、温补脾肾阳气、温化水湿。五脏之中，肾为阳气的根本，脾为阳气生化之源，当着重补之。

（2）饮食宜忌：多食用温热补益之品以补充身体的热量与阳气，如牛肉、羊肉、狗肉、鸡肉、虾、草鱼、黄鳝、鲍鱼、桂圆肉、樱桃、榴莲、荔枝、板栗、大枣、核桃、韭菜、生姜及茴香等；少吃梨、西瓜、苦瓜及黄瓜等生冷食物，少饮绿茶，忌食生冷、冰凉、苦寒及粘腻之品，宜低盐饮食。春季可食用茯苓、山药、莲子、薏苡仁、菠菜及芹菜等辛甘、微温之品，助阳气生发；夏季可适当多食酸性食物，如杨梅、草莓、番茄、豆类、动物肝脏及虾皮等，固护体表，防止出汗过多而损伤阳气；秋冬两季节可选用羊肉、狗肉、胡椒、肉桂等具有御寒功效的食物温养身体。根据"春夏养阳"的法则，夏日三伏，每伏天可食附子粥或羊肉附子汤1次。平时可用当归生姜羊肉汤、韭菜炒胡桃仁。

（3）生活起居：春夏补阳气，冬避寒就温。夏天避免长时间待在空调房内，不直吹电扇，避免在树荫、水亭及过堂风大的走廊过道内久停，注重足底、背部及丹田部位的保暖。

（4）药物调养：药物可选补阳祛寒、温养肝肾之品，如鹿茸、参茸、海狗肾、冬虫夏草、巴戟天、仙茅、肉苁蓉、补骨脂、桑寄生及杜仲等，中成药可选金匮肾气丸、右归丸、附子理中丸、参茸丸及龟鹿二仙膏等。偏心阳虚者，常服桂枝甘草汤加肉桂，虚甚者可加人参；偏脾阳虚者可选用理中丸或附子理中丸。

（5）体育锻炼：动则生阳，阳光充足时每天进行1~2次体育锻炼。宜舒缓柔和，防止出汗过多，如散步、慢跑、太极拳、五禽戏及八段锦等。冬天避免在恶劣的天气环境中锻炼。

（6）精神调养：阳虚是气虚的进一步发展，故阳气不足者常表现出情绪不佳，易于悲哀。因此，精神调养要使患者远离忧悲、防止惊恐、调和喜怒、消除不良情绪的影响。

（7）经络穴位养生：阳虚体质的人群穴位保健以温化水湿、畅通气血、温补阳气为主。常用的温阳穴位有神阙、气海、关元、中极、百会及命门。可以在三伏天或三九天，尤其在阴历月末，也就是最热或最冷的时候，选择 1~2 个温阳穴位用艾条温和灸。日常可做温阳穴位按摩操，每晚临睡前，将右腿盘于左腿上，用拇指点压右腿的涌泉穴，直至有酸胀感为止，每天 50~100 下；或将右手拇指指腹放在患者头顶百会穴上，适当用力按揉 1~2 分钟，每天 1 次；也可用穴位按压工具或拇指按压于足外侧申脉穴处，反复数次至足部有明显酸胀感为止。

4. 阴虚体质如何养生

形成阴虚体质的原因包括：①先天遗传；②常熬夜；③内向、抑郁，五志化火；④房事过劳；⑤常服利尿药、清热利湿药；⑥过食辛辣燥热的食物，吸烟，妄于温补；⑦环境污染。阴虚体质的特征，详见表 5-3-4。

表 5-3-4　阴虚体质特征

形体特征	常见表现	相关脏腑	心理特征	发病倾向	环境适应能力
形体消瘦	常有口燥咽干、手足心热等虚热表现。面色潮红或偏红，眼睛干涩、鼻干唇燥，喜食冷饮；皮肤干燥、易生皱纹；容易失眠；经常大便干结、便秘，尿黄短少等，舌红少津，脉细数	肝肾阴虚、肺肾阴虚、肺胃阴虚，易阴虚火旺	性情急躁，外向好动，情绪易波动	平时易有阴亏燥热的病变，易患咳嗽、干燥综合征、甲亢、虚劳、失眠等	耐冬不耐夏，不耐受暑、热、燥邪

对于阴虚体质的人群，养生指导的重点如下。

（1）养生原则：补阴清热，滋养肝肾。

（2）饮食宜忌：可常食用银耳、燕窝、黑芝麻、冬虫夏草、阿胶、麦冬、百合及雪梨等养阴之品，多吃蜂蜜、糯米、绿豆、乌贼、龟、鳖、海参、鲍鱼、牡蛎、蛤蜊、猪肉、鸭肉、木瓜、菠菜、茼蒿、无花果、梨、葡萄及冰糖等。阴虚体质多有内热，可多食芹菜、香蕉、西瓜、冬瓜、菊花、板蓝根、绿豆芽及荞麦等寒凉清润的食物，喝沙参粥、百合粥、枸杞粥、桑葚粥及山药粥；少吃羊肉、狗肉、葱、姜、蒜及辣椒等辛辣、燥烈之品。

（3）生活起居：夏季应避暑，秋、冬两季要养阴，不要在高温下工作，避免剧烈运动，防止大汗伤阴。居室应安静，保证夜间睡眠，不熬夜，要节制房事、养阴保精。

（4）药物调养：可用滋阴清热、滋养肝肾之品，如女贞子、山茱萸、五味子、旱莲草、麦门冬、天门冬、黄精、玉竹及枸杞子等。常用方药有六味地黄丸、大补阴丸等。阴虚眼干涩，用杞菊地黄丸；阴虚尿黄，用知柏地黄丸；肺阴虚宜服百合固金汤；心阴虚宜服天王补心丸；脾阴虚宜服慎柔养真汤；肾阴虚宜服六味丸；肝阴虚宜服一贯煎。

（5）体育锻炼：可选择太极拳、太极剑、八段锦、内养操及内练生津咽津功法等动静结合的传统健身项目；皮肤干燥者可多游泳，不宜洗桑拿。运动时控制出汗量，及时补水。

（6）精神调养：阴虚体质者多性情急躁、烦躁易怒，平时宜宁静安神、克制情绪、遇事冷静、防止恼怒。要学会正确对待生活中的喜忧与苦乐。多听曲调舒缓、轻柔、抒情的音乐，保持平和心态。

（7）经络穴位养生：阴虚体质经络养生以滋补肝肾、养阴降火为主。常用的补阴穴位有三阴交、太溪、照海、太冲、太渊、肺俞、肾俞及涌泉等。刺激以上穴位，或对特定经络进行刮痧，可以滋补阴气，改善体质。阴虚体质者有火时，可以按摩阳陵泉穴，清热降火。

5. 痰湿体质如何养生

形成痰湿体质的原因包括：①慢性炎症；②常食肥甘厚腻及寒凉之品，饮食过甜，常饮凉茶；③嗜酒；④过度滋补；⑤空调病；⑥久居湿地。痰湿体质的特征，详见表5-3-5。

表5-3-5　痰湿体质特征

形体特征	常见表现	相关脏腑	心理特征	发病倾向	环境适应能力
体形肥胖、腹部肥满松软	常有口黏苔腻等痰湿表现。面部皮肤油脂多，手足心潮湿多汗且黏腻；常感肢体沉重，精神倦怠，懒动嗜睡，胸闷，痰多，口黏腻或甜；面色淡黄而暗、常有油腻感，眼睑微浮；舌体胖大，舌苔厚腻；喜食肥甘甜粘；妇女白带过多	肺、脾、肾三脏	性格温和，处事稳重，为人谦恭、和善、达观，多善于忍耐	易患高血压、脑卒中、糖尿病、高脂血症、冠心病、代谢综合征等	对梅雨季节及潮湿环境的适应能力较差

对于痰湿体质的人群的养生指导重点包括以下几点。

（1）养生原则：健脾利湿，化痰泄浊。

（2）饮食宜忌：食宜清淡，忌食肥甘厚味、生冷油腻，忌饱食，少喝酒。多食具有健脾利湿、化痰祛痰的食物，如山药、芡实、海蜇、洋葱、白扁豆、赤小豆、白萝卜、冬瓜、芥菜、香椿、薏米、莲子、玉米及包菜等，还可喝姜糖茶发汗祛湿（将老姜、红糖、红枣片加水煮开后趁热饮用）。少食酸甘食物，如乌梅、李子、石榴、桃子、橘子、甘蔗及板栗等，以免酸甘生津，加重痰湿。

（3）生活起居：①工作居住环境宜向阳干燥，远离潮湿；②阴雨季避湿邪侵袭，衣物应透湿散气；③夏季少用空调，出汗后不宜立刻用凉水冲洗；④平时多进行户外活动，多晒太阳，以驱散湿气，振奋阳气；⑤合理作息、避免熬夜。

（4）药物调养：重点调补肺脾肾。可用温燥化湿之品，如半夏、茯苓、泽泻、瓜蒌、白术及车前子等。若肺失宣降，当宣肺化痰，选二陈汤；若脾不健运，湿聚成痰，当健脾化痰，选六君子汤或香砂六君子汤；若肾不温化，当选苓桂术甘汤、金匮肾气丸。

（5）体育锻炼：痰湿体质者多身重易倦，应长期坚持锻炼，微出汗，如散步、慢跑、球类、武术、八段锦及舞蹈等。活动量应逐渐增强，让疏松的皮肉逐渐坚固致密。

（6）精神调养：痰湿体质者性格温和，处事稳重，为人谦恭，多善忍耐，也怕事懒动。遇事当保持心态平和，及时消除不良情绪，节制大喜大悲。平时多培养业余爱好，多参加各种活动，以动养神。

（7）经络穴位养生：痰湿体质往往由于脾的运化功能失调引起，以致营养不能被人体充分利用而转化成了半成品即痰湿，因此常有"脾为生痰之源"的说法。痰湿体质的经络养生主要通过推拿按摩人的脾胃经或点按这些经络上的穴位，以健脾利湿祛痰。常用的穴位有承山、太冲、列缺、丰隆、阴陵泉、地机、天枢、承浆、胃俞及蠡沟。

6. 湿热体质如何养生

形成湿热体质的原因包括：①多食肥甘厚味；②嗜烟、嗜酒；③熬夜；④滋补不当；⑤长期情志抑郁，肝胆不得疏泄。湿热体质的特征，详见表5-3-6。

表 5-3-6　湿热体质特征

形体特征	常见表现	相关脏腑	心理特征	发病倾向	环境适应能力
中等或偏瘦	常有面垢油光、口苦口干、舌苔黄腻等湿热表现。面部和鼻尖总是油光发亮，易生痤疮、粉刺、疮疖、酒糟鼻，皮肤容易瘙痒；常感到口干、口苦、口臭或嘴里有异味；易出现心烦困倦、眼睛红赤；经常大便黏滞不畅，小便短少，色如浓茶；舌质偏红、苔黄腻，脉滑数。女性常带下色黄，男性多阴囊潮湿多汗	脾胃湿热；胃肠湿热；肝胆湿热	急躁易怒	易患肥胖、脂溢性皮炎、疮疖、黄疸、肝炎、腹泻、痢疾、带下、热淋、癣症、火热等疾病	对湿重环境或气温偏高，尤其是夏末秋初的湿热气候较难适应

对于湿热体质人群的养生指导重点包括以下几点。

（1）养生原则：疏肝利胆，清利湿浊，祛除湿热。

（2）饮食宜忌：清淡饮食，清热化湿。多吃新鲜蔬果及清热化湿、甘寒甘平的食物，如西红柿、黄瓜、冬瓜、莲藕、甘蓝、茼蒿、芹菜、苦瓜、大白菜、空心菜、生菜、绿豆、赤小豆、白扁豆、薏米、茯苓、西瓜、草莓、柚子、椰子等，饮石竹茶、绿茶及花茶等。少吃甜食、肥甘、厚味及辛辣的食物，戒酒，少吃海鲜。忌食大热大补的食物及药物，如银耳、燕窝、雪蛤、阿胶、蜂蜜、熟地黄、黄芪及黄精等。

（3）生活起居：①避暑湿，居住环境宜在高处、空气清新、干燥、通风；②忌熬夜，熬夜易伤肝胆，加重湿热瘀聚；③长夏应避湿热侵袭，衣着宽松，以天然纤维、棉麻、丝绸类质地的衣物为佳；④注意个人卫生，预防皮肤病。

（4）药物调养：可用甘淡苦寒清热利湿之品，如黄芩、黄连、藿香、淡竹叶、鸡骨草、车前草、龙胆草、茵陈蒿、虎杖及栀子等。方药可选君泰口服液、龙胆泄肝汤、茵陈蒿汤等。

（5）体育锻炼：运动量宜增强，适合高强度、大运动量的锻炼，如中长跑、游泳、爬山、球类及武术等，以祛湿散热。春季多做筋骨肌肉关节的舒展运动，助气血运行，有利于肝胆功能的发挥；夏季应在清晨或晚间凉爽时锻炼。

（6）精神调养：湿热体质多急躁易怒，遇事要主动进行自我调整、控制情绪，多转移注意力，多听轻松、舒缓的音乐。

（7）经络穴位养生：湿热体质的经络穴位养生以疏肝利胆、清热利湿为主。首选足太阳膀胱经的穴位进行治疗，刺激膀胱经以疏通全身气血，将湿热瘀滞排出体外。可选的穴位有合谷、肺俞、八髎穴、阴陵泉、阳陵泉、支沟、支正、曲泉。

7. 血瘀体质如何养生

形成血瘀体质的原因包括：①先天禀赋不足；②长期七情不调，生活不规律；③慢性病，阴虚内热；④久服寒凉之品，常居寒凉之地；⑤夏季贪凉；⑥中老年人。血瘀体质的特征，详见表5-3-7。

表5-3-7 血瘀体质特征

形体特征	常见表现	相关脏腑	心理特征	发病倾向	环境适应能力
形体偏瘦	面色晦暗，口唇暗淡或青紫。皮肤粗糙、容易出现皮肤瘀青、瘀斑或者色素沉着；眼眶有些黑，口唇暗淡；舌质暗或有瘀斑，舌下脉络紫暗或增粗，脉涩；刷牙时牙龈容易出血；妇女易痛经、经闭、崩漏等	肝郁气滞血瘀	易烦躁、性情急躁、健忘	易患出血、脑卒中、冠心病、疼痛、月经不调等病症	不能耐受风邪、寒邪，常在多风、寒冷的天气得病

对于血瘀体质人群的养生指导重点包括以下几点。

（1）养生原则：疏肝理气，活血化瘀，通经活络。

（2）饮食宜忌：多食山楂、莲子、莲藕、黑豆、海带、芒果、橙子、柚子、大枣、红糖、木耳、丝瓜、桃仁、油菜、玫瑰花、月季花及益母草等活血祛瘀、行气、疏肝解郁的食物，可少量饮用红葡萄酒，活血化瘀。也可常吃醋，喝山楂粥、花生粥。少吃易产气、肥腻之品及甜食。

（3）生活起居：血瘀体质保养的关键季节是春季，气行则血行，春季肝气旺盛主生发，要在春天充分发挥肝脏功能，调畅气血，穿衣宜宽松，忌紧衣、闷气、呆坐。血得温则行，得寒则凝，血瘀体质要避免寒冷刺激，居住宜温不宜凉。作息规律，睡眠足够，不可过逸，避免气滞血瘀。

（4）药物调养：可用熟地黄、丹参、当归、川芎、怀牛膝、徐长卿、鸡血藤、续断及茺蔚子等活血养血的药物，成方可选四物汤、桃仁四物汤、生化汤等。

（5）体育锻炼：心主血脉，要多做有益于心脏、促进气血运行的运动，如舞蹈、中慢速跑步、游泳、太极拳、太极剑、八段锦、易筋经、五禽戏及保健按摩术等。血瘀体质者多心血管功能较弱，因此运动强度不宜过大，如有胸闷、心绞痛、呼吸困难、恶心及眩晕等不适，应立即停止运动，及时就医。

（6）精神调养：七情郁结可致气滞血瘀，血瘀体质者应培养乐观情绪。精神愉快则气血和畅，有利血瘀改善，苦闷忧郁则加重血瘀。

（7）经络穴位养生：血瘀体质者的经络穴位养生以活血通络为主，通过按摩促进血液循环，使气血通畅。常用穴位有膈俞、血海、印堂、膻中、头维、太阳、肝俞、委中、曲池及五枢等。

8. 气郁体质如何养生

形成气郁体质的原因有：①先天禀赋不足；②经常熬夜；③长期压力过大、思虑过度；④突发精神刺激。气郁体质的特征，详见表5-3-8。

对于气郁体质人群的养生指导重点包括以下几点。

（1）养生原则：疏肝理气，开郁散结。

（2）饮食宜忌：多吃红枣、百合、莲子以健脾养心安神；可少量饮酒以疏通血脉，提高情绪；多吃行气、解郁、消食、醒神的食物，如鱼类、瘦肉、乳类、豆制品，大麦、荞麦、高粱、豆豉，刀豆、萝卜、佛手、香橼、黄花菜、海带、海藻，橙子、柚子、柑橘、金橘、薄荷、紫苏、玫瑰花、茉莉花及山楂等。气郁体质者易情绪波动而引起肝郁不舒，因此不宜食用韭菜、辣椒、茴香、葱、姜、蒜、羊肉及狗肉等甘温助火的食物；少吃乌梅、石榴、青梅、杨梅、杨桃、酸枣及柠檬等收敛酸涩的食物；少吃肥甘厚腻、

表 5-3-8 气郁体质特征

形体特征	常见表现	相关脏腑	心理特征	发病倾向	环境适应能力
形体消瘦	常有神情抑郁、忧虑脆弱等表现。容易精神紧张、焦虑不安、不由自主地唉声叹气,易激动或郁郁寡欢;胸闷不舒,喉部经常有堵塞感或异物感;睡眠质量差、易失眠;面色发暗或萎黄;舌淡红、苔薄白、脉弦	肝气郁结	性格内向,多愁善感,情绪低沉,忧郁脆弱,敏感多疑,容易感到害怕或者易受惊吓	易患失眠、抑郁症、梅核气、脏躁症、神经官能症、癔症、乳腺增生、月经不调等病症	对精神刺激的适应能力较差,不喜欢阴雨天气

油炸食品。睡前避免饮用茶、咖啡和可可饮品等具有提神醒脑作用的饮料。

（3）生活起居：起居宜动不宜静，气郁体质的人不要总待在家里，应尽量增加户外活动，居住环境应安静，防止嘈杂的环境影响心情。室内要常通风，装修宜明快亮丽。阴雨天要调节好情绪。不计较得失，胸襟开阔，知足常乐。

（4）药膳调养：常以香附、乌药、川楝子、小茴香、青皮及郁金等疏肝理气解郁药物为主组成的方剂，如越鞠丸等。若气郁引起血瘀，当配伍活血化瘀药。肝气郁结应疏肝理气解郁，宜用柴胡疏肝饮；气滞痰郁应化痰理气解郁，宜用半夏厚朴汤；心神失养应养心安神，宜用甘麦大枣汤；心肾阴虚应滋养心肾，宜用补心丹和六味地黄丸。

（5）体育锻炼：适合较大运动量的锻炼，如跑步、爬山、武术、打球、游泳、瑜伽等，以疏通气血、调节精神、增强体质。还可多锻炼呼吸吐纳功法、"六字诀"中的"嘘"字功导引法，以开导郁滞。多参加集体性的运动，解除自我封闭状态。

（6）精神调养："喜胜忧"，要主动寻找快乐，常看喜剧、励志剧，多听轻松、开朗的音乐，多参加社会活动、集体活动和文娱活动，读积极、励志、幽默的书籍，培养开朗、豁达的性格，使气血调畅，减少抑郁。

（7）经络穴位养生：气郁体质者首选足厥阴肝经的穴位进行经络敲打，

每次敲打 1 个来回，每日 2 次，10 天为 1 个疗程，以调理气机。常取的穴位有太冲、悬钟、水沟、行间、肝俞、膈俞、后溪、合谷。

9. 特禀体质如何养生

形成特禀体质的原因包括：先天性禀赋失常或者先天性遗传性疾病。特禀体质的特征，详见表 5-3-9。

表 5-3-9　特禀体质特征

形体特征	常见表现	心理特征	发病倾向	环境适应能力
一般无特殊形体特征，先天禀赋异常、有畸形，或有生理缺陷	常见哮喘、风团、咽痒、鼻塞、喷嚏等症状；患遗传性疾病者有垂直遗传、先天性、家族性特征；患胎传性疾病者具有母体影响胎儿个体生长发育及相关疾病的特征	随禀质不同情况各异	易患哮喘、荨麻疹、花粉及药物过敏等；其他特禀质易发生血友病等遗传性疾病，易出现先天愚型及中医所谓称的"五迟""五软""解颅"等；易发生"胎热""胎痫""胎肥""胎弱"等胎传性疾病。特禀体质是一类体质特殊的人群，因此，特禀体质的人要特别调护	适应能力差，如过敏性体质对过敏季节的适应能力差，易引发旧病

对于特禀体质人群的养生指导重点包括以下几点。

（1）养生原则：益气固表，养血消风。

（2）饮食宜忌：饮食宜清淡、均衡，粗细搭配适当，荤素配伍合理。多食益气固表的食物，如蜂蜜、大枣、金针菇、胡萝卜、鹌鹑、黄鳝、燕窝、木耳、银耳、花生、核桃、松子及百合等。应少食荞麦（含致敏物质荞麦荧光素）、蚕豆、白扁豆、牛肉、鹅肉、茄子及酒、辣椒、浓茶、咖啡等辛辣之品。忌食生冷寒性、肥甘油腻的食物及各种"发物"，如鱼、虾、蟹、肥肉等，以免引动宿疾。避免食用各种致敏食物，减少疾病发作的机会。

（3）生活起居：①起居应有规律，保持充足的睡眠；②保持居室宜通风良好；③保持室内清洁，被褥、床单要经常洗晒，可防止对尘螨过敏；④春季应减少室外活动的时间，可防止对花粉过敏；⑤不宜养宠物，以免对动物皮毛过敏。

（4）药物调养：可用黄芪、白术、荆芥、防风、蝉衣、乌梅、益母草、当归、生地黄、黄芩及丹皮等药物。

（5）体育锻炼：积极参加各种体育锻炼，提高免疫力，改善过敏体质；避免情绪紧张，可选择瑜伽、健身操、"六字诀"中的"吹"字功等，培补肾精、肾气。天气寒冷时锻炼要注意防寒保暖、防止感冒。

（6）精神调养：特禀体质者经常出现过敏，并反复发作，会出现悲观、消极、胆怯的性格，应培养乐观情绪，做到精神愉悦、独立自主、自力更生，树立生活的信心。

（7）经络穴位养生：特禀体质者常发生胃肠道和皮肤过敏，穴位养生要遵循益气固表、养血消风的原则。经络选择以手阳明大肠经和手太阴肺经为主，可选的穴位有尺泽、章门、血海、迎香、神阙、肾俞、曲池、风门、鱼际、大陵及曲泽等，除了穴位按摩和艾灸，还可进行穴位敲打。

总之，不同人具有不同的体质，而且人的体质不是固定不变的，而是随着内外环境变化而变化，现实生活中，大多数人可能同时具有多种体质的不同特征，需要因人而异，辨证施治，精准调理。

第六章

营养膳食指导

第一节　一般人群营养膳食指导

一般人群的营养膳食指导原则是：①食物多样，谷类为主；②吃动平衡，健康体重；③多吃蔬果、奶类、大豆；④适量吃鱼、禽、蛋、瘦肉；⑤少盐少油，控糖限酒；⑥杜绝浪费，兴新"食"尚。

一、食物多样

1. 如何理解食物多样

食物多样是平衡膳食的基本原则。人体必需的营养素有 40 余种，如蛋白质、碳水化合物、脂肪、钙、铁、碘、锌、硒、维生素 A、维生素 B_1、维生素 B_2 及维生素 C 等，这些营养素均需要从食物中获得。人体需要的基本食物一般可分为谷薯类、蔬菜水果类、畜禽鱼蛋奶类、大豆坚果类和油脂类五大类，不同食物中的营养素及有益膳食成分的种类和含量不同。除 6 月龄婴儿喝的母乳外，没有任何一种食物可以满足人体所需的全部营养素。因此，只有一日三餐食物多样化，才能满足人体对能量和各种营养素的需要。

我国居民膳食中，50% 以上的能量、蛋白质、维生素 B_1、烟酸、锌和镁，40% 的维生素 B_2、铁和 30% 的钙都是来自于谷薯类及杂豆类食物。谷类食物含有丰富的碳水化合物，它是提供人体所需能量的最经济、最重要的食物来源，也是提供 B 族维生素、矿物质、膳食纤维和蛋白质的重要食物来源，在保障儿童青少年生长发育、维持人体健康方面发挥着重要作用。因此，谷物为主是平衡膳食模式的重要特征。

【推荐】

（1）每天的膳食应包括谷薯类、蔬菜水果类、畜禽鱼蛋奶类、大豆坚果类等食物。

（2）平均每天应摄入12种以上的食物，每周25种以上。

（3）每天摄入谷薯类食物250~400g，其中全谷物和杂豆类50~150g、薯类50~100g。

（4）食物多样、谷类为主是平衡膳食模式的重要特征。

2. 如何做到食物多样

（1）小份量选择："小份"是实现食物多样化的关键措施。同等能量的一份午餐，选用"小份"菜肴可增加食物的种类。尤其是儿童用餐时，"小份"选择可以让孩子吃到更多品种的食物，营养素来源也更丰富。

（2）食物多样用种类来量化：除了烹调油和调味品，平均每天摄入12种以上的食物，每周25种以上的食物。食物种类和主要营养素，详见表6-1-1；量化一日三餐的食物，详见表6-1-2。

表6-1-1　食物种类和主要营养素

食物种类	食物举例	主要营养素
谷薯类	谷类：稻米、小麦、小米 杂豆类：绿豆、赤豆 薯类：马铃薯、甘薯	碳水化合物、蛋白质、膳食纤维及B族维生素（全谷物营养价值更高）
蔬菜水果类	蔬菜：胡萝卜、菠菜、甜椒 水果：橙子、苹果、香蕉	膳食纤维、矿物质、维生素C、β-胡萝卜素以及有益健康的植物化学物质（深色蔬菜营养价值更高）
动物性食物	水产、禽、畜、蛋、奶	蛋白质、脂肪、矿物质、维生素
大豆类和坚果	大豆类：黄豆、青豆、黑豆 坚果：花生、瓜子、核桃、杏仁	蛋白质、脂肪、矿物质、B族维生素和维生素E
纯能量食物	油、淀粉、食用糖	主要提供能量，其中动植物油还可提供维生素E和必需脂肪酸

表6-1-2　建议摄入的主要食物品种数

食物类别	每天平均种类数	每周至少品种数
谷类、薯类、杂豆类	3	5
蔬菜、水果类	4	10
禽、畜、鱼、蛋类	3	5
奶、大豆、坚果类	2	5
合计	12	25

注：表中录入食物不包括油和调味品。

（3）巧搭食物，避免单一：食物搭配要有粗有细。主食应注意增加全谷物和杂豆类食物，因为谷类加工精度越高，越会引起人体较高的血糖应答。烹调主食时，大米可与全谷物稻米（糙米）、杂粮（燕麦、小米、荞麦及玉米等）以及杂豆（红小豆、绿豆、芸豆、花豆、豇豆及黑豆等）搭配食用，传统的二米饭、豆饭、八宝粥都是增加食物品种的好方法。同时，还要做到有荤有素和五颜六色，如什锦砂锅、什锦蔬菜。此外，一段时间内同类型的食物可以进行交换，避免每天食物品种单一。同类食物互换，详见表 6-1-3。

表 6-1-3　同类食物互换表

谷类	稻米、小麦、小米、大麦、燕麦、荞麦、莜麦、玉米、高粱
杂豆	红豆、绿豆、花豆、芸豆、蚕豆、豌豆
薯类	马铃薯、红薯、芋头、山药
蔬菜	叶茎菜：油菜、菠菜、芹菜、荠菜、白菜 茄果类：茄子、青椒、甜椒、西红柿、黄瓜 根菜类：白萝卜、胡萝卜 水生蔬菜：海带、慈姑、菱角、莲藕、茭白 菌类：蘑菇、木耳 鲜豆类：菜豆、豇豆、扁豆 葱蒜和其他类别：大蒜、洋葱、大葱、韭菜
水果	苹果、梨、桃子、西瓜、香蕉、菠萝、橙子、柚子、芦柑、橘子、葡萄、提子、石榴等
畜禽肉	鸡、鸭、鹅、猪、牛、羊
水产品	鱼、虾、蟹、贝壳
奶制品	牛奶、羊奶及其制品，如奶粉、酸奶、奶酪、炼乳
蛋类	鸡蛋、鸭蛋、鹅蛋
豆制品	豆浆、豆腐、豆腐干、豆腐皮
坚果类	花生、核桃、葵花籽、南瓜子、西瓜子、松子、扁核桃、杏仁、碧根果、巴旦木、夏威夷果等

3. 如何做到谷类为主

（1）保证餐餐有谷类：谷类为主是平衡膳食的基础，一日三餐都要摄入充足的谷类食物。在家吃饭，每餐都应该有米饭、馒头、面条等主食，各餐主食可选不同种类的谷类食材。采用各种烹调加工方法，将谷物制作成不同口味、风味的主食，可丰富谷类食物的选择，易于实现谷物为主的膳食模式。如烙（煎）饼、煮饺子、蒸包子、烘焙面包、米粥、玉米面粥及疙瘩汤等。

（2）在外就餐，勿忘主食：在外就餐，特别是参加聚餐时，很容易忽视主食的摄入。点餐时，宜先点主食或蔬菜类，不能只点肉菜或酒水；就餐时，主食和菜肴同时上桌，不要在用餐结束时才把主食端上桌，从而导致主食吃得很少或不吃主食的情况。

二、吃动平衡

1. 如何理解动吃平衡

食物摄入量和身体活动量是保持能量平衡，保持健康体重的两个主要因素。如果吃得过多或运动不足，多余的能量会在体内以脂肪的形式积存下来，造成超重或肥胖，而超重或肥胖是许多疾病的独立危险因素，如 2 型糖尿病、冠心病、乳腺癌及结肠癌等；相反，吃得过少或动得过多，可由于能量摄入不足或能量消耗过多而引起体重过低或消瘦、体虚乏力，增加感染性疾病的风险。因此体重过高和过低都是不健康的表现，吃动应平衡，保持健康体重。

通过合理的"吃"和科学的"动"，不仅可以保持健康体重，打造美好体型，还可以增进心肺功能；改善糖、脂代谢和骨骼健康；调节心理平衡；增强机体免疫力；降低肥胖、心血管疾病、2 型糖尿病、癌症等威胁人类健康的慢性病的发生风险；提高生活质量；减少过早死亡；延年益寿。

【推荐】

（1）各年龄段人群都应天天运动、保持健康体重。

（2）食不过量，控制总能量的摄入，保持能量平衡。

（3）坚持日常身体活动，每周至少进行 5 天中等强度的身体活动，累计 150 分钟以上，最好每天保证 6 000 步。

（4）减少久坐时间，每坐 1 小时应起来动一动。

2. 如何判断健康体重

目前通常采用体重指数（BMI）来判断体重是否正常。我国健康成年人（18~64 岁）的 BMI 应在 18.5~23.9 之间，请参考本书第一章第一节肥胖症部分。对于 65 岁以上老年人，其体重和 BMI 应该略高，运动员等体内肌肉比例高的人，不适用上述 BMI 评价范围。

3. 如何做到食不过量

（1）按时吃饭、细嚼慢咽，应避免因过度饥饿而引起饱食中枢反应迟钝，导致进食过量；不要吃得太快，避免无意中过量进食。

（2）不论在家还是在外就餐，提倡分餐制。根据个人的生理条件和身体活动量，进行标准化配餐，记录自己的食物种类和数量。

（3）如果能坚持每顿饭少吃一两口，对预防能量摄入过多进而引起的超重和肥胖可起到重要作用。对于容易发胖的人，要适当限制进食量，最好在感觉还欠几口的时候就放下筷子。

（4）学会看食品标签上的"营养成分表"，了解食品的能量值，少选择高脂肪、高糖含量的高能量食品。

4. 如何减脂减重

（1）严格控制油脂和添加糖的摄入，适量控制精白米面和肉类，保证蔬菜水果和牛奶的摄入。

（2）一般建议每天能量摄入 1 256~2 093kJ，每周减重 1kg 左右。

（3）每天应进行中等强度的有氧运动 60~90 分钟，每周 5~7 次。成人可选择快走、游泳、乒乓球、羽毛球、篮球及跳舞等活动。

（4）中医降脂减肥方：决明子 30g、泽泻 30g、生山楂 15g、荷叶 15g，水煎饮用。

三、多吃蔬果、奶类、大豆

1. 如何理解多吃蔬果、奶类、大豆

根据食物与人体健康关系的研究发现，蔬菜和水果富含维生素、矿物质、膳食纤维，且能量低，对于满足人体微量元素的需要、保持人体肠道

正常功能以及降低慢性病的发生风险等方面具有重要作用。蔬菜、水果摄入不足，是导致世界各国居民死亡的前十大高危因素之一。新鲜蔬菜、水果的摄入可降低脑卒中、冠心病、胃肠道癌症及糖尿病等病症的发病风险以及心血管疾病的死亡风险。

奶类富含钙质，是优质蛋白质和 B 族维生素的良好来源。奶类品种繁多，牛奶、酸奶、奶酪和奶粉等都可选用。我国居民长期钙摄入不足，每天摄入 300g 奶或相当量的乳制品可以较好地补充钙摄入的不足。增加奶类摄入，有利于少年儿童的生长发育，促进成人骨骼健康。

大豆富含优质蛋白质、必需脂肪酸、维生素 E，并含有大豆异黄酮、植物固醇等多种植物化合物。

另外，坚果富含脂类和多不饱和脂肪酸、蛋白质等营养素，是膳食的有益补充。

【推荐】

（1）餐餐有蔬菜，每天至少 300~500g 蔬菜，深色蔬菜应占 1/2。

（2）天天吃水果，保证每天摄入 200~350g 新鲜水果，果汁不能代替鲜果。

（3）每天吃奶制品，相当于液态奶 300g。

（4）经常吃豆制品，适量吃坚果。

2. 如何做到多吃蔬果、奶类、大豆

（1）餐餐有蔬菜，深色要过半：深色蔬菜（如深绿色、红色、橘红色、紫红色蔬菜）具有营养优势，尤其富含 β- 胡萝卜素，还是人们膳食维生素 A 的主要来源。此外，深色蔬菜中还含有叶绿素、叶黄素、番茄红素及花青素等营养物质。建议多摄入深色蔬菜，每天至少达到 3~5 种。不同颜色的蔬菜，详见表 6-1-4。

表 6-1-4　不同颜色的蔬菜

深绿色蔬菜	菠菜、油菜、芹菜叶、空心菜、莴笋叶、韭菜、西兰花、茼蒿、萝卜缨、芥菜、西洋菜、冬寒菜
红色、橘红色蔬菜	西红柿、胡萝卜、南瓜、红辣椒
紫红色蔬菜	红苋菜、紫甘蓝、蕺菜

（2）天天吃水果：多数新鲜水果中的水分占到80%~90%，富含维生素C、钾、镁和膳食纤维（纤维素、半纤维素、果胶等）。应在不同季节，吃不同的时令水果。此外，水果常含有较多的糖类，包括果糖、葡萄糖、蔗糖。因此，需要控制饮食能量摄入的人最好选择含糖量较低的水果。需要注意的是，果汁等加工水果制品不能替代鲜果。不同水果的营养素含量，详见表6-1-5。

表6-1-5　水果营养素含量排行榜

胡萝卜素含量较高的水果	红色和黄色水果,如旱橘、沙棘、刺梨、芒果、柑橘、木瓜
维生素C含量较高的水果	枣类、柑橘类和浆果类，如刺梨、鲜枣、沙棘、草莓、橘、柑、橙、猕猴桃、柠檬
钾含量较高的水果	鳄梨、枣、山楂、椰子肉、香蕉、樱桃
含糖量高的水果	枣、椰子肉、香蕉、山楂、雪梨、桂圆、荔枝
含糖量低的水果	草莓、柠檬、杨梅、桃

（3）蔬果巧搭配：蔬菜水果品种多，不同蔬果的营养价值相差很大，只有选择多种多样的蔬菜水果相互搭配，才能做到食物多样，健康膳食。

（4）每天一杯奶：奶类是一种营养成分丰富、组成比例适宜、易消化吸收、营养价值高的天然食品，可提供优质蛋白质、维生素B_1、维生素B_2和钙等。各种年龄阶段、性别和地域的人，都应该每天坚持食用奶及奶制品，把牛奶当作膳食组成的必需品。超重或肥胖者应选择脱脂奶或低脂奶；乳糖不耐受者可选择酸奶、奶酪等发酵型奶制品，或者选择低乳糖奶；可通过查看食品标签了解乳糖含量高低（奶制品营养标签中的碳水化合物主要指乳糖）。

（5）常吃豆制品：豆制品是很好的肉类替代品，是素食人群最主要的蛋白质来源。每周可选用豆腐、豆腐干、豆腐丝、豆芽及发酵豆制品等轮换食用。如早餐安排豆腐脑、豆浆，午餐晚餐可以食用豆腐、豆腐干（丝）、豆芽等。

（6）坚果有益健康但不可过量：最好每周50~70g，相当于每天食用带壳葵花瓜子20~25g、花生15~20g、核桃2~3个或板栗4~5个。

四、适量吃鱼、禽、蛋、瘦肉

1. 如何理解适量吃鱼、禽、蛋、瘦肉

鱼、禽、蛋和瘦肉含有丰富的蛋白质、脂类、维生素 A、B 族维生素、铁、锌等营养素，是平衡膳食的重要组成部分，是人体营养需要的重要来源。但是此类食物因脂肪含量普遍较高，有些还含有较多的饱和脂肪酸和胆固醇，摄入过多可增加肥胖及心血管疾病的发生风险，因此应当适量摄入、不宜过多。

【推荐】

（1）鱼、禽、蛋和瘦肉摄入要适量。

（2）每周吃鱼 280~525g、畜禽肉 280~525g、蛋类 280~350g，平均每天摄入总量应在 120~200g。

（3）优先选择食用鱼和禽。

（4）吃鸡蛋时不弃蛋黄。

（5）少吃肥肉及烟熏、腌制肉食品。

2. 如何选择鱼、禽、蛋、瘦肉

（1）鱼类和禽类：脂肪含量相对较低，且含有较多的不饱和脂肪酸，有些鱼类富含二十碳五烯酸（EPA）和二十二碳六烯酸（DHA），对预防血脂异常和心血管疾病有一定作用，可首选；禽类脂肪含量也相对较低，其脂肪酸组成优于畜类脂肪，应先于畜肉选择。

（2）蛋黄：蛋黄是蛋类中的维生素和矿物质的主要来源，尤其富含磷脂和胆碱，对健康十分有益，尽管胆固醇含量较高，但若不过量摄入，对人体健康不会产生影响，因此吃鸡蛋不要丢弃蛋黄。

（3）肥的畜肉：脂肪含量较多，能量密度高，摄入过多往往是肥胖、心血管疾病和某些肿瘤发生的危险因素，但瘦肉脂肪含量较低，矿物质含量丰富，利用率高，因此应适当多吃瘦肉，少吃肥肉。

（4）动物内脏：如肝、肾等，含有丰富的脂溶性维生素、B 族维生素、铁、硒和锌等，适量摄入可弥补日常膳食的不足，可定期摄入，建议每月可食用动物内脏 2~3 次，每次食用 25g 左右。

（5）烟熏、腌制肉：风味独特，是人们喜爱的食品，但由于在熏制和腌制过程中，易遭受多环芳烃类和甲醛等多种有害物质的污染，过多摄入可增加某些肿瘤的发生风险，应当少吃。

3. 如何适量吃鱼、禽、蛋、瘦肉

（1）控制摄入总量："适量摄入"的关键是要注意控制摄入的总量。建议成人每周摄入鱼和畜禽肉的总量不宜超过 1.1kg，鸡蛋不宜超过 7 个。应将这些食物分散到每天各餐中，避免集中食用。最好每餐可见到肉，每天可见到蛋，以便更好地发挥蛋白质的互补作用。

（2）制定每周食谱：制定食谱，是控制动物性食物过量摄入的有效方法，建议制定每周食谱。鱼和畜禽肉可以换着吃，但不宜相互取代，不偏食某一类动物性食物。不要求每天各类动物性食物样样齐全，但每天最好不应少于 2 类。

（3）掌握食物份量：了解常见食材或熟食的重量，可在烹饪时掌握食块的大小，以及在食用时主动掌握食物的摄入量。大块的肉，如红烧蹄膀、鸡腿、粉蒸肉等，如果不了解其重量，往往会导致过量摄入，因此在烹饪时宜切成小块烹制。烹制成的大块畜禽肉或鱼，吃之前最好分成小块后再食用。

五、少盐少油、控糖限酒、正确饮水

1. 如何理解少盐少油、控糖限酒、正确饮水

食盐是食物烹饪或加工的主要调味品，也是人体所需要的钠和氯的主要来源，目前我国多数居民的食盐摄入量过高，高血压流行病学调查证实，人群的血压水平和高血压的患病率均与食盐的摄入量密切相关。因此，要降低食盐摄入，少吃高盐食品。

烹调油包括食物油和动物油，是人体所必需脂肪酸和维生素 E 的主要来源，也有助于食物中脂溶性维生素的吸收利用。烹调油的摄入量过多会使人体脂肪提供能量的比例过大。过多的脂肪摄入会增加慢性病的患病风

险，因此建议减少烹调油的用量。

过量饮酒与多种疾病相关，会增加肝损伤、痛风、心血管疾病和食管癌、肝癌等发生的风险。因此，要限制酒的摄入。

添加糖是纯能量食物，不含其他营养成分，过多摄入可增加龋齿、超重肥胖发生的风险。对于儿童少年来说，含糖饮料是添加糖的主要来源，建议不喝或少喝含糖饮料。

水是膳食的重要组成部分，是一切生命必需的物质，建议以白开水作为水分补充的主要来源。

【推荐】

（1）培养清淡饮食的习惯，少吃高盐和油炸食品。成人每天摄入食盐不超过6g，每天摄入烹调油25~30g。

（2）控制添加糖的摄入量，每天摄入不超过50g，最好控制在25g以下。

（3）每日反式脂肪酸摄入量不超过2g。

（4）足量饮水，成年人每天7~8杯（1 500~1 700ml），提倡饮用白开水和茶水；不喝或少喝含糖饮料。

（5）儿童、少年、孕妇、乳母不应饮酒。成人如饮酒，男性一天饮用酒的酒精量不超过25g，女性不超过15g。

2. 如何减少盐的摄入量

首先，要自觉纠正因口味过咸，过量添加食盐和酱油的不良习惯。对每天食盐的摄入采取总量控制，用量具量出，每餐按量放入菜肴中。其次，要注意常用调味料的含盐量。一般20ml酱油中含有3g食盐，10g蛋黄酱含1.5g食盐，如果菜肴需要用酱油和酱类，应按比例减少食盐用量。对于习惯食用过咸食物者，为满足口感的需要，可在烹制菜肴时放少许醋，提高菜肴的鲜香味，帮助自己适应少盐食物。再次，应使用量具，使用量更加精准。烹制菜肴时，如果加糖会掩盖咸味，所以不能仅凭口感来判断食盐是否过量，使用量具会更加准确。此外，还要注意减少酱菜、腌制食品以及其他过咸食品的摄入量。

3. 如何科学用油

（1）少用油：①可使用带刻度的油壶来控制炒菜用油；②选择合理的

烹饪方法，如蒸、煮、炖、拌等，使用煎炸代替油炸；③少吃富含饱和脂肪和反式脂肪酸的食物，例如饼干、蛋糕、糕点、加工肉制品以及薯条薯片等。

（2）巧用油：动物油的饱和脂肪酸比例较高，植物油则以不饱和脂肪酸为主。不同的植物油各具特点，如橄榄油、茶油、菜籽油的单不饱和脂肪酸含量较高，玉米油、葵花籽油则富含亚油酸，胡麻油（亚麻籽油）中富含 α- 亚麻酸。因此，应当经常更换烹调油的种类，食用多种植物油，减少动物油的用量。

4. 如何控制添加糖的摄入量

（1）限制饮料：对于儿童和青少年来说，含糖饮料是添加糖的主要来源，建议不喝或少喝含糖饮料。

（2）限制点心：添加糖的另外一个主要来源是包装食品，如糕点、甜点、冷饮等，减少此类食品的摄入，也可控制添加糖的摄入。

（3）烹饪限糖：家庭烹饪时也会使用糖作为佐料加入菜肴中，如红烧、糖醋等，在烹饪时应注意尽量少加糖。

（4）平时饮品限糖：喝茶、咖啡时也容易摄入过多的糖，需要引起注意。

5. 如何限酒

（1）饮酒有度：成年男性和女性饮酒，每日酒精含量应该不超过 25g 和 15g。换算成不同的酒类，25g 酒精相当于啤酒 750ml、葡萄酒 250ml、38°白酒 75g、高度白酒 50g；15g 酒精相当于啤酒 450ml、葡萄酒 150ml、38°白酒 50g、高度白酒 30g。

（2）饮酒有仪：倡导中华民族良好的传统饮食文化，在庆典、聚会等场合不劝酒、不酗酒，饮酒时注意餐桌礼仪，饮酒不以酒醉为荣，做到自己饮酒适度，他人心情愉悦。

6. 如何正确饮水

（1）人体补充水分的最好方式是饮用白开水。在温和气候条件下，成年男性每日最少饮水 1 700ml（约 8.5 杯），女性最少饮水 1 500ml（约 7.5 杯）。

（2）最好的饮水方式是少量多次，每次 1 杯（200ml），不鼓励一次大量饮水，尤其是在进餐前，大量饮水会冲淡胃液，影响食物的消化吸收。

除了早、晚各1杯水外，在三餐前后可以饮用1~2杯水，分多次喝完；也可以饮用较淡的茶水替代一部分白开水。

（3）对于运动量大、劳动强度高或暴露于高温、干燥等特殊环境下的人群，如运动员、农民、军人、矿工、建筑工人、消防队员等，全天的饮水推荐量大大超过普通人，同时还需要考虑补充一定量的矿物质（盐分）。

六、杜绝浪费，兴新食尚

1. 为何要杜绝浪费、兴新食尚

勤俭节约是中华民族的传统美德。食物资源宝贵，一粥一饭当思来之不易，半丝半缕恒念物力维艰。我们应尊重劳动，珍惜食物，杜绝浪费。

优良的饮食文化是实施平衡膳食强有力的支撑。新食尚鼓励膳食营养平衡、文明餐饮、不铺张浪费、回家吃饭、饮食卫生等优良文化的发展和传承；提倡家庭应按需选购食物，定量备餐；集体用餐时采取分餐制和简餐；倡导人人应注意饮食卫生、在家吃饭，与家人一起分享食物、享受亲情，以节俭低碳为美德。要学会合理储藏食物、采用适宜的烹调方式，提高饮食卫生水平，保障营养和健康。

【推荐】

（1）珍惜食物，适量备餐，提倡分餐不浪费。

（2）选择新鲜卫生的食物和适宜的烹调方式。

（3）食物制备生熟分开、熟食二次加热要热透。

（4）学会阅读食品标签，合理选择食品。

（5）多回家吃饭，享受食物和亲情。

（6）传承优良文化，兴新食尚。

2. 如何从人人做起，杜绝浪费

（1）按需选取食物：采购食物前做好计划，比如几个人吃、每个人的饭量、喜好以及打算多少天吃完。容易变质的食物应少量购买，并依据食物特性选择适宜的储藏方式。

（2）小份量：一次烹饪的食物不宜太多，应根据就餐成员数量和食量合理安排。小份量不仅能减少食物浪费，还可以实现食物多样化的膳食平衡。

（3）分餐制：实行分餐制的好处：一是可以预防经口传播的疾病，避免共同用餐时个人使用的筷子、勺子接触公众食物，传播一些传染性疾病；二是定量取餐、按需进食，保证营养平衡，特别是对于儿童，有助于学习认识食物、熟悉量化食物，也有助于良好饮食习惯的养成；三是节约粮食，减少浪费。聚餐场合或在外就餐时（如家宴、宴请、会餐等）往往会过量购买和备餐，如分餐便可以按量取舍，剩余饭菜还可以打包带走。

（4）剩菜新吃：在家庭用餐后，如果有剩菜，可采用适当方法保存或再加工食用。①可以将米饭做成稀饭、与剩菜一起做成蔬菜粥或炒饭；②瓜果、根茎类蔬菜可加入肉类再次做成新菜肴；③叶菜类不易储存和再次加热，应一次吃掉；④肉类可以把大块变成小块肉或者肉丝，加入新鲜蔬菜再次做成新菜。

3. 食物制备和熟食二次食用需注意什么

（1）食物生熟要分开：在食物清洗、切配、储藏的整个过程中，生熟都应分开。

（2）食物要完全煮熟：适当温度的烹调可以杀死大部分的致病性微生物，彻底煮熟食物是保证饮食安全的一个有效手段，尤其对于畜、禽、蛋和水产品等微生物污染风险较高的食品。

（3）熟食二次加热要热透：熟食或者隔顿、隔夜的剩饭在食用前须彻底加热，以杀灭储存时增殖的微生物。

（4）食物储存得当：食物合理储存的目的是保持新鲜，避免污染，应根据食物属性选择储存方式。

粮食、干果类食品储藏：低温、避光、通风、干燥，如袋装米面可以取后将袋口扎紧，并存放在阴凉干燥处，要注意防尘、防蝇、防鼠、防虫及防止霉变。

肉类、水产品、水果、蔬菜、奶制品及豆制品储藏：根据食物特性和标明的储存条件存放，如肉类可以切成小块分装后放入冰箱冷冻室，食用时抽出一袋即可。冰箱的低温储藏一般分为冷藏和冷冻。常用冷藏温度是4~8℃，冷冻温度是 −23~−12℃。而 4~60℃是食物容易发生变质的危险温度范围，应尽可能减少食物在此温度范围内的存放时间。因此，并非将食物放入冰箱内便一劳永逸了。

第二节　特定人群营养膳食指导

一、孕产妇

1. 备孕妇女如何营养膳食

为了避免相关炎症及营养素缺乏对成功受孕和妊娠结局的不良影响，准备怀孕的妇女应接受健康体检及膳食和生活方式的指导，使健康与营养状况尽可能达到最佳后再怀孕。健康体检应特别关注感染性疾病（如牙周病）以及血红蛋白、血浆叶酸、尿碘等反映营养状况的检测指标。备孕妇女膳食指导在一般人群膳食指导的基础上还应注意以下 3 个方面。

（1）调整孕前体重至适宜水平：肥胖或低体质量的育龄妇女是发生不良妊娠结局的高危人群，备孕妇女应通过平衡膳食和适量运动来调整体质量，使体重指数（BMI）保持在 18.5~23.9。

（2）常吃含铁丰富的食物，选用碘盐，孕前 3 个月开始补充叶酸。育龄妇女是铁缺乏和缺铁性贫血患病率较高的人群，怀孕前如果缺铁，可导致早产、胎儿生长受限、新生儿低出生体质量，并且更易发生妊娠期缺铁性贫血。因此，备孕妇女应经常摄入含铁丰富、利用率高的动物性食物，铁缺乏或缺铁性贫血者应纠正后再怀孕。

动物血、肝脏及红肉中铁的含量及铁的吸收率均较高，一日三餐中均应有瘦畜肉 50~100g，每周 1 次动物血或畜禽肝肾 25~50g。在摄入富含铁的畜肉或动物血和肝脏的同时，应摄入含维生素 C 较多的蔬菜和水果，以提高铁的吸收和利用。一日三餐含铁丰富的食物安排举例，详见表 6-2-1。

碘是合成甲状腺激素不可缺少的微量元素，为避免孕期碘缺乏对胎儿智力和体格发育产生不良影响，备孕妇女除选用碘盐外（每日食盐摄入量 6g，摄入碘约 120μg），还应每周摄入 1 次富含碘的海产品，如海带、紫菜

表 6-2-1　达到铁推荐量一日膳食举例

餐次	食品名称	主要原料及重量
早餐	肉末花卷	面粉 50g,瘦肉 10g
	煮鸡蛋	鸡蛋 50g
	牛奶	鲜牛奶 200ml
	水果	橘子 150g
午餐	米饭	大米 150g
	青椒肉丝	瘦肉 50g,柿子椒 100g
	清炒油菜	油菜 150g
	鸭血粉丝汤	鸭血 50g,粉丝 10g
晚餐	牛肉馅馄饨	面粉 50g,牛肉 50g,韭菜 50g
	芹菜炒香干	芹菜 100g,香干 15g
	煮红薯	红薯 25g
	水果	苹果 150g
加餐	酸奶	酸奶 150ml

注:依据《中国食物成分表(2002)》计算,三餐膳食铁摄入量为 32.2mg(其中动物性食物来源铁含量为 20.4mg)、维生素 C 190mg。

及鱼、虾、贝类海产等。

妊娠的前 4 周是胎儿神经管分化和形成的关键时期。叶酸缺乏可影响胚胎细胞增殖、分化,增加神经管畸形及流产的风险,备孕妇女应从准备怀孕前 3 个月开始每日补充 400μg 叶酸,并持续至整个孕期。

【含碘饮食举例】

海带炖豆腐:鲜海带 100g(含碘 114μg)、豆腐 200g(含碘 15.4μg)。

紫菜蛋花汤:紫菜 5g(含碘 212μg)、鸡蛋 25g(含碘 6.8μg)。

贻贝(淡菜)炒洋葱:贻贝 100g(含碘 346μg)、洋葱 100g(含碘 1.2μg)。

以上菜肴中的含碘量加上每天由碘盐获得的 120μg 碘,碘摄入量总量为 250~470μg,既能满足备孕妇女对碘的需要,也能维持其体内碘含量在安全范围内。

(3)禁烟、禁酒,保持健康的生活方式:①要保持均衡的营养、有规律的运动和锻炼、充足的睡眠、愉悦的心情等,以利于健康的孕育;②要禁烟、禁酒：吸烟、饮酒均会影响精子和卵子质量及受精卵的着床与胚胎发育，在准备怀孕前的 6 个月内，夫妻双方均应停止吸烟、饮酒，并远离吸烟环境。

2. 孕期妇女如何营养膳食

孕期妇女的营养应在非孕期妇女的基础上，根据胎儿生长速度及母体生理和代谢变化适当增加。从孕中期开始，胎儿进入快速生长发育期，母体子宫、乳腺等生殖器官也逐渐发育，血容量增加，并需储备能量和营养素为分娩及产后乳汁分泌做准备，其能量和营养素的需要都有相应的增加。其中容易缺乏并对能量摄入、胎儿生长发育及物质代谢产生影响的营养素包括蛋白质、DHA、碘、铁、钙及叶酸等，应从膳食上给予特别的关注。

（1）补充叶酸，常吃含铁丰富的食物，选用碘盐：①叶酸对预防神经管畸形和高同型半胱氨酸血症、促进红细胞成熟和血红蛋白合成极为重要。孕期叶酸摄入量应达到每天 600μgDFE，因此每天除常吃含叶酸丰富的食物外，还应额外口服叶酸补充剂 400μgDFE；②为预防早产、流产，满足孕期血红蛋白合成的增加和胎儿铁储备的需要，孕期应常吃含铁丰富的食物，铁缺乏严重者可在医师指导下适量补铁；③碘是合成甲状腺素的原料，是调节新陈代谢和促进蛋白质合成的必需微量元素，除选用碘盐外，每周还应摄入 1~2 次含碘丰富的海产品。

（2）孕吐严重者，可少量多餐，保证摄入含必要量碳水化合物的食物：孕早期应维持孕前的平衡膳食。如果早孕反应严重，可采取少食多餐，选择清淡或适口的饮食，保证摄入含必要量碳水化合物的食物，以预防酮血症对胎儿神经系统的损害。早晨可进食干性食品，如馒头、烤面包、烤馒头片、面包干、饼干及鸡蛋等；可适当补充维生素 B_1、维生素 B_2、维生素 B_6 及维生素 C 等以减轻早孕反应症状；避免油炸及油腻的食物和甜品。

（3）孕中晚期适量增加奶、鱼、禽、蛋、瘦肉的摄入：孕中晚期所需要的营养比孕早期多得多，要适量增加奶、鱼、禽、蛋、瘦肉的摄入，保障铁和碘的摄入量。

孕中期一天食物建议量：谷类 200~250g，薯类 50g，全谷物和杂豆不少于 1/3；蔬菜类 300~500g，其中绿叶蔬菜和红黄色等有色蔬菜占 2/3 以上；水果类 200~400g；鱼、禽、蛋、肉类（含动物内脏）每天总量 150~200g；牛奶 300~500ml；大豆类 15g，坚果 10g；烹调油 25g，食盐不超过 6g。孕中期一天食谱举例，详见表 6-2-2。

表 6-2-2　孕中期一天食谱举例

餐次	食物名称及主要原料重量
早餐	豆沙包：面粉 40g，红豆沙 15g
	蒸红薯：红薯 60g
	煮鸡蛋：鸡蛋 40~50g
	牛奶：250ml
	水果：橙子 100g
午餐	杂粮饭：大米 50g，小米 50g
	青椒爆猪肝：青椒 100g，猪肝 50g
	芹菜百合：芹菜 100g，百合 10g
	鲫鱼豆腐紫菜汤：鲫鱼 20g，豆腐 100g，紫菜 2g
晚餐	牛肉面：面粉 60g，牛肉 20g，大白菜 100g
	滑藕片：莲藕 100g
	烧鸡块：鸡块 50g
	水果：香蕉 150g
	酸奶：250g
	核桃：10g
全天	植物油 25g，食用盐不超过 6g

注：依据《中国食物成分表(2002)》计算，三餐膳食铁摄入量为 24mg。

　　孕晚期一天食物建议量：谷类 200~250g，薯类 50g，全谷物和杂豆不少于 1/3；蔬菜类 300~500g，其中绿叶蔬菜和红黄色等有色蔬菜占 2/3 以上；水果类 200~400g；鱼、禽、蛋、肉类（含动物内脏）每天总量 200~250g；牛奶 300~500ml；大豆类 15g，坚果 10g；烹调油 25g，食盐不超过 6g。孕晚期一天食谱举例，详见表 6-2-3。

表 6-2-3 孕晚期一天食谱举例

餐次	食物名称及主要原料重量
早餐	鲜肉包:面粉 50g、猪肉 15g
	蒸红薯蘸芝麻酱:红薯 60g、芝麻酱 5g
	煮鸡蛋:鸡蛋 40~50g
	牛奶:250ml
	水果:苹果 100g
午餐	杂粮饭:大米 50g、小米 50g
	红烧带鱼:带鱼 50g
	鸡血菜汤:鸡血 10g、大白菜 50g、紫菜 2g
	清炒四季豆:四季豆 100g
	水果:鲜枣 50g、香蕉 50g
晚餐	杂粮馒头:面粉 50g、玉米面 30g
	虾肉豆腐:基围虾仁 50g、豆腐 80g
	山药炖鸡:山药 100g、鸡肉 50g
	清炒菠菜:菠菜 100g
	水果:猕猴桃 50g
	酸奶:250g
	核桃:10g
全天	植物油 25g、食用盐不超过 6g

注:依据《中国食物成分表(2002)》计算,三餐膳食铁摄入量为 29mg。

（4）适量进行身体活动，维持孕期适宜增重：健康的孕妇每日应进行不少于 30 分钟中等强度的身体活动。体质量增长是反映孕妇营养状况最实用的直观指标，与胎儿出生体质量、妊娠并发症等妊娠结局密切相关。为保证胎儿正常的生长发育、避免不良妊娠结局，应使孕期体质量增长保持在适宜的范围。孕期适宜体重增长值及增长速度，详见表 6-2-4。

3. 哺乳期妇女如何营养膳食

哺乳期是母亲用乳汁哺育新生子代，使其获得最佳生长发育并奠定一生健康基础的特殊生理阶段。哺乳期妇女既要分泌乳汁、哺育婴儿，还需要逐步补偿妊娠、分娩的营养素损耗并促进各器官、系统功能的恢复，因此比非哺乳妇女需要更多的营养。

表 6-2-4　孕期适宜体重增长值及增长速度

孕前 BMI（kg/m²）	总增重范围（kg）	孕中晚期增重速度（kg/w）
低体重（<18.5）	12.5~18	0.51（0.44~0.58）
正常体重（18.5~24.9）	11.5~16	0.42（0.35~0.50）
超重（25.0~29.9）	7~11.5	0.28（0.23~0.33）
肥胖（≥30.0）	5~9	0.22（0.17~0.27）

参考来源：美国医学研究所（IOM）2009 年推荐值。

注：双胎妊娠孕妇推荐总增重范围，孕前正常体重者为 16.7~24.3kg，孕前超重者为 13.9~22.5kg，孕前肥胖者为 11.3~18.9kg。kg/w 表示每周增长体重值。

（1）增加富含优质蛋白质及维生素 A 的动物性食物和海产品，选用碘盐：哺乳期妇女的营养是泌乳的基础，尤其是蛋白质的营养状况对泌乳有明显影响。动物性食物如鱼、禽、蛋、瘦肉等可提供丰富的优质蛋白质和一些重要的矿物质及维生素。乳母每天需增加优质蛋白质 25g、钙 200mg、碘 120μg、获得维生素 A 600μgRAE、钾 400mg 以及 B 族维生素、维生素 C。优质蛋白质的食物组合举例，详见表 6-2-5，最好一天选用 3 种以上，数量适当、合理搭配。获得 1 000mg 钙的食物组合举例，详见表 6-2-6。

为保证乳汁中碘、n-3 长链多不饱和脂肪酸（DHA）和维生素 A 的含量，乳母应选用碘盐烹调食物，适当摄入海带、紫菜、鱼、贝类等富含碘或 DHA 的海产品，适量增加富含维生素 A 的动物性食物的摄入，如动物

表 6-2-5　获得 25g 优质蛋白质的食物组合举例

组合一		组合二		组合三	
食物及数量	蛋白质含量	食物及数量	蛋白质含量	食物及数量	蛋白质含量
牛肉 50g	10.0g	瘦猪肉 50g	12.0g	鸭肉 50g	8.0g
鱼 50g	9.0g	鸡肉 60g	9.5g	虾 60g	10.9g
牛奶 200ml	6.0g	鸡肝 20g	3.5g	豆腐 60g	6.1g
合计	25.0g	合计	25.0g	合计	25.0g

注："组合一"既可提供 25g 优质蛋白，还可提供 216mg 钙，补充乳母对钙的需要。如不增加牛奶，则应考虑每天补钙 200mg；"组合二"既可提供 25g 优质蛋白，还可提供维生素 A 2 100μgRAE 左右，每周一次相当于每天增加维生素 A 300μgRAE。

表 6-2-6　获得 1 000mg 钙的食物组合举例

组合一		组合二	
食物及数量	含钙量（mg）	食物及数量	含钙量（mg）
牛奶 500ml	540	牛奶 300ml	324
豆腐 100g	127	豆腐干 60g	185
虾皮 5g	50	芝麻酱 10g	117
蛋类 50g	30	蛋类 50g	30
绿叶菜（如小白菜）200g	180	绿叶菜（如小白菜）300g	270
鱼类（如鲫鱼）100g	79	鱼类（如鲫鱼）100g	79
合计	1 006	合计	1 005

注："组合一"有 1/2 以上的钙来源于牛奶，而牛奶中的钙易于吸收利用。若实在不习惯多饮牛奶，则可参照"组合二"增加其他含钙丰富的食品（如豆腐干、绿叶菜、芝麻酱等）的摄入，以保证获得足够的钙。此外，不习惯牛奶或有乳糖不耐受的乳母也可尝试用酸奶替代。

肝脏、蛋黄等。

　　奶类是钙的最好食物来源，乳母每天应增加 200ml 的牛奶，使总奶量达到 400~500ml，以满足身体对钙的需求。

　　（2）产褥期食物多样不过量，重视整个哺乳期营养：乳母一天食物建议量：谷类 250~300g，薯类 75g，全谷物和杂豆不少于 1/3；蔬菜类 500g，其中绿叶蔬菜和红黄色等有色蔬菜占 2/3 以上；水果类 200~400g；鱼、禽、蛋、肉类（含动物内脏）每天总量 220g；牛奶 400~500ml；大豆类 25g，坚果 10g；烹调油 25g，食盐不超过 6g。为保证维生素 A 的供给，建议每周吃 1~2 次动物肝脏，总量大约为 85g 猪肝，或 40g 鸡肝。

　　（3）心情愉快、睡眠充足，促进乳汁分泌：乳母的心理及精神状态也可影响乳汁分泌，应关注其心理变化，及时消除不良情绪，帮助乳母树立信心，保持愉悦心情，以确保母乳喂养的成功。

　　（4）坚持哺乳，适度活动，逐步恢复适宜体重：孕期体质量过度增加及产后体质量滞留，是导致女性肥胖的重要原因之一。坚持哺乳、科学活动和锻炼，有利于机体复原和体质量的恢复。

　　（5）忌烟酒，避免浓茶和咖啡：乳母吸烟、饮酒会影响乳汁分泌，烟草中的尼古丁和酒精也可通过乳汁进入婴儿体内，影响婴儿睡眠及精神运动发育。此外，茶和咖啡中的咖啡因有可能造成婴儿兴奋，乳母应避免饮用浓茶和大量咖啡。

二、婴幼儿

1. 6 月龄内婴儿喂养注意事项

（1）产后尽早开奶，坚持新生儿吃到的第一口食物是母乳：母乳富含营养和免疫活性物质，有利于肠道功能发展，并可向婴儿提供免疫保护。母亲在分娩后，应尽早开始让婴儿反复吸吮乳头；只要婴儿出生后体重的下降不超过出生时体重的 7% 就应坚持纯母乳喂养；婴儿吸吮前不需要对乳头过分地擦拭或消毒；温馨的环境、愉悦的心情、进行乳腺按摩等辅助因素均有助于帮助母亲顺利开奶。

（2）婴儿 6 月龄内坚持纯母乳喂养：母乳是婴儿最理想的食物，纯母乳喂养能满足婴儿 6 月龄以内所需要的全部液体、能量和营养素，母亲应在婴儿 6 月龄内坚持纯母乳喂养；要按需喂奶，两侧乳房交替喂养；特殊情况下，需要在婴儿满 6 月龄前添加辅食的，应在咨询医生或其他专业人员后，再谨慎作出决定。

（3）顺应喂养，培养良好的生活习惯：母乳喂养应顺应婴幼儿胃肠道成熟和生长发育过程，从按需喂养模式到规律喂养模式递进。3 月龄以前的婴儿常由于饥饿引起哭闹，应及时喂哺，不要强求喂奶的次数和时间；随着婴儿月龄增加，可逐渐减少喂奶次数，培养规律哺喂的良好习惯；婴儿异常哭闹时，应考虑到非饥饿原因，积极就医。

（4）出生后数日开始补充维生素 D，不需补钙：由于母乳中维生素 D 含量低，母乳喂养的婴儿不能通过母乳获得足量的维生素 D。婴儿出生后数日，应每日开始补充维生素 D_3 400IU；母乳中的维生素 K 含量也较低，并且新生儿肠道菌群还不能及时建立、无法合成足够的维生素 K，因此在新生儿出生后，还应及时补充维生素 K。需要提醒大家的是，对于纯母乳喂养的婴儿，是不需要额外补钙的。

（5）配方奶喂养是在不能纯母乳喂养时的无奈选择：以下几种情况

不宜进行母乳喂养，建议选用适合 6 月龄内婴儿的配方奶喂养：①婴儿患有半乳糖血症、苯丙酮尿症、严重母乳性高胆红素血症；②母亲患有 HIV 或人类 T 淋巴细胞病毒感染、结核病、水痘 - 带状疱疹病毒、单纯疱疹病毒、巨细胞病毒，处于乙型肝炎或丙型肝炎病毒感染期间以及滥用药物、大量饮用酒精饮料、吸烟、正在使用某些药物、进行癌症治疗或密切接触放射性物质；③经过专业人员的指导和各种努力后，乳汁分泌仍不足。

（6）监测体格指标，保持健康生长：身长和体重是反映婴儿喂养和营养状况的直观指标。疾病或喂养不当、营养不足会使婴儿生长缓慢或停滞。6 月龄内婴儿应每半月测 1 次身长和体重，病后恢复期可增加测量次数，并选用世界卫生组织公布的儿童生长曲线来判断婴儿是否得到了正确、合理的喂养。出生体重正常婴儿的最佳生长模式是基本维持其出生时在群体中的分布水平。婴儿生长有自身规律，不宜刻意追求参考值上限。

2. 7~24 月龄婴幼儿喂养注意事项

对于 7~24 月龄的婴幼儿，母乳仍是其重要的营养来源，但是单一的母乳喂养已经不能完全满足其对能量以及营养素的需求，此时必须引入其他营养丰富的食物，让婴儿逐步体验和适应多样化的食物，从被动接受喂养转变到自主进食。

（1）继续母乳喂养，满 6 月龄起添加辅食：婴幼儿满 6 月龄后仍需继续母乳喂养，并应逐渐引入各种食物。婴幼儿可以开始接触除母乳和 / 或配方奶以外的其他类型食物，即辅食；有特殊需要时，须在医生指导下调整辅食添加时间；对于不能母乳喂养或母乳不足的婴幼儿，应选择配方奶作为母乳的补充。

（2）从富含铁的泥糊状食物开始逐步添加，以达到食物多样化：7~12 月婴儿所需 1/3~2/3 的能量来自辅食，13~24 月龄幼儿 1/2~2/3 的能量来自辅食，而婴幼儿从辅食中摄入的铁更高达 99%。因此，婴幼儿最先添加的辅食应该是富含铁的高能量食物，如强化铁的婴儿米粉、肉泥等。辅食添加的原则：①每次只添加一种新食物，从少到多、从稀到稠、从细到粗，循序渐进；②从泥糊状食物开始，逐渐过渡到固体食物；③在辅食中应适量添加植物油。

（3）提倡顺应喂养，鼓励进食但不强迫进食：随着婴幼儿的生长发育，父母及喂养者应根据其营养需求的变化、感知觉以及认知、行为和运动能力的发展，顺应婴幼儿的需要而进行喂养，帮助婴幼儿逐步达到与家人一致的规律进餐模式，并学会自主进食；喂养过程中要耐心鼓励和协助婴幼儿进食，但决不强迫喂养；进餐时不看电视、不玩玩具，每次进餐时间不超过 20 分钟；进餐时喂养者与婴幼儿应有充分的交流，不以食物作为奖励或惩罚；父母应保持自身良好的进食习惯，成为孩子的榜样。

（4）辅食不加调味品，尽量减少糖和盐的摄入：辅食应保持原味，不加盐、糖以及有刺激性的调味品，要保持辅食口味清淡。淡口味既有利于提高婴幼儿对不同天然食物口味的接受度、减少偏食挑食的风险，也可以减少婴幼儿盐和糖的摄入量，降低其儿童期及成人期发生肥胖、糖尿病、高血压及心血管疾病的风险。在婴幼儿 1 岁以后，可逐渐让其尝试淡口味的家庭膳食。

（5）注重饮食卫生和进食安全：①要选择安全、优质、新鲜的食材制作辅食；②制作过程始终保持清洁卫生、生熟分开；③不吃剩饭，妥善保存和处理剩余食物；④进餐前洗手，进餐时应有成人看护，整粒的花生、坚果及果冻等食物不适宜婴幼儿食用。

（6）定期监测体格指标，追求健康生长：体重、身高是反映婴幼儿营养状况的直观指标，应每 3 个月测量 1 次婴幼儿的身高、体重、头围等体格生长指标；对于生长不良、超重肥胖以及处于急、慢性疾病期间的婴幼儿，应对其增加监测次数，并应及时调整喂养方式，以达到健康生长的目标。

三、少年儿童

1. 学龄前儿童如何营养膳食

2~6 岁的学龄前儿童正处于生长发育的关键时期，同时也是对其良好饮食习惯培养的关键时期。家长要有意识地培养孩子规律就餐、自主进食、不挑食的饮食习惯，鼓励其每天饮奶，并为其选择健康有营养的零食，避免食用含糖饮料和高脂肪的油炸食物。

（1）规律就餐，自主进食、不挑食，培养良好饮食习惯：学龄前儿童的合理营养应由多种食物构成的平衡膳食来提供，规律就餐是帮助其获得全面、足量的食物摄入和良好消化、吸收的保障。在此时期，儿童神经心理发育迅速，自我意识、模仿力及好奇心增强，易出现进食不够专注的情况，因此要注意引导儿童自主、有规律的进餐，保证其每天不少于3次正餐和2次加餐，不随意改变其进餐时间、进餐环境和进食量，要培养儿童摄入多样化食物的良好饮食习惯，纠正其挑食、偏食等不良饮食行为。

（2）每天饮奶，足量饮水，正确选择零食：建议学龄前儿童每天摄入300~400ml奶或等量的奶制品。儿童新陈代谢旺盛、活动量大，对水分的需要量也相对较多，每天总水量为1 300~1 600ml，除从奶类和其他食物中摄入的水分以外，建议学龄前儿童应每天饮水600~800ml，要以白开水为主，并采用少量多次饮用。零食对学龄前儿童而言是必要的，对补充所需营养也有一定的帮助。零食应尽可能与加餐相结合，要以不影响正餐为前提，可多选用营养密度高的食物，如奶制品、水果、蛋类及坚果类等，不宜选用能量密度高的食品，如油炸食品、膨化食品。推荐和限制的零食，详见表6-2-7。

表 6-2-7 推荐和限制的零食

推荐	限制
新鲜水果、蔬菜	果脯、果汁、果干、水果罐头
乳制品(液态奶、酸奶、奶酪等)	乳饮料、冷冻甜品类食物(冰淇淋、雪糕等)、奶油、含糖饮料(碳酸饮料、果味饮料等)
馒头、面包	膨化食品(薯片、爆米花、虾条等)、油炸食品(油条、麻花、油炸土豆等)、含人造奶油的甜点
鲜肉鱼制品	咸鱼、香肠、腊肉、鱼肉罐头等
鸡蛋(煮鸡蛋、鸡蛋羹)	
豆制品(豆腐干、豆浆)	烧烤类食品
坚果类(磨碎使用)	高盐坚果、糖浸坚果

（3）合理烹调食物，做到易于消化、少调料、少油炸：①应从小培养清淡口味，这样有助于儿童形成终身的健康饮食习惯；②在烹调方式上，宜采用蒸、煮、炖、煨等烹调方式。大豆、花生等坚果类食物，应先磨碎，制成泥糊浆等状态进食；③应控制食盐用量，口味以清淡为好，不应过咸、油腻和辛辣，要尽可能少用或不用鸡精、色素、糖精等调味品。可选天然、新鲜香料（如葱、蒜、洋葱、柠檬、醋、香草等）和新鲜果汁（如番茄汁、南瓜汁、菠萝汁等）进行调味。

（4）经常参加户外活动，保障健康生长：学龄前儿童每天应进行至少60分钟的体育活动，除睡觉外，应尽量避免儿童连续超过1小时处于静止状态，每天看电视、玩平板电脑的累计时间不应超过2小时。

建议结合每天日常生活多进行体育锻炼（如去公园玩耍、散步、收拾玩具等），可适量做一些高强度的运动和户外活动，包括有氧运动（骑小自行车、快跑等）、伸展运动、肌肉强化运动（攀架、健身球等）、团体活动（跳舞、小型球类游戏等），并应减少进行静态活动（看电视、玩手机、电脑或电子游戏）。

2. 学龄儿童如何营养膳食

学龄儿童是指从6岁到不满18岁的未成年人。他们处于学习阶段，生长发育迅速，对能量和营养素的需要高于成年人。这一时期也是饮食行为和生活方式形成的关键时期，家庭、学校和社会要积极开展饮食教育。

（1）了解食物，学习烹饪，提高营养科学素养：儿童期是学习营养健康知识、养成健康生活方式、提高营养健康素养的关键时期。他们不仅要认识食物、参与食物的选择和烹调、养成健康的饮食行为，更要积极学习营养健康知识、传承我国优秀饮食文化和礼仪、提高营养健康素养。家庭、学校和社会要共同努力，开展少年儿童的饮食教育。家长要将营养健康知识融入学龄儿童的日常生活中。

（2）三餐合理、规律进餐，培养良好饮食习惯：学龄儿童应做到一日三餐，均包括适量的谷薯类、蔬菜、水果、禽畜鱼蛋、豆类坚果及充足的奶制品。两餐间隔应在4~6小时，三餐应定时、定量。早餐提供的能量应占全天总能量的25%~30%、午餐占30%~40%、晚餐占30%~35%。要每天吃早餐，保证早餐的营养充足，早餐应包括谷薯类、禽畜肉蛋类、奶类或豆类及其制品和新鲜蔬菜水果等食物。

（3）合理选择零食，禁止饮酒，多喝水少喝含糖饮料：零食是指一日三餐以外所吃的所有食物和饮料。学龄儿童可选择卫生、营养丰富的食物作为零食，如水果和能够生吃的新鲜蔬菜、奶制品、大豆及其制品或坚果。油炸、高盐、高糖的食品不宜作为零食。要保障学龄儿童充足饮水，每天应在 800~1 400ml，首选白开水，并且应做到不喝或少喝含糖饮料，更不能饮酒。

（4）不偏食、节食，不暴饮、暴食，保持适宜的体重增长：学龄儿童应做到不偏食、挑食，不暴饮、暴食，要正确认识自己的体形，保证适宜的体重增长。对于营养不良的学龄儿童，要在吃饱的基础上，增加鱼、禽、蛋、肉或豆制品等富含优质蛋白质食物的摄入。超重肥胖会损害学龄儿童的体格和心理健康，要通过合理膳食和积极的身体活动来预防超重肥胖。对于已经超重肥胖的学龄儿童，应在保证其体重合理增长的基础上，控制总能量摄入，逐步增加运动频率和运动强度。

（5）增加户外活动，保证每天活动 60 分钟：有规律的运动、充足的睡眠和减少静坐时间可促进儿童生长发育、预防超重肥胖的发生，并能提高他们的学习效率。少年儿童要增加户外活动时间，做到每天累计至少 60 分钟中等强度以上的身体活动，其中每周应进行至少 3 次高强度的身体活动（包括抗阻力运动和骨质增强型运动）；观看视频时间每天不宜超过 2 小时。

四、老年人

1. 为什么要少量多餐细软

老年人食物要多样化，质地要细软，应少量多餐，以预防营养缺乏。不少老年人牙齿缺损，消化液分泌和胃肠道蠕动减弱，容易出现食欲下降和早饱现象，造成食物摄入量不足和营养素缺乏。因此，老年人的膳食更应合理设计、精准营养。

对于高龄老人和身体虚弱以及体重出现明显下降的老人，应特别注意增加餐次，除三餐外可增加两到三次加餐，保证充足的食物摄入；对于有吞咽障碍和80岁以上的老人，可选择软食，进食中要细嚼慢咽，预防呛咳和误吸；对于贫血，钙、维生素D、维生素A等营养缺乏的老年人，建议在营养师和医生的指导下，选择适合自己的营养强化食品。

2. 为什么要主动足量饮水

由于老年人身体对缺水的耐受性下降，因此要主动饮水，每天的饮水量要达到1 500~1 700ml，首选温热的白开水。户外活动能够使老年人更好地接受紫外光照射，有利于体内维生素D的合成和延缓骨质疏松的发展。一般认为，老年人每天应进行户外锻炼1~2次，每次在1小时左右，以轻微出汗为宜；也可每天走6 000步。每次运动要注意量力而行，强度不要过大，运动持续时间不要过长，可以分多次运动。

3. 如何延缓肌肉衰减

延缓老年人肌肉衰减、使老年人保持健康状态的有效方法是吃动结合。一方面要增加摄入富含优质蛋白质的瘦肉、海鱼、豆类等食物；另一方面要进行有氧运动和适当的抗阻运动。老年人体重应稳定维持在正常水平，不应过度苛求减重，体重过高或过低都会影响健康。从降低营养不良风险和死亡风险的角度考虑，70岁以上老年人的BMI应以不低于20为佳。在血脂等指标正常的情况下，对于70岁以上老年人的BMI上限值可放宽至26。

4. 如何保证摄入充足食物

老年人每天应至少摄入12种及以上的食物。可采用多种方法增加食欲和进食量，吃好三餐。早餐宜包含1~2种以上主食、1个鸡蛋、1杯奶，另外再添加适量蔬菜或水果；中餐、晚餐宜包含2种以上的主食，1~2个荤菜、1~2种蔬菜及1种豆制品。饭菜应色香味美、温度适宜。

老年人应积极、主动地参与家庭和社会活动，主动与家人或朋友一起进餐或活动，积极快乐地享受生活。对于孤寡、独居的老年人，建议应多结交朋友，或者去集体用餐地点（社区老年食堂或助餐点、托老所）用餐，以增进交流、促进食欲、摄入更丰富的食物；对于生活自理有困难的老年人，家人应多陪伴，注意其饮食和体重变化，及时发现和预防疾病的发生和发展。

第七章

健身养生指导

第一节　不同人群的体育锻炼技术

1. 体育锻炼有哪些益处

体育锻炼有助于体重控制，有利于人体骨骼、肌肉的生长，增强心血管、呼吸系统的功能，改善消化系统、免疫系统的功能状况；可以增强体质，降低心脑血管、糖尿病、肿瘤等疾病的发病率；改善和提高中枢神经系统的功能；可以调节情绪、陶冶情操，提高应变能力和适应能力，使人生活愉快、精神饱满、心情舒畅，从而达到健康长寿的目的。

2. 个人进行体育锻炼应遵循哪些原则

（1）应积极主动参与体育锻炼，并在自己可承受的范围内尽可能多地进行相关锻炼。

（2）应当有计划循序渐进地进行持续性锻炼，同时注意控制锻炼强度，避免受伤及诱发相关疾病。

（3）需根据综合情况，包括自身的体质基础、身体功能、健康水平、所处环境等，选择全面、恰当的锻炼方法，安排适当的锻炼内容，做到因时、因地、因人制宜。

3. 怎样进行体育锻炼强度的分级

运动强度可以基于最大心率百分数、自我感知运动强度、代谢当量、最大耗氧量百分数等方面进行分级。其中，在生活中较为实用的分级方法为自我感知运动强度，它是以个体主观用力和疲劳感的程度来判断身体的活动强度。自我感知运动强度可分为 10 个级别，其中 0 级表示休息状态；1~2 级为很弱或弱；3~4 级为温和；5~6 级为中等；7~8 级为有疲惫感；9~10级为非常疲惫。其中 5~6 级表示自我感知达到中等强度，此时心跳和呼吸均会较平时加快，可以随着呼吸的节奏连续说话，但不能放声歌唱，如同尽力快走时的感觉。

4. 哪些人不适合进行体育锻炼

体育锻炼对一般疾病没有什么特别的禁忌，但在以下特殊情况下，不宜进行体育锻炼。

（1）正在发热的人群：人体发热时，体内免疫系统和外来抗原进行激烈斗争，此时机体需要耗费大量能量，进行运动会让机体损失更多的能量，不利于身体的康复。

（2）既往发生过心脑血管疾病的人群：这类人群心血管功能较差，可能会因为剧烈运动再次诱发相关心脑血管疾病。

（3）严重骨质疏松的人群：如果人体中骨的韧性特别差，在运动过程中就很可能造成骨折。

（4）处于肌肉、肌腱及骨相关损伤恢复期的人群：此类人群应当在专业人员指导下进行锻炼，否则可能会再次受伤。

5. 儿童、青少年如何进行体育锻炼

儿童、青少年进行相关体育锻炼有利于骨骼、肌肉及心肺系统的发育，同时可以促进机体的协调性，并有助于心理健康。5~17 岁的儿童及青少年建议每天应进行累计至少 1 小时以上的中到高强度体育锻炼，且每周至少应进行 3 次高强度体育锻炼。同时，建议儿童及青少年积极参加团体性运动，如足球、篮球、冰球等，既可锻炼身体功能又可增强团队协作能力。

6. 中年人如何进行体育锻炼

中年人适合进行中等强度的有氧锻炼，包括慢跑、跳绳、乒乓球、足球练习、篮球练习、游泳、滑冰、太极拳及八段锦等，以每天进行为佳。同时，应有针对性地进行功能性锻炼，以改善肌肉等器官的功能，并在生活和工作中应尽可能地保持身体活动。

7. 老年人如何进行体育锻炼

老年人进行体育锻炼能够改善血脂代谢、延缓血管硬化、增强胰岛素敏感性，进而可降低血脂、血糖、血压，同时也能够在一定程度上预防血栓的形成。由于老年人的身体功能已经出现了退行性变化，各器官系统的功能也有所下降，因此不适宜进行高强度的锻炼。此外，老年人在参加体育锻炼时，应当科学、谨慎，并定期进行健康体检，以避免发生危险。老年人建议每天进行 30~60 分钟中等强度的体育锻炼，可以多次分段进行。老年人的锻炼项目与中年人基本相同，尤其要注意的是，由于老年人在骨

折后不易愈合，因此应尽量避免进行滑冰等高危险性运动。

8. 高血压患者如何进行体育锻炼

高血压患者可以通过运动舒张外周血管及改善心脏功能。因此，高血压患者如无心衰、不稳定性心绞痛、脑出血等运动禁忌证，可参考一般中老年人的运动方式及运动量进行运动。需要注意的是，某些降压药（如钙通道拮抗剂与血管舒张剂）可能诱发运动后低血压。同时，在运动过程中，如血压接近或超过 220/105mmHg 时，应当停止运动。

9. 糖尿病患者如何进行体育锻炼

肌肉具有较强的代谢葡萄糖的功能，因此糖尿病患者适宜进行肌肉力量练习，如俯卧撑、引体向上、仰卧起坐及各种练习肌肉的器械锻炼。为避免运动性低血糖的发生，一般在运动前应准备好糖块，一旦出现饥饿、心慌、无力等低血糖症状，应及时含服糖块。

第二节　中医实用技术

一、中医特色外治法

中医学认为人体是一个不可分割的整体，人体内部的五脏六腑在体表都有相对应的部分，内外之间通过经络相互沟通联系。经络、腧穴是外治法的主要作用部位。可通过刮痧、拔罐、推拿、艾灸等不同的体表刺激方法，以激活经络、腧穴，达到治病、保健的目的。

1. 艾灸技术有哪些内容

艾灸是用艾绒或以艾绒为主要成分制成的灸材，点燃后悬置或放置在穴位或病变部位进行烧灼、温熨，借灸火的热力以及药物的作用，以达到治病、防病和保健目的的一种外治方法。常用方法有艾条灸、间接灸、温灸器灸等（图 7-2-1）。

（1）艾条灸：将艾条的燃烧端悬于施灸部位上方距皮肤 2~3cm 处，以灸至患者有温热、舒适感但无灼痛感为宜，皮肤稍有红晕者为温和灸；将

艾条的燃烧端悬于施灸部
位上方距皮肤 2~3cm 处，
平行往复、回旋熏灸，使
皮肤有温热感而不至于灼
痛者为回旋灸；将艾条的燃
烧端悬于施灸部位上方距
皮肤 2~3cm 处，对准穴位，
上下移动，使之像鸟雀啄食

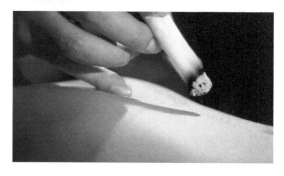

图 7-2-1　艾灸疗法

样，一起一落，忽近忽远地施灸为雀啄灸。

（2）间接灸：是在艾炷与皮肤之间垫隔适当中药材后而施灸的一种方
法。根据所选用中药材的不同，间接灸又分为隔姜灸、隔蒜灸等。

（3）温灸器灸：是将艾条或艾绒置入温灸器内施灸的一种方法。

每次施灸时间应为 10~40 分钟，具体需依病症辨证确定。以 5~15 次
为一个疗程。

2. 什么是刮痧

刮痧疗法是在中医经络理论指导下，用特制的刮痧板或介质，在人体
皮肤表面的相应部位进行
由上而下、由内向外的反复
刮摩，直到皮肤出现红色斑
点或瘀血斑块，借此解除病
痛、治疗疾病的方法。刮
痧疗法对治疗疼痛性疾病、
骨关节退行性疾病和神经、
肌肉、血管性疾病等，均有
较好的效果（图 7-2-2）。

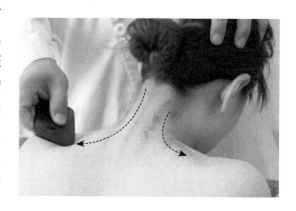

图 7-2-2　刮痧疗法

刮痧疗法的总原则为
由上向下、由内向外，单方向刮拭，并应尽可能拉长距离。头部一般采用
梳头法，由前向后或采用散射法，由头顶中心向四周刮拭；面部一般由正
中向两侧，下颌向外上刮拭；颈、背、腰部的正中及两侧一般由上往下刮
拭；肩上一般由内向外刮拭；肩前、肩外、肩后一般由上向下刮拭；胸部正

中一般由上向下刮拭；肋间一般由内向外刮拭；腹部一般由上向下，再逐步由内向外扩展刮拭；四肢宜向肢体末梢方向刮拭。

每个部位一般刮拭 20~30 次，通常选取 3~5 个部位；局部刮痧一般10~20 分钟，全身刮痧宜 20~30 分钟；两次刮痧之间宜间隔 3~6 天，或以皮肤上痧退、手压皮肤无痛感为宜，若刮痧部位的痧斑未退，则不宜在原部位进行刮拭。治疗时间，急性病直至痊愈为止，慢性病一般以 7~10 次为一疗程。

3. 怎样掌握拔罐技术

拔罐是以罐为工具，利用燃烧、抽吸、蒸气等方法造成罐内负压，使罐吸附于腧穴或体表的一定部位，以产生良性刺激，达到调节机体功能、防治疾病的外治方法（图 7-2-3）。常用罐具有玻璃罐、抽气罐，手法包括闪罐法、留罐法及走罐法。必要时也可在实施闪罐法、走罐法后再用留罐法进行治疗。

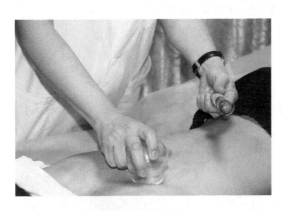

图 7-2-3　火罐疗法

留罐时间可根据年龄、病情、体质等情况而定。一般留罐时间为 5~20 分钟，若皮肤反应明显、皮肤薄弱或治疗者为老人或儿童，则留罐时间不宜过长。

治疗的间隔时间，按局部皮肤颜色和病情的变化而决定。同一部位拔罐一般隔日 1 次，直到急性病症痊愈为止。慢性病一般以 7~10 次为一疗程，两个疗程之间一般间隔 3~5 天，也可等拔罐斑痕消失后再进行下一疗程。

4. 推拿手法有哪些

推拿，亦称按摩，是在人体经络、穴位上，用推、拿、按、压、揉等手法进行治疗，以疏通全身经络、促进血液循环、缓解肌肉痉挛疼痛和筋膜粘连，多用于治疗伤科疾病和各种痛证。根据作用部位的不同，可以分为穴位推拿、经络推拿及脏腑推拿。推拿常用手法有按、摩、推、拿、揉、捏、点、弹、抹等，几种手法常相互配合进行，而不是单纯孤立地使用。推拿的刺激强度以达到酸、麻、软、胀等为度，不可过度用力，以免造成损伤，每次推拿时间应以 15~30 分钟为宜（图 7-2-4）。

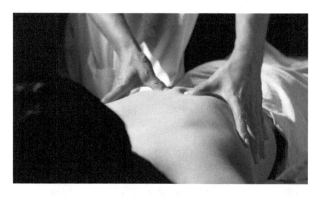

图 7-2-4　推拿疗法

二、八段锦

导引是古代的一种健身术，是通过呼吸吐纳、屈伸俯仰、活动关节等方式以达到养生保健目的。它注重将呼吸运动、肢体运动和意念活动三者相结合，以达到宣导气血、防治疾病及延年益寿的目的。导引可分为静功和动功两大类，常见的静功功法有放松功、松静功、内养功、吐纳功及站桩功等；常用的动功功法有太极拳、八段锦、五禽戏及易筋经等。导引适用的范围相当广泛，能治疗很多疾病，尤其是一些慢性病，如原发性高血压、冠心病、肥胖症、头痛、慢性腰腿疼、颈椎病、腰椎病、失眠及慢性支气管炎等。本篇重点向大家介绍一下八段锦。

1. 什么是八段锦

"八段锦"是一套动作简单、易学易练的传统运动功法。"八段"是指其动作共有八节；"锦'俗称"织锦"，有典雅华美之意，谓其珍贵。八段锦这一名称，最早见于宋人洪迈所编的《夷坚志》中。其在我国民间流传十分广泛，并在实践中不断加以修改、创新，演变出许多种类，如岳飞八段锦、十二段锦、自摩八段锦、床功八段锦及坐势八段锦等，各种功法各有所长。本篇主要介绍由国家体育总局健身气功管理中心收集、整编的"健身气功·八段锦"。

"八段锦"功法能柔筋健骨、养气壮力，可以行气活血、调和五脏六腑，男女老幼皆可锻炼。现代研究也已证实，这套功法能改善神经体液调节功能和加强血液循环，对腹腔脏器有柔和的按摩作用，对神经系统、心血管系统、消化系统、呼吸系统及运动器官都有良好的调节作用，是一种较好的体育运动（图 7-2-5）。

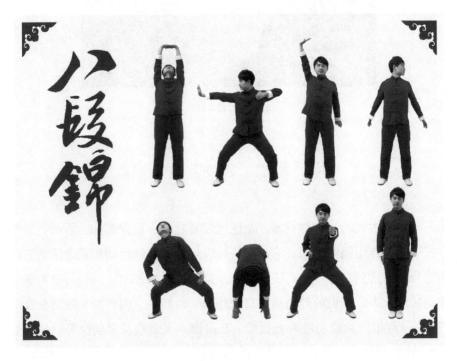

图 7-2-5　八段锦

2. 如何练习八段锦

（1）预备式（图 7-2-6）

动作一：两脚并步站立，两臂自然垂于体侧，身体中正，目视前方。

动作二：松腰沉髋，将身体重心移至右腿；左脚向左侧开步，脚尖朝前，约与肩同宽，目视前方。

动作三：两臂内旋，两掌分别向两侧摆起，约与髋同高，掌心向后，目视前方。

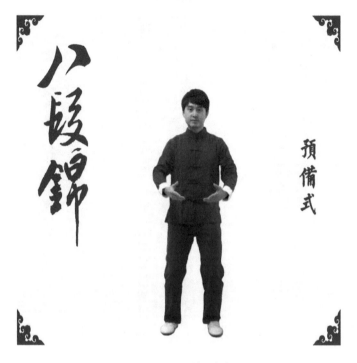

图 7-2-6　八段锦预备式

动作四：接前一动作。两腿膝关节稍屈；同时，两臂外旋，向前合抱于腹前呈圆弧形，与脐同高，掌心向内，两掌指间距约 10cm，目视前方。

（2）第一式：两手托天理三焦（图 7-2-7）

动作一：接上式。两臂外旋微下落，两掌五指分开在腹前交叉，掌心向上，目视前方。

动作二：上动不停。两腿徐缓挺膝伸直；同时，两掌向上托至胸前，随之两臂内旋向上托起，掌心向上；抬头，目视两掌。

动作三：上动不停。两臂继续上托，肘关节伸直；同时，下颏内收，动作略停，目视前方。

动作四：身体重心缓缓下降；两腿膝关节微屈；同时，十指慢慢分开，两臂分别从身体两侧下落，两掌捧于腹前，掌心向上，目视前方。

本式托举、下落为一遍，共做 6 遍。

操作提示：两掌上托要舒胸展体，略有停顿，保持抻拉。两掌下落，松腰沉髋，沉肩坠肘，松腕舒指，上体中正。

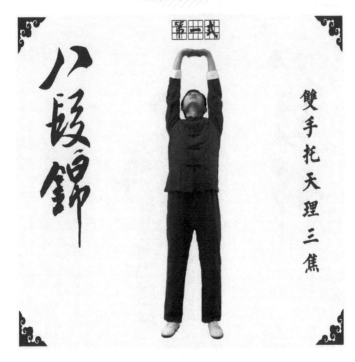

图 7-2-7 八段锦第一式

（3）第二式：左右开弓似射雕（图 7-2-8）

动作一：接上式。身体重心右移；左脚向左侧开步站立，两腿膝关节自然伸直；同时，两掌向上交叉于胸前，左掌在外，两掌心向内，目视前方。

动作二：上动不停。两腿徐缓屈膝半蹲成马步；同时，右掌屈指成"爪"，向右拉至肩前；左掌成八字掌，左臂内旋，向左侧推出，与肩同高，坐腕，掌心向左，犹如拉弓射箭之势；动作略停，目视左掌方向。

动作三：身体重心右移；同时，右手五指伸开成掌，向上、向右划弧，与肩同高，指尖朝上，掌心斜向前；左手指伸开成掌，掌心斜向后，目视右掌。

动作四：上动不停。重心继续右移；左脚回收成并步站立；同时，两掌分别由两侧下落，捧于腹前，指尖相对，掌心向上，目视前方。

动作五至动作八：同动作一至动作四，唯左右相反。

本式一左一右为 1 遍，共做 3 遍。第 3 遍最后一动作时，身体重心继续左移，右脚回收成开步站立，与肩同宽，膝关节微屈；同时，两掌分别由两侧下落，捧于腹前，指尖相对，掌心向上，目视前方。

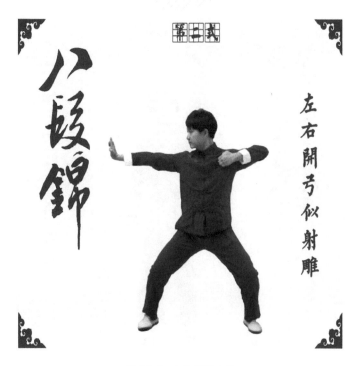

图 7-2-8　八段锦第二式

操作提示：侧拉之手五指要并拢屈紧，肩臂放平。八字掌侧撑时，需沉肩坠肘、屈腕、竖指，掌心涵空。年老或体弱者可自行调整马步的高度。

（4）第三式：调理脾胃须单举（图 7-2-9）

动作一：接上式。两腿徐缓挺膝伸直；同时，左掌上托，左臂外旋上穿经面前，随之臂内旋上举至头左上方，肘关节微屈，力达掌根，掌心向上、掌指向右；同时，右掌微上托，随之臂内旋下按至右髋旁，肘关节微屈，力达掌根，掌心向下、掌指向前，动作略停，目视前方。

动作二：松腰沉髋，身体重心缓缓下降，两腿膝关节微屈；同时，左臂屈肘外旋，左掌经面前下落于腹前，掌心向上；右臂外旋，右掌向上捧于腹前，两掌指尖相对，相距约 10cm，掌心向上，目视前方。

动作三、四：同动作一、动作二，唯左右相反。

本式一左一右为 1 遍，共做 3 遍。第 3 遍最后一动作时，两腿膝关节微屈；同时，右臂屈肘，右掌下按于右髋旁，掌心向下、掌指向前，目视前方。

操作提示：力在掌根，上撑下按，舒胸展体，拔长腰脊。

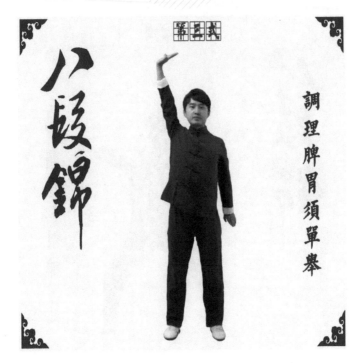

图 7-2-9　八段锦第三式

（5）第四式：五劳七伤往后瞧（图 7-2-10）

动作一：接上式。两腿徐缓挺膝伸直；同时，两臂伸直，掌心向后、指尖向下，目视前方；然后上动不停，两臂充分外旋，掌心向外；头向左后转，动作略停，目视左斜后方。

动作二：松腰沉髋。身体重心缓缓下降，两腿膝关节微屈；同时，两臂内旋按于髋旁，掌心向下、指尖向前，目视前方。

动作三：同动作一，唯左右相反。

动作四：同动作二。

本式一左一右为1遍，共做3遍。第3遍最后一动作时，两腿膝关节微屈；同时，两掌捧于腹前，指尖相对，掌心向上，目视前方。

操作提示：头向上顶，肩向下沉。转头不转体，旋臂，两肩后开。

（6）第五式：摇头摆尾去心火（图 7-2-11）

动作一：接上式。身体重心左移，右脚向右开步站立，两腿膝关节自然伸直；同时，两掌上托与胸同高时，两臂内旋，两掌继续上托至头上方，

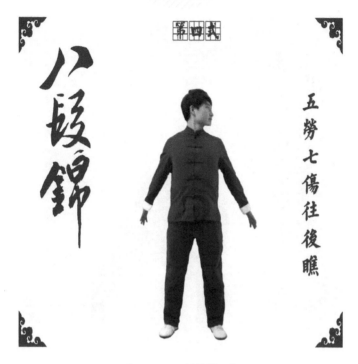

图 7-2-10　八段锦第四式

肘关节微屈，掌心向上、指尖相对，目视前方。

　　动作二：上动不停。两腿徐缓屈膝半蹲成马步；同时，两臂从两侧下落，两掌扶于膝关节上方，肘关节微屈，小指侧向前，目视前方。

　　动作三：身体重心向上稍升起，而后右移；上体先向右倾，随之俯身，目视右脚。

　　动作四：上动不停。身体重心左移；同时，上体由右向前、向左旋转，目视右脚。

　　动作五：身体重心右移，成马步；同时，头向后摇，上体立起，随之下颏微收，目视前方。

　　动作六至动作八：同动作三至动作五，唯左右相反。

　　本式一左一右为1遍，共做3遍。做完3遍后，身体重心左移，右脚回收成开步站立，与肩同宽；同时，两掌向外经两侧上举，掌心相对，目视前方。随后松腰沉髋，身体重心缓缓下降。两腿膝关节微屈，同时屈肘，两掌经面前下按至腹前，掌心向下、指尖相对，目视前方。

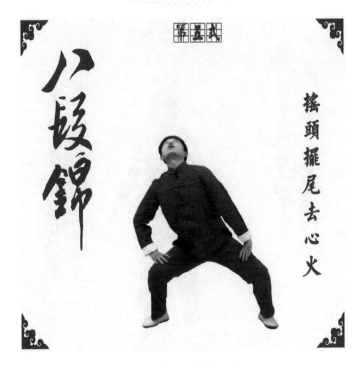

图 7-2-11　八段锦第五式

操作提示：马步下蹲要收髋敛臀，上体中正。摇转时，颈部与尾闾对拉伸长，好似两个轴在相对运转，速度应柔和缓慢，动作圆活连贯。年老或体弱者要注意动作幅度，不可强求。

（7）第六式：两手攀足固肾腰（图 7-2-12）

动作一：接上式。两腿挺膝伸直站立；同时，两掌指尖向前，两臂向前、向上举起，肘关节伸直，掌心向前，目视前方。

动作二：两臂外旋至掌心相对，屈肘，两掌下按于胸前，掌心向下、指尖相对，目视前方。

动作三：上动不停。两臂外旋，两掌心向上，随之两掌掌指顺腋下向后插，目视前方。

动作四：两掌心向内沿脊柱两侧向下摩运至臀部；随之上体前俯，两掌继续沿腿后向下摩运，经脚两侧置于脚面；抬头，动作略停，目视前下方。

本式一上一下为 1 遍，共做 6 遍。做完 6 遍后，上体立起；同时，两臂向前、向上举起，肘关节伸直，掌心向前，目视前方。随后松腰沉髋，

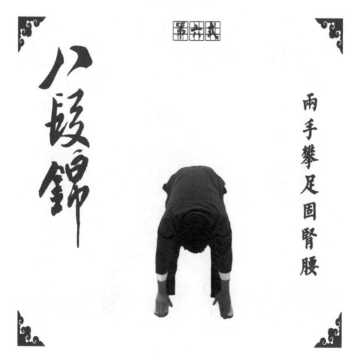

八段锦

第六式

两手攀足固肾腰

图 7-2-12 八段锦第六式

身体重心缓缓下降,两腿膝关节微屈;同时,两掌向前下按至腹前,掌心向下,指尖向前,目视前方。

操作提示:反穿摩运要适当用力,至足背时松腰沉肩,两膝挺直,向上起身时手臂主动上举,带动上体立起。年老或体弱者可根据身体状况自行调整动作幅度,不可强求。

(8)第七式:攒拳怒目增气力(图 7-2-13)

接上式。身体重心右移,左脚向左开步,两腿徐缓屈膝半蹲成马步;同时,两掌握固,抱于腰侧,拳眼朝上,目视前方。

动作一:左拳缓慢用力向前冲出,与肩同高,拳眼朝上;瞪目,视左拳冲出的方向。

动作二:左臂内旋,左拳变掌,虎口朝下;目视左掌,左臂外旋,肘关节微屈;同时,左掌向左缠绕,变掌心向上后握固,目视左拳。

动作三:屈肘,回收左拳至腰侧,拳眼朝上,目视前方。

动作四至动作六:同动作一至动作三,唯左右相反。

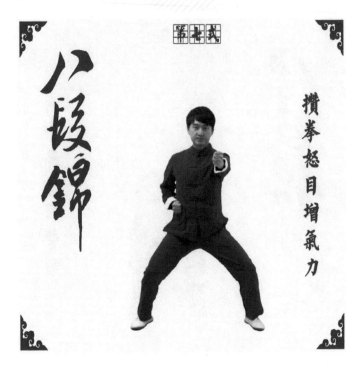

图 7-2-13　八段锦第七式

本式一左一右为 1 遍，共做 3 遍。做完 3 遍后，身体重心右移，左脚回收成并步站立；同时，两拳变掌，自然垂于体侧，目视前方。

操作提示：马步的高低可根据自己的腿部力量灵活掌握。冲拳时要怒目瞪眼，注视冲出之拳，同时脚趾抓地，拧腰顺肩，力达拳面；拳回收时要旋腕，五指用力抓握。

（9）第八式：背后七颠百病消（图 7-2-14）

动作一：接上式。两脚跟提起；头上顶，动作略停，目视前方。

动作二：两脚跟下落，轻震地面，目视前方。

本式一起一落为 1 遍，共做 7 遍。

操作提示：上提时脚趾要抓地，脚跟尽力抬起，两腿并拢，百会穴上顶，略有停顿，要掌握好平衡。脚跟下落时，咬牙，轻震地面，动作不要过急。

（10）收式（图 7-2-15）

动作一：接上式。两臂内旋，向两侧摆起，与髋同高，掌心向后，目视前方。

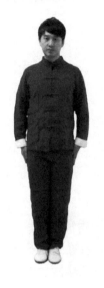

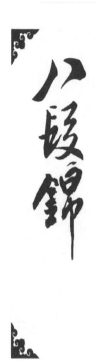

八段锦

背後七顛百病消

图 7-2-14　八段锦第八式

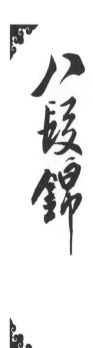

八段锦

收勢還原

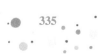

图 7-2-15　八段锦收式

动作二：两臂屈肘，两掌相叠置于丹田处（男性左手在内，女性右手在内），目视前方。

动作三：两臂自然下落，两掌轻贴于腿外侧，目视前方。

三、脏腑推拿

脏腑推拿师通过手法作用于胸腹部、头面部等脏腑对应的体表部位，使脏腑受到手法的直接刺激，以达到和中理气、通腑散结、行气活血等功效。主要适用于包括内科、妇科、男科等病证，如胃脘痛、腹泻、痛经、消渴、头痛及眩晕等。

1. 脏腑推拿基本操作手法有哪些

（1）按法：以拇指、掌根置于施术部位上，做与施术部位相垂直的按压。当按压力达到所需的力量后，需稍停片刻，"按而留之"，然后松劲撤力，再做重复按压。按法分为指按法（图 7-2-16）、掌按法（图 7-2-17）及肘按法（图 7-2-18）。

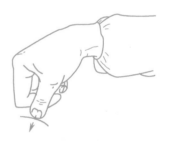

图 7-2-16　指按法

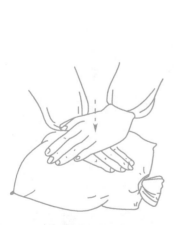

图 7-2-17　掌按法

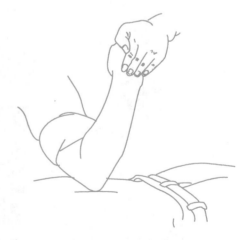

图 7-2-18　肘按法

（2）点法：以拇指指端、中指指端、拇指指间关节背侧或示指指间关节背侧等部位着力于施术部位，垂直用力按压，使力向深部传导；或者以拇指指端、中指指端等部位自施术部位上部，快速冲击施术部位（图7-2-19）。

（3）揉法：以手指罗纹面、大鱼际或掌根置于施术部位上，腕关节微屈或伸直，前臂做主动运动，通过腕关节使手指罗纹面、大鱼际或掌根在施术部位上做轻柔灵活的小幅度的环形运动，带动皮

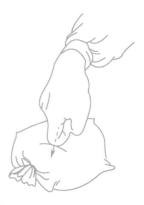

图 7-2-19　点法

肤和皮下组织，每分钟操作120~160次。揉法分为拇指揉法（图7-2-20）、中指揉法（图7-2-21）、鱼际揉法（图7-2-22）和掌根揉法（图7-2-23）。

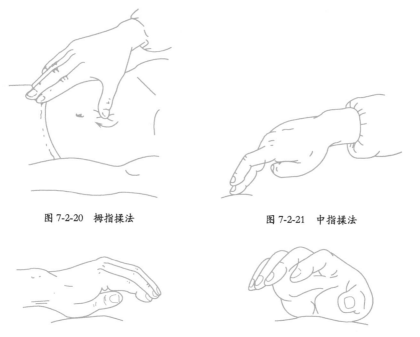

图 7-2-20　拇指揉法

图 7-2-21　中指揉法

图 7-2-22　鱼际揉法

图 7-2-23　掌根揉法

（4）摩法：以手指罗纹面或手掌附着于施术部位，腕微屈，掌指及指间关节自然伸直，用腕和前臂的协调运动，带动手指罗纹面或手掌在所需治疗部位作顺时针方向或逆时针方向的环旋摩动，每分钟操作120~160次。摩法分为指摩法（图7-2-24）和掌摩法（图7-2-25）。

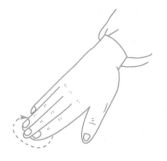

图 7-2-24　指摩法

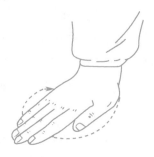

图 7-2-25　掌摩法

（5）抖法：用双手或单手握住患者的手腕部或脚踝部，缓缓地将其患肢抬起，以臂力及腕力为主，微微用力作小幅度的上下连续抖动，使肢体关节、肌肉有松动感。抖法分为抖上肢法（图 7-2-26）和抖下肢法（图7-2-27）。

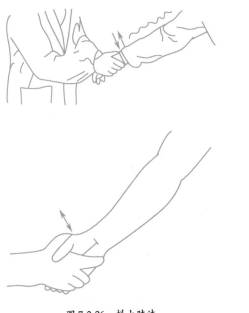

图 7-2-26　抖上肢法

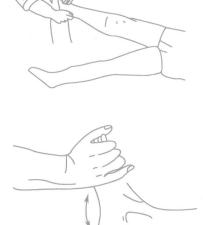

图 7-2-27　抖下肢法

（6）拍法：用手掌腹面着力，五指自然并拢，掌指关节微屈，使掌心空虚，以腕力为主，以虚掌作节律地拍击治疗部位，一般拍打 3~5 次即可，对肌肤感觉迟钝麻木者，可拍打至表皮微红充血为度（图 7-2-28）。

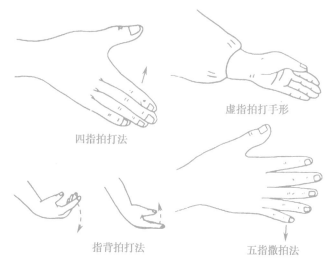

四指拍打法

虚指拍打手形

指背拍打法

五指撒拍法

图 7-2-28　拍法

（7）擦法：用手掌紧贴皮肤，腕关节自然伸直，用全掌、大鱼际或小鱼际为着力点，作用于施术部位，以上臂的主动运动，带动手稍用力下压并作上下向或左右向的直线往返摩擦，使之产生一定的热量。擦法分为掌擦法、大鱼际擦法、小鱼际擦法（图 7-2-29）。

（8）捏法：拇指与其余手指掌面相对用力，腕关节放松，捏住施术部位的皮肤等软组织，捏紧后将其上提再慢慢放下，再捏紧、提起、放下，反复操作（图 7-2-30）。

2. 人体各部位推拿手法有哪些

（1）头面部推拿：上面部自眉心分别向两侧推至眉尾，反复 5~10 次；由内向外、由下至上轻揉眼眶 3~5 圈；中面部自鼻翼推摩至耳前，反复 5~10 次；下面部用指腹自嘴角轻摩至耳根，反复 5~10 次；重点点揉印堂、百会、睛明、太阳及风池等穴，各 1~2 分钟。

（2）颈肩部推拿：拿揉颈项部肌肉 2~3 分钟；自上而下按压脊柱两侧 3~5 次；自内向外拿揉肩部 2~3 分钟；重点按揉肩井、秉风、天宗穴，各 1~2 分钟。

（3）胸腹部推拿：掌根按压双肩 5~10 次；自正中线向两侧分推至腋中线，由上至下反复 3~5 次；叠掌顺时针揉全腹 2~3 分钟；以脐为中心，先顺时针后逆时针，各旋转轻摩脐周 30 次；重点点压上脘、中脘、下脘、气

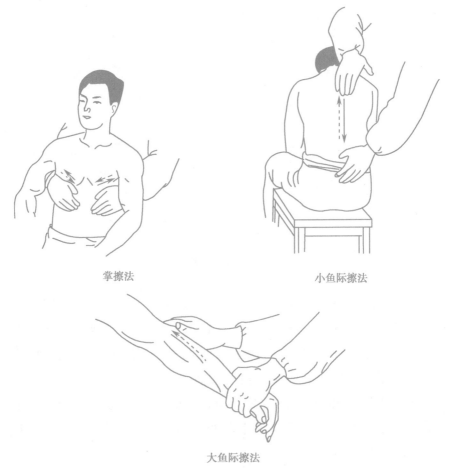

掌擦法　　　　　　　　　　　　　小鱼际擦法

大鱼际擦法

图 7-2-29　擦法

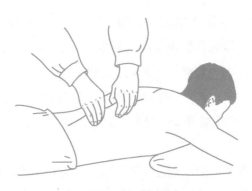

图 7-2-30　捏法

海、关元等穴，各 1~2 分钟。

（4）腰背部推拿：自上而下按揉脊柱两侧第一、二条膀胱经 3~5 次；自上而下拍打腰背部 1~2 分钟；快速搓擦腰骶部至腰部感到温热为止，约半分钟；掌根直推脊柱两侧 3~5 次；重点按揉肾俞、命门等穴，各 1~2 分钟。

（5）上肢部推拿：由肩部至腕部捏揉上肢肌肉，反复 3~5 次；双手拇指交替按揉腕关节 1~2 分钟；双手拇指指腹推摩掌心 3~5 次；上下抖动上肢 1~2 分钟；重点点按曲池、劳宫、合谷、内关等穴，各 1~2 分钟。

（6）下肢部推拿：沿下肢前侧、内侧、外侧、后侧自上而下直推，各 3~5 次；沿下肢前侧、内侧、外侧、后侧、臀部，自上而下拿揉 3~5 次；双手如抱球状抱住患者膝关节两侧，轻揉 1~2 分钟；自上而下分别拍打患者下肢前侧、内侧、外侧、后侧、臀部各 3~5 次；以指腹和大鱼际推摩足背 10~20 次；先顺时针后逆时针旋转活动踝关节，各 5~8 圈；重点按压足三里、血海、三阴交、环跳、委中等穴，各 1~2 分钟。

3. 脏腑推拿应注意的事项有哪些

（1）在康复过程中，上述操作手法可以单独使用，也可复合运用。一般先用揉法，待患者适应后，再使用其他手法，手法要均匀有力、持久柔和，以达到渗透的目的，最后再以轻手法予以缓解。

（2）操作时用力均须徐徐由轻到重、重中有轻，切忌粗暴、强揉硬推，以免伤害皮肤及组织器官。

（3）要根据被按摩者的体质情况，确定推拿的手法、力度和持续时间。

（4）患有骨质疏松症、出血性疾病，严重心脑血管疾病等患者慎用按摩。

（5）局部皮肤有破损、皮肤病、骨折及肿瘤局部部位禁用按摩。

第三节　歌唱与养生

1. 练习歌唱有哪些益处

根据美国老年学研究中心的调查发现，歌唱家的心脏功能和普通人相比，显得更加活跃。从运动角度讲，歌唱是有氧运动，不仅是嗓子、口腔在运动，也是身体由内而外的运动。

（1）歌唱能提升人体的心肺功能，促进脏腑健康：练习歌唱时，吸气与呼气间横膈肌大幅度、频繁地上下移动，使胸腔、腹腔产生振动，这种震荡作用可以使五脏六腑得到按摩，以增强脏腑功能；随着歌曲节奏快慢、缓急的变化，歌唱的呼吸时长时短、时快时慢，呼吸系统不断加压减压的快速变化，使得呼吸系统的肌肉得到锻炼；歌唱还可以减慢心肺功能的衰退，歌唱时吸气与呼气周而复始地动作，在保持上呼吸道畅通的同时，还增强了心、肺功能；一般性的健身活动大多只能活动四肢及肌肉，唯有歌唱能按摩到内脏，激活脏腑潜能，促进脏腑健康。

（2）歌唱有助于增强免疫功能：歌唱能提高体内免疫球蛋白A和抗压力激素的浓度，增强机体的免疫功能。从精神角度讲，歌声可以让人乐观向上，用音乐倾吐心声、抒发情感。人在情绪欢愉时大脑会产生一种名为"多巴胺"的激素，使心情变得愉悦，从而促进心理健康（目前，很多企业都借助音乐疗法为员工减压）。儿童学歌唱可以促进大脑右半球的发育，开发智力。

（3）成年人学歌唱有助于增加脑部血流量与氧气的交换，促进大脑的新陈代谢。据说有些阿尔茨海默病的患者通过音乐治疗手段减轻了症状。全身心投入演唱时，人的神经会变得紧张起来，演唱结束时随即放松下来，这样一松一紧的循环可以刺激自主神经，纾解身心压力。

2. 如何练习歌唱

练习歌唱，掌握正确的呼吸方法尤为重要。就其本质和生理学基础来说，歌唱中的呼吸与日常生活中的呼吸完全一样，但在运用上却有很大区别。平常的呼吸是下意识的运动，而歌唱时的呼吸则必须根据歌唱发声和艺术表现的要求进行。正确歌唱需运用胸腹式呼吸，以下介绍3种简易练习方法。

（1）仰卧式呼吸：首先仰卧在地上或床上，在腹部放上1~2斤重的物体，比如书。用打哈欠或闻花状态把气吸进来，使胸腹部扩张充满气体，保持5秒钟，然后用"丝"字缓慢地呼气，越慢越好，直到把胸腹内的气体全部呼出。

（2）站立式呼吸：下颌自然微收、眼睛平视前方、面部表情自然大方、肩颈放松、双腿稍微分开自然站立，身体重心放在两只脚上，用口鼻同时吸气，感觉自己的前胸后背、两肋完全被气体涨满，保持5秒钟，然后用"丝"字缓慢地呼气，越慢越好，直到把胸腹内的气体全部呼出（练习时可双手放在腰两侧感受呼吸）。

（3）弹跳式呼吸：按第二种方法保持自然站立姿势，双手扶住两侧腰，当感觉气体充满胸腹后，快速用"哈"一下一下地呼出，放声练习，每一次的"哈"都用身体内的气息把声音送出去，越远越好，类似于练武功时发出"哈"的声音。歌唱时全身保持这样的呼吸状态。

以上3种呼吸练习每日不少于30分钟，熟能生巧，日积月累，养成正确的歌唱方法，增强呼吸功能。

3. 练习歌唱要注意哪些方面

（1）练习歌唱的前提：①自己主动想去唱歌；②要放开唱，不能只在嘴边低吟。

（2）练习歌唱的要点：①空腹唱歌，但不要有饥饿感；②唱歌必须用气，通俗音乐中的气是由一呼一吸这两个动作交替构成的，绝不要有第3个动作产生，如停顿、重吸、重呼、偷气及漏气等。

（3）学会正确歌唱，请记住以下几个"更好"：①站着唱比坐着唱更好；②大声唱比小声唱更好；③边唱边动比光唱不动更好；④慢歌、快歌交替唱更好；⑤天天唱比偶尔唱更好。每天这样唱歌，你就是"健康歌唱家"。

《国务院关于实施健康中国行动的意见》

国发〔2019〕13 号

各省、自治区、直辖市人民政府，国务院各部委、各直属机构：

人民健康是民族昌盛和国家富强的重要标志，预防是最经济最有效的健康策略。党中央、国务院发布《"健康中国 2030"规划纲要》，提出了健康中国建设的目标和任务。党的十九大作出实施健康中国战略的重大决策部署，强调坚持预防为主，倡导健康文明生活方式，预防控制重大疾病。为加快推动从以治病为中心转变为以人民健康为中心，动员全社会落实预防为主方针，实施健康中国行动，提高全民健康水平，现提出以下意见。

一、行动背景

新中国成立后特别是改革开放以来，我国卫生健康事业获得了长足发展，居民主要健康指标总体优于中高收入国家平均水平。随着工业化、城镇化、人口老龄化进程加快，我国居民生产生活方式和疾病谱不断发生变化。心脑血管疾病、癌症、慢性呼吸系统疾病、糖尿病等慢性非传染性疾病导致的死亡人数占总死亡人数的 88%，导致的疾病负担占疾病总负担的 70% 以上。居民健康知识知晓率偏低，吸烟、过量饮酒、缺乏锻炼、不合理膳食等不健康生活方式比较普遍，由此引起的疾病问题日益突出。肝炎、结核病、艾滋病等重大传染病防控形势仍然严峻，精神卫生、职业健康、地方病等方面问题不容忽视。

为坚持预防为主，把预防摆在更加突出的位置，积极有效应对当前突出健康问题，必须关口前移，采取有效干预措施，细化落实《"健康中国 2030"规划纲要》对普及健康生活、优化健康服务、建设健康环境等部署，聚焦当前和今后一段时期内影响人民健康的重大疾病和突出问题，实施疾病预防和健康促进的中长期行动，健全全社会落实预防为主的制度体系，持之以恒加以推进，努力使群众不生病、少生病，提高生活质量。

二、总体要求

（一）指导思想

以习近平新时代中国特色社会主义思想为指导，全面贯彻党的十九大和十九届二中、三中全会精神，坚持以人民为中心的发展思想，坚持改革创新，贯彻新时代卫生与健康工作方针，强化政府、社会、个人责任，加快推动卫生健康工作理念、服务方式从以治病为中心转变为以人民健康为中心，建立健全健康教育体系，普及健康知识，引导群众建立正确健康观，加强早期干预，形成有利于健康的生活方式、生态环境和社会环境，延长健康寿命，为全方位全周期保障人民健康、建设健康中国奠定坚实基础。

（二）基本原则

普及知识、提升素养。把提升健康素养作为增进全民健康的前提，根据不同人群特点有针对性地加强健康教育与促进，让健康知识、行为和技能成为全民普遍具备的素质和能力，实现健康素养人人有。

自主自律、健康生活。倡导每个人是自己健康第一责任人的理念，激发居民热爱健康、追求健康的热情，养成符合自身和家庭特点的健康生活方式，合理膳食、科学运动、戒烟限酒、心理平衡，实现健康生活少生病。

早期干预、完善服务。对主要健康问题及影响因素尽早采取有效干预措施，完善防治策略，推动健康服务供给侧结构性改革，提供系统连续的预防、治疗、康复、健康促进一体化服务，加强医疗保障政策与健康服务的衔接，实现早诊早治早康复。

全民参与、共建共享。强化跨部门协作，鼓励和引导单位、社区（村）、家庭和个人行动起来，形成政府积极主导、社会广泛动员、人人尽责尽力的良好局面，实现健康中国行动齐参与。

（三）总体目标

到2022年，健康促进政策体系基本建立，全民健康素养水平稳步提高，健康生活方式加快推广，重大慢性病发病率上升趋势得到遏制，重点传染病、严重精神障碍、地方病、职业病得到有效防控，致残和死亡风险逐步降低，重点人群健康状况显著改善。

到 2030 年，全民健康素养水平大幅提升，健康生活方式基本普及，居民主要健康影响因素得到有效控制，因重大慢性病导致的过早死亡率明显降低，人均健康预期寿命得到较大提高，居民主要健康指标水平进入高收入国家行列，健康公平基本实现。

三、主要任务

（一）全方位干预健康影响因素

1. 实施健康知识普及行动。维护健康需要掌握健康知识。面向家庭和个人普及预防疾病、早期发现、紧急救援、及时就医、合理用药等维护健康的知识与技能。建立并完善健康科普专家库和资源库，构建健康科普知识发布和传播机制。强化医疗卫生机构和医务人员开展健康促进与教育的激励约束。鼓励各级电台电视台和其他媒体开办优质健康科普节目。到2022 年和 2030 年，全国居民健康素养水平分别不低于 22% 和 30%。

2. 实施合理膳食行动。合理膳食是健康的基础。针对一般人群、特定人群和家庭，聚焦食堂、餐厅等场所，加强营养和膳食指导。鼓励全社会参与减盐、减油、减糖，研究完善盐、油、糖包装标准。修订预包装食品营养标签通则，推进食品营养标准体系建设。实施贫困地区重点人群营养干预。到 2022 年和 2030 年，成人肥胖增长率持续减缓，5 岁以下儿童生长迟缓率分别低于 7% 和 5%。

3. 实施全民健身行动。生命在于运动，运动需要科学。为不同人群提供针对性的运动健身方案或运动指导服务。努力打造百姓身边健身组织和"15 分钟健身圈"。推行公共体育设施免费或低收费开放。推动形成体医结合的疾病管理和健康服务模式。把高校学生体质健康状况纳入对高校的考核评价。到 2022 年和 2030 年，城乡居民达到《国民体质测定标准》合格以上的人数比例分别不少于 90.86% 和 92.17%，经常参加体育锻炼人数比例达到 37% 及以上和 40% 及以上。

4. 实施控烟行动。吸烟严重危害人民健康。推动个人和家庭充分了解吸烟和二手烟暴露的严重危害。鼓励领导干部、医务人员和教师发挥控烟引领作用。把各级党政机关建设成无烟机关。研究利用税收、价格调节等综合手段，提高控烟成效。完善卷烟包装烟草危害警示内容和形式。到2022年和2030年，全面无烟法规保护的人口比例分别达到30%及以上和80%及以上。

5. 实施心理健康促进行动。心理健康是健康的重要组成部分。通过心理健康教育、咨询、治疗、危机干预等方式，引导公众科学缓解压力，正确认识和应对常见精神障碍及心理行为问题。健全社会心理服务网络，加强心理健康人才培养。建立精神卫生综合管理机制，完善精神障碍社区康复服务。到2022年和2030年，居民心理健康素养水平提升到20%和30%，心理相关疾病发生的上升趋势减缓。

6. 实施健康环境促进行动。良好的环境是健康的保障。向公众、家庭、单位（企业）普及环境与健康相关的防护和应对知识。推进大气、水、土壤污染防治。推进健康城市、健康村镇建设。建立环境与健康的调查、监测和风险评估制度。采取有效措施预防控制环境污染相关疾病、道路交通伤害、消费品质量安全事故等。到2022年和2030年，居民饮用水水质达标情况明显改善，并持续改善。

（二）维护全生命周期健康

7. 实施妇幼健康促进行动。孕产期和婴幼儿时期是生命的起点。针对婚前、孕前、孕期、儿童等阶段特点，积极引导家庭科学孕育和养育健康新生命，健全出生缺陷防治体系。加强儿童早期发展服务，完善婴幼儿照护服务和残疾儿童康复救助制度。促进生殖健康，推进农村妇女宫颈癌和乳腺癌检查。到2022年和2030年，婴儿死亡率分别控制在7.5‰及以下和5‰及以下，孕产妇死亡率分别下降到18/10万及以下和12/10万及以下。

8. 实施中小学健康促进行动。中小学生处于成长发育的关键阶段。动员家庭、学校和社会共同维护中小学生身心健康。引导学生从小养成健康生活习惯，锻炼健康体魄，预防近视、肥胖等疾病。中小学校按规定开齐开足体育与健康课程。把学生体质健康状况纳入对学校的绩效考核，结合学生年龄特点，以多种方式对学生健康知识进行考试考查，将体育纳入高中学业水平测试。到 2022 年和 2030 年，国家学生体质健康标准优良率分别达到 50% 及以上和 60% 及以上，全国儿童青少年总体近视率力争每年降低 0.5 个百分点以上，新发近视率明显下降。

9. 实施职业健康保护行动。劳动者依法享有职业健康保护的权利。针对不同职业人群，倡导健康工作方式，落实用人单位主体责任和政府监管责任，预防和控制职业病危害。完善职业病防治法规标准体系。鼓励用人单位开展职工健康管理。加强尘肺病等职业病救治保障。到 2022 年和 2030 年，接尘工龄不足 5 年的劳动者新发尘肺病报告例数占年度报告总例数的比例实现明显下降，并持续下降。

10. 实施老年健康促进行动。老年人健康快乐是社会文明进步的显著标志。面向老年人普及膳食营养、体育锻炼、定期体检、健康管理、心理健康以及合理用药等知识。健全老年健康服务体系，完善居家和社区养老政策，推进医养结合，探索长期护理保险制度，打造老年宜居环境，实现健康老龄化。到 2022 年和 2030 年,65 至 74 岁老年人失能发生率有所下降，65 岁及以上人群老年期痴呆患病率增速下降。

（三）防控重大疾病

11. 实施心脑血管疾病防治行动。心脑血管疾病是我国居民第一位死亡原因。引导居民学习掌握心肺复苏等自救互救知识技能。对高危人群和患者开展生活方式指导。全面落实 35 岁以上人群首诊测血压制度，加强高血压、高血糖、血脂异常的规范化管理。提高院前急救、静脉溶栓、动脉取栓等应急处置能力。到 2022 年和 2030 年，心脑血管疾病死亡率分别下降到 209.7/10 万及以下和 190.7/10 万及以下。

12. 实施癌症防治行动。癌症严重影响人民健康。倡导积极预防癌症，推进早筛查、早诊断、早治疗，降低癌症发病率和死亡率，提高患者生存质量。有序扩大癌症筛查范围。推广应用常见癌症诊疗规范。提升中西部地区及基层癌症诊疗能力。加强癌症防治科技攻关。加快临床急需药物审评审批。到 2022 年和 2030 年，总体癌症 5 年生存率分别不低于 43.3% 和 46.6%。

13. 实施慢性呼吸系统疾病防治行动。慢性呼吸系统疾病严重影响患者生活质量。引导重点人群早期发现疾病，控制危险因素，预防疾病发生发展。探索高危人群首诊测量肺功能、40 岁及以上人群体检检测肺功能。加强慢阻肺患者健康管理，提高基层医疗卫生机构肺功能检查能力。到 2022 年和 2030 年，70 岁及以下人群慢性呼吸系统疾病死亡率下降到 9/10 万及以下和 8.1/10 万及以下。

14. 实施糖尿病防治行动。我国是糖尿病患病率增长最快的国家之一。提示居民关注血糖水平，引导糖尿病前期人群科学降低发病风险，指导糖尿病患者加强健康管理，延迟或预防糖尿病的发生发展。加强对糖尿病患者和高危人群的健康管理，促进基层糖尿病及并发症筛查标准化和诊疗规范化。到 2022 年和 2030 年，糖尿病患者规范管理率分别达到 60% 及以上和 70% 及以上。

15. 实施传染病及地方病防控行动。传染病和地方病是重大公共卫生问题。引导居民提高自我防范意识，讲究个人卫生，预防疾病。充分认识疫苗对预防疾病的重要作用。倡导高危人群在流感流行季节前接种流感疫苗。加强艾滋病、病毒性肝炎、结核病等重大传染病防控，努力控制和降低传染病流行水平。强化寄生虫病、饮水型燃煤型氟砷中毒、大骨节病、氟骨症等地方病防治，控制和消除重点地方病。到 2022 年和 2030 年，以乡（镇、街道）为单位，适龄儿童免疫规划疫苗接种率保持在 90% 以上。

四、组织实施

（一）加强组织领导

国家层面成立健康中国行动推进委员会，制定印发《健康中国行动（2019—2030 年）》，细化上述 15 项行动的目标、指标、任务和职责分工，统筹指导各地区各相关部门加强协作，研究疾病的综合防治策略，做好监测考核。要根据医学进步和相关技术发展等情况，适时组织修订完善《健康中国行动（2019—2030 年）》内容。各地区要结合实际健全领导推进工作机制，研究制定实施方案，逐项抓好任务落实。各相关部门要按照职责分工，将预防为主、防病在先融入各项政策举措中，研究具体政策措施，推动落实重点任务。

（二）动员各方广泛参与

凝聚全社会力量，形成健康促进的强大合力。鼓励个人和家庭积极参与健康中国行动，落实个人健康责任，养成健康生活方式。各单位特别是各学校、各社区（村）要充分挖掘和利用自身资源，积极开展健康细胞工程建设，创造健康支持性环境。鼓励企业研发生产符合健康需求的产品，增加健康产品供给，国有企业特别是中央企业要做出表率。鼓励社会捐资，依托社会力量依法成立健康中国行动基金会，形成资金来源多元化的保障机制。鼓励金融机构创新健康类产品和服务。卫生健康相关行业学会、协会和群团组织以及其他社会组织要充分发挥作用，指导、组织健康促进和健康科普工作。

（三）健全支撑体系

加强公共卫生体系建设和人才培养，提高疾病防治和应急处置能力。加强财政支持，强化资金统筹，优化资源配置，提高基本公共卫生服务项目、重大公共卫生服务项目资金使用的针对性和有效性。加强科技支撑，开展一批影响健康因素和疑难重症诊疗攻关重大课题研究，国家科技重大专项、重点研发计划要给予支持。完善相关法律法规体系，开展健康政策审查，保障各项任务落实和目标实现。加强信息支撑，推动部门和区域间共享健康相关信息。

（四）注重宣传引导

采取多种形式，强化舆论宣传，及时发布政策解读，回应社会关切。设立健康中国行动专题网站，大力宣传实施健康中国行动、促进全民健康的重大意义、目标任务和重大举措。编制群众喜闻乐见的解读材料和文艺作品，以有效方式引导群众了解和掌握必备健康知识，践行健康生活方式。加强科学引导和典型报道，增强社会的普遍认知，营造良好的社会氛围。

国务院

2019 年 6 月 24 日

（此件公开发布）

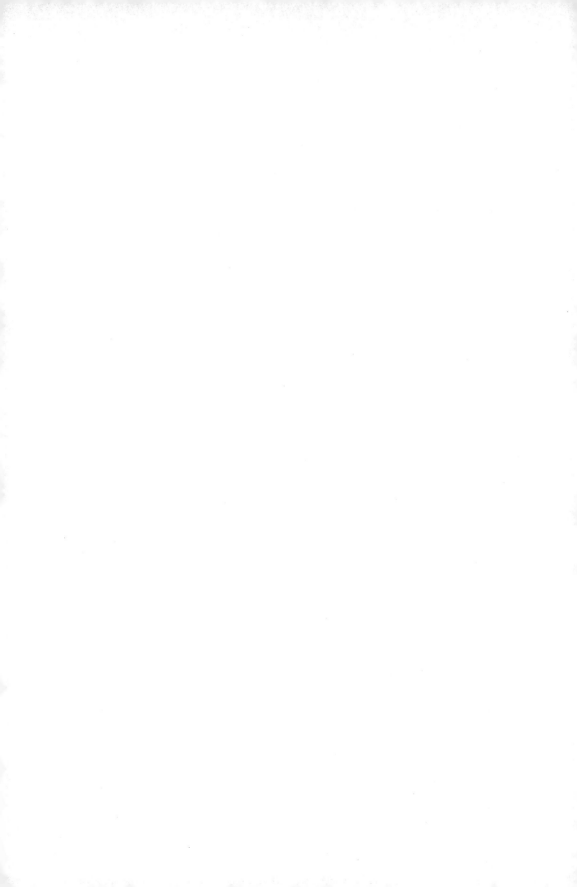